口腔科医师处方

（第2版）

主　编　王佃亮　叶青松　危　岩

中国协和医科大学出版社

北　京

图书在版编目（CIP）数据

口腔科医师处方 / 王佃亮，叶青松，危岩主编. —2版. —北京：中国协和医科大学出版社，2024.6

ISBN 978-7-5679-2418-5

Ⅰ. ①口… Ⅱ. ①王… ②叶… ③危… Ⅲ. ①口腔疾病—诊疗 Ⅳ. ①R78

中国国家版本馆CIP数据核字（2024）第101284号

主　　编　王佃亮　叶青松　危　岩
策划编辑　赵　薇
责任编辑　陈　卓
封面设计　邱晓俐
责任校对　张　麓
责任印制　黄艳霞
出版发行　**中国协和医科大学出版社**
（北京市东城区东单三条9号　邮编100730　电话010-65260431）
网　　址　www.pumcp.com
印　　刷　涿州汇美亿浓印刷有限公司
开　　本　880mm×1230mm　1/32
印　　张　9.75
字　　数　280千字
版　　次　2024年6月第2版
印　　次　2024年6月第1次印刷
定　　价　66.00元

内容简介

本书精编了80余种口腔科临床常见疾病的诊疗方法和药物处方，分为感染性疾病、功能性疾病、损伤性疾病，并详细介绍了每种疾病的病情概述、诊断与治疗（包括诊断要点、鉴别诊断、治疗原则和一般治疗方法）、药物治疗等内容。附录包括牙线的选择与使用、牙间隙刷的选择与使用、牙签的使用、冲牙器的使用、漱口水的使用、牙刷的选择及刷牙方法、牙齿种植及其适应证和禁忌证等实用口腔保健知识。同时本书还介绍了一些口腔科相关的前沿技术，包括牙齿材料、3D打印牙齿、口腔干细胞与口腔组织器官再生，涉及相应领域的发展历程、取得的研究成果及未来前景。撰写作者都是来自高校与口腔科临床医师合作承担国家重点项目的教授、专家和青年骨干教师。他们长期从事口腔科临床诊疗工作，具有丰富的诊断、治疗和开具处方的经验。

编者们在编写时，查阅了大量最新的国内外文献资料，融合了他们丰富的临床经验和科研成果。全书内容新颖、全面、专业，话述简明，阅读方便，可操作性强，是广大医务工作者，尤其是口腔科临床工作者、科研人员、患者的实用参考临床工具书。

编者名单

主　编　王佃亮　叶青松　危　岩
主　审　唐志辉
副主编　贺　燕　金婵媛　于海佳　毋育伟
编　委　（按姓氏笔画排序）
于　森　北京大学口腔医院
于海佳　南京师范大学
王　奔　临海市第二人民医院
王　智　北京大学口腔医院
王冬梅　北京大学口腔医院
王佃亮　中国人民解放军火箭军特色医学中心
方　菊　武汉大学人民医院
毋育伟　北京大学口腔医院
卢松鹤　北京大学口腔医院
叶青松　武汉大学人民医院
田诗雨　北京大学口腔医院
巩　玺　北京大学口腔医院
朴牧子　北京大学口腔医院
朱　俏　北京大学口腔医院
朱晔丹　北京大学口腔医院
危　岩　清华大学
刘　堃　北京大学口腔医院
刘英辉　南京师范大学

刘朝阁　天津市口腔医院
米姗姗　北京大学口腔医院
李　丹　北京大学口腔医院
李　蓬　北京大学口腔医院
李若馨　清华大学
杨　生　重庆医科大学附属口腔医院
邱志利　浙江省台州口腔医院
张　雪　北京大学口腔医院
苟廷伟　简阳市人民医院
欧阳雪晴　武汉优益佳亮洁口腔中心
罗　旭　北京大学口腔医院
金婵媛　北京大学口腔医院
胡洪成　北京大学口腔医院
周　晨　北京大学口腔医院
赵忠芳　兰州大学口腔医院
胡　堃　北京印刷学院
侯晓玫　北京大学口腔医院
姚　娜　北京大学口腔医院
贺　燕　武汉科技大学同济天佑医院
贾鹏程　北京大学口腔医院
高　柳　北京大学口腔医院
寇玉倩　北京大学口腔医院
葛　瑶　北京大学口腔医院
韩　怡　北京大学口腔医院

前　言

《口腔科医师处方》(第2版)是由中国人民解放军火箭军特色医学中心、北京大学口腔医院、天津市口腔医院、兰州大学口腔医院、武汉大学人民医院等大型三级甲等医院具有多年丰富临床工作经验的主任医师、专家、青年骨干医师，以及清华大学、南京师范大学、北京印刷学院等高校与口腔科医师合作承担国家重点研究项目的教授、专家、青年骨干教师们撰写的。在编写过程中，多次组织院士、专家对写作大纲、内容进行讨论，并修改完善。初稿完成后，又组织院士、专家对全书进行了认真审校。

全书主要包括口腔科临床处方、前沿技术和附录，其中临床处方是本书的核心内容，包括83种常见疾病的病情概述、诊断与治疗(又细分为诊断标准、鉴别诊断、治疗原则、一般治疗)和药物处方等实用内容，共有245个处方。前沿技术分为牙齿材料、3D打印牙齿、口腔干细胞与口腔组织器官再生，由从事相关领域研究的专家牵头撰写，他们具有丰富的研究经验和成果。附录包括牙线的选择与使用方法、牙间隙刷的选择与使用方法、牙签的使用方法、冲牙器的使用方法、漱口水的使用方法、牙刷的选择及刷牙方法、牙齿种植及其适应证和禁忌证等，这些都是实用口腔保健知识。

与同类图书相比，本书具有几个显著特点：①每种疾病的诊断和处方内容翔实、丰富，专业性强。②内容全面，信息量大，实用性强。③章节编排尽可能照顾了就医习惯，便于读者查阅。④各病种的撰写层次清晰，力求简明扼要。⑤全书各章均由富有临床工作经验的口腔科专家教授参与撰写、指导或审稿。⑥介绍了口腔科的前沿技术，有利于临床医师及科研人员开拓思路。⑦书后附录内容便于读者正确地进行日常口腔护理和个别口腔疾病就医。

需要强调的是，药物特性需要与患者个体化统一，做到因人、因地、因时具体用药。临床上有许多因素可影响药物选择和作用，如患者年龄、性别、个体差异与特异体质和机体所处不同生理、病理状态等，因此本书处方仅供广大医务工作者、患者、感兴趣的读者参考，不同患者具体用药应在临床医师指导下进行。

在本书策划、编写过程中，各位作者、编辑付出了艰辛的劳动，在此表示由衷的感谢。由于时间仓促及水平所限，书中疏漏、错误之处在所难免，诚盼不吝指正。

王佃亮　叶青松　危　岩

2024年2月26日

目　录

第一章　感染性疾病

一、口　角　炎

（一）病情概述

口角炎是上、下唇联合处口角区各种炎症的统称。病损由口角黏膜皮肤连接处向外扩展，可发生于单侧口角，也可双侧同时出现。其形成病因复杂，包含多种因素，如营养不良、缺铁性贫血、微量元素缺乏、感染、不良口腔习惯、无牙颌或垂直距离过短、化学物质或药物刺激等。

疾病主要表现为上、下唇联合处出现病损，病程长短及发病快慢不一，出现潮红、充血、干燥、脱屑、皲裂、糜烂，可见口角皮肤被溢出的唾液浸泡呈黄白色，对应周围皮肤出现轻度皮炎、皲裂等，患者张口困难，并可见张口时口角裂开、出血。

（二）诊断与治疗

【诊断要点】

1. 结合患者病史，了解相关发病背景。
2. 发病部位具有典型特征。
3. 口角潮红、湿白、皲裂、脱屑、糜烂。

【鉴别诊断】

根据病史，有无接触变应原，有无造成营养不良的客观条件或全身营养不良的表现，是否长期服用抗生素或免疫抑制剂，微生物涂片检查或培养，是否有多牙缺失等可能造成垂直距离变化的因素。

【治疗原则】

针对发病因素进行治疗。

（1）去除变应原，以及化学、药物及机械性局部刺激因素，纠正不良口腔习惯。

（2）改善饮食结构，均衡饮食，尤其注意维生素及微量元素的平衡。

（3）通过口腔修复手段调整不当的咬合垂直距离。

【一般治疗】

1. *局部治疗* 0.1%依沙吖啶溶液或0.02%醋酸氯己定溶液湿敷15～20分钟，去除痂皮后，给予抗菌类软膏。

2. *全身治疗* 以纠正病因为主要措施。

3. *其他治疗* 调整颌面部垂直距离，恢复正常的咬合关系，减少口角区皱褶，保持口角区干燥。

（三）药物处方

处方①：局部用药，0.1%依沙吖啶溶液，湿敷，每日3次。

【注意事项】

1. 相应药物过敏者禁用。

2. 外用浓度为0.1%～0.2%。

处方②：局部用药，5%金霉素甘油糊剂，涂擦患处，每日3次。

【注意事项】

1. 偶见皮肤红肿、皮疹等过敏反应。

2. 对其他四环素类抗生素过敏者禁用。

3. 孕妇、哺乳期妇女和小儿避免使用。

4. 避免接触眼睛和其他黏膜（如口、鼻等）。

5. 用药部位如有烧灼感、瘙痒、红肿等情况应停药，并将局部药物洗净，必要时向医师咨询。

6. 久用易产生耐药性。使用不宜超过7天，如未见好转，应咨询医师。

处方③：局部用药，曲安奈德益康唑乳膏，每日3次，涂擦患处。

【注意事项】

1. 对相关成分过敏者禁用。

2. 结核性皮肤损害、病毒性皮肤病患者禁用。

3. 妊娠期间不宜滥用及大量或长期使用。

4．本品不宜长期用于面部。

处方④：以营养不良为主要因素时，维生素B_2，口服，每次10mg，每日3次；复合维生素B，口服，每次2片，每日3次；维生素C，口服，每次100mg，每日3次。

【注意事项】

1．维生素B_2摄取过多，可能引起瘙痒、麻痹、鼻出血、灼热感、刺痛等。对于正在服用抗癌药者（如甲氨蝶呤），过量的维生素B_2会减低抗癌药的效用。

2．复合维生素B大剂量服用可出现烦躁、疲倦、食欲减退等，偶见皮肤潮红、瘙痒，尿液可能呈黄色。对本品过敏者禁用，过敏体质者慎用。

3．维生素C不宜长期过量服用，长期大剂量可引起停药后坏血病，也可引起尿酸盐、半胱氨酸盐或草酸盐结石，过量服用（每日用量1g以上）可引起腹泻、皮肤红而亮、头痛、尿频（每日用量600mg以上）、恶心、呕吐、胃痉挛，本药可通过胎盘并分泌入乳汁。孕妇服用过量时，可诱发新生儿发生坏血病。下列情况应慎用：①半胱氨酸尿症；②痛风；③高草酸盐尿症；④草酸盐沉积症；⑤尿酸盐性肾结石；⑥葡萄糖-6-磷酸脱氢酶缺乏症；⑦血色病；⑧铁粒幼细胞性贫血或地中海贫血；⑨镰状细胞贫血；⑩糖尿病（因维生素C干扰血糖定量）。

处方⑤：免疫增强剂，针对体质差或免疫力低下者，胸腺素肠溶片，口服，每次20mg，每日1～2次。

【注意事项】

1．个别可见恶心、发热、头晕、胸闷、无力等不良反应，少数患者偶有嗜睡。

2．慢性乙型肝炎患者使用时可能丙氨酸转氨酶（ALT）水平短暂上升，如无肝衰竭预兆出现，仍可继续使用本药。

3．极个别患者有轻微过敏反应，停药后可消失。

（卢松鹤）

二、舌　　炎

（一）病情概述

舌炎指舌发生的急性、慢性、非特异性炎症，可以是原发的，也可以是继发的。舌炎主要包括地图舌、沟纹舌、毛舌、正中菱形舌炎、萎缩性舌炎等。不同类型的舌炎病因不同，局部因素包括吸烟、锐利牙尖、菌斑或牙结石、不良修复体及进食刺激性食物等。舌炎也可由一些系统性疾病引起，多见于贫血、维生素B_2缺乏病、吸收不良综合征、心力衰竭及女性更年期综合征。

（二）诊断与治疗

【诊断要点】

1. 地图舌

（1）部位：舌背、舌尖、舌侧缘部是地图舌的好发部位，在腭黏膜、颊黏膜及牙龈也可出现相似的病损。

（2）病损：病损可有自愈性及复发性，病损初起为小点片状，逐渐扩大为地图样，持续数周，然后消退，同时又有新的病损出现，周而复始。因病损的萎缩与修复同时发生的特点，使病变位置及形态不断变化，似在舌背移动“游走”。

（3）症状：患者一般无疼痛等不良感觉，通常无须治疗，但合并真菌、细菌感染或伴有沟纹舌继发感染时，再接触刺激性食物、酒精或某些口腔材料，可以出现烧灼样疼痛或钝痛。

2. 沟纹舌

（1）部位：多位于舌背部，也可发生在舌侧缘表现为一条主要的深沟及多条副沟。

（2）病损：沟纹舌无性别差异。病损的形态多样，表现为舌背部形似脑回或叶脉的沟纹，沟纹可有不同的形态、排列、深度。

（3）症状：无舌的感觉及功能障碍，患者也无自觉症状，舌的活动、质地正常。但当沟内残渣导致细菌滋生并继发感染产生炎症时，会出现口臭和疼痛。少数患者进食时可出现舌痛、舌干、舌苦等。

（4）病程：有疼痛或其他自觉症状，沟深2mm以上，沟长15mm以上，且病程半年以上，即可诊断为沟纹舌。

3. 舌乳头炎

（1）丝状乳头炎：主要表现为萎缩性舌炎，上皮变薄，舌背呈火红色，有浅沟裂隙。

（2）菌状乳头炎：舌前部和舌尖部舌乳头肿胀、充血、灼热。

（3）轮廓乳头炎：常发生于舌后1/3处，炎症时舌乳头肿大突起，轮廓清晰，发红。

（4）叶状乳头炎：常发生于舌缘后部近咽部。炎症时舌乳头红肿，乳头间皱褶更显凹陷，患者常有明显的刺激痛或不适感。

4. 毛舌

（1）部位：好发于舌背前2/3正中部，丝状乳头分布处。

（2）病损：丝状乳头增生伸长呈毛发状，毛长多为数毫米，长者可达1cm。

（3）症状：主要表现为口腔异味，过长的丝状乳头会刺激软腭引起反射性恶心，无其他不适感。

5. 正中菱形舌炎

（1）部位：损害区位于轮廓乳头前方，舌背正中后1/3处。

（2）病损：前后为长轴的菱形，或近似菱形的长椭圆形，色红，舌乳头缺如，舌面光滑或长有结节。

（3）症状：常无自觉症状，无功能障碍。

6. 萎缩性舌炎

（1）部位：可发生于舌侧。

（2）病损：局部有紫红色条纹分布，与周围黏膜边界不清晰，数目较多。

（3）症状：菌状乳头萎缩、红肿，舌背光滑，色红或苍白，舌苔消失，口腔其他部位黏膜也可出现萎缩，进烫食、辛辣等刺激性食物时烧灼感明显。

【鉴别诊断】

1. 地图舌

（1）地图舌与扁平苔藓：地图舌中央萎缩区不明显而周边区

条带状损害较宽时，应与舌部扁平苔藓鉴别。后者以白色斑块或条纹损害为主，呈灰白珠光色，由细小白纹构成，无昼夜间游走变位特征。

（2）地图舌与口腔念珠菌病：舌乳头萎缩区较大而周边区条带状损害不明显时，应与萎缩性念珠菌感染鉴别。后者初始发生的舌乳头萎缩多在舌背中、后方，逐渐发展到整个舌背，周边无明显高起的舌乳头。急性念珠菌感染在舌背可有斑片状乳头萎缩，周边舌苔较厚，可有剥脱。老年无牙患者在全口义齿覆盖的黏膜区可发生萎缩性念珠菌感染。

2. 沟纹舌　深沟纹舌应与舌开裂性创伤相鉴别。后者常有创伤史，疼痛明显，舌黏膜连续性中断，有渗血。

3. 舌乳头炎　轮廓乳头炎易被认为是肿瘤，应予以鉴别。叶状乳头处于舌肿瘤好发区，因而也需与肿瘤鉴别。肿瘤有癌前病变或长期慢性不良刺激史，常伴发溃疡，触诊有局部浸润、发硬，且经久不愈。病理切片有典型的肿瘤表现。

4. 毛舌　黑毛舌应与黑苔鉴别。后者无舌丝状乳头增生。

5. 正中菱形舌炎　结节型正中菱形舌炎应与慢性增殖型念珠菌病鉴别。后者除舌背部结节状增生外，还可出现于腭、颊部等口腔黏膜其他部位，可有白色绒毛及红斑症状出现。

6. 萎缩性舌炎

（1）萎缩性舌炎与舌扁平苔藓：舌扁平苔藓可发生舌乳头萎缩、变薄，呈鲜红色，但萎缩区周围常有珠光白色损害。萎缩区易发生糜烂，其他黏膜处可有白色角化条纹。

（2）萎缩性舌炎与赤斑：赤斑表现为红色斑块状损害，黏膜变薄、光滑柔软。较少发生在舌背部，常在红色的萎缩区内点缀有白色颗粒状损害。

【治疗原则】

舌炎要遵守早发现、早治疗的原则，及时消除口腔内局部诱发因素和全身诱发因素，控制舌黏膜炎症，缓解症状，提高患者生活质量。多数情况下，舌炎是可以治愈的。治疗周期是1～3个月，主要的治疗目的是治愈舌体不适、红肿、疼痛等症状，恢复功能，以便后期的修复或其他治疗。

【一般治疗】

（1）地图舌：该病预后良好，且无明显不适感，故一般无须治疗。无症状的缺牙患者可以进行后续义齿修复治疗。对患者的心理疏导比药物治疗更重要，以消除患者的恐惧心理为主要治疗目标。如果有疼痛、过敏反应、焦虑等症状，可局部用镇痛药、抗组胺药、抗焦虑药和激素等。伴有沟纹舌或念珠菌感染者，应局部抗炎和对症治疗，可用3%～5%碳酸氢钠、0.05%氯已定等含漱控制感染，并保持口腔清洁。

（2）沟纹舌：无症状者一般无须治疗，但应向患者解释该病为良性，舌体不会因沟纹的加深而裂穿，以消除患者恐惧心理。向患者强调保持口腔卫生的重要性，防止食物残渣和细菌在沟内的积聚而产生口臭，可在饭后睡前用软毛牙刷清理舌体，局部治疗以抗感染为主。发生炎症时，可用消炎、防腐、镇痛含漱液、软膏或散剂，如0.2%氯已定、2%碳酸氢钠等漱口。

（3）舌乳头炎：有贫血、维生素缺乏等明确病因者应给予纠正贫血、补充维生素等全身治疗。局部可用抗菌含漱液，如0.1%西吡氯铵、0.5%盐酸氯已定等，可以通过调磨锐利牙尖、牙周洁治等去除不良的局部刺激因素。炎症明显时可给予抗生素口服。炎症或局部破溃形成溃疡长久不愈时，应取活检排除癌症。

（4）毛舌：对因治疗明确病因或诱因后加以纠正，如停用可疑药物和食物，积极治疗全身性疾病，纠正口腔酸性环境等。局部可用牙刷轻洗舌毛区，或用电干燥术、二氧化碳激光术，消毒剪刀仔细修剪过度伸长的丝状乳头，以减少其对腭部的不良刺激。治疗可用制霉菌素50万U含服，每次1片，每日3次。

（5）正中菱形舌炎：一般无须治疗，但详细和耐心地解释可起到良好的心理作用，有助于患者消除恐惧感。有白念珠菌感染和糖尿病可疑者应做相应检查和对因治疗，如含漱2%碳酸氢钠液、含服制霉菌素等。

（6）萎缩性舌炎：①对症治疗，应停止吸烟、饮酒及尽量避免服用引起口干的药物如阿托品等，局部抗菌含漱液漱口，保持口腔清洁；口干明显者可口服1%毛果芸香碱1～2ml，枸橼酸糖浆40ml，加蒸馏水至200ml配制的人工唾液。每次10ml左右，每日数次，含服。②对因治疗，根据不同类型的贫血给予相应的治疗，如口服铁剂、叶酸、烟酸。

（三）药物处方

处方①：阿莫西林，口服，成人每日1～4g，分3～4次给药。

【注意事项】

1. 青霉素过敏者禁用。
2. 传染性单核细胞增多症患者慎用或禁用。
3. 不宜与避孕药同服。
4. 不良反应发生率为5%～6%，常见有胃肠道反应、皮疹等。

处方②：碳酸氢钠漱口溶液（3%～5%），含漱，每次10ml，每日3次。

【注意事项】

1. 宜现用现配制。
2. 避免误吞，造成胃肠道反应。
3. 忌与酸性药物配伍使用。

处方③：复方氯己定含漱液，早晚刷牙后含漱，每次10～15ml，每日2次，5～10天为1个疗程。

【注意事项】

1. 对本药过敏者禁用。
2. 连续使用不宜超过3个疗程。
3. 含漱时至少在口腔内停留2～5分钟。
4. 本药仅供含漱使用，含漱后吐出，不得咽下。
5. 应用本药时避免接触眼部。
6. 当本药性状发生改变时禁用。
7. 如使用过量或发生严重不良反应时应立即就医。
8. 儿童必须在成人监护下使用。
9. 请将本药放在儿童不能接触的地方。

处方④：西吡氯铵含漱液，0.2～0.4g，漱口，每次15ml，每日2次。

【注意事项】

1. 对本药主要活性成分及辅料过敏者禁用。

2. 置于儿童不可触及之处。若包装有破损，请勿使用。

处方⑤：制霉菌素，成人每次50万～100万U，每日3次；儿童按体重5万～10万U/（kg·d），分3～4次服。

【注意事项】

1. 口服较大剂量时可发生腹泻、恶心、呕吐和上腹部疼痛等胃肠道反应，减量或停药后症状迅速消失。

2. 对本药过敏者禁用。

3. 5岁以下儿童不推荐使用。

4. 孕妇及哺乳期妇女慎用。

（杨　生）

三、牙　髓　炎

（一）病情概述

牙髓炎是由于感染、物理和化学等因素导致的牙髓组织炎症性疾病，其中最主要的致病因素是细菌感染因素。牙髓炎是口腔中常见疾病之一。据统计，北京地区因牙痛就诊的患者占口腔科患者的50%以上。这些患者中相当大比例为牙髓炎。牙髓炎经过规范的治疗，治愈率可达90%以上。本病的临床表现主要是疼痛，往往呈自发痛、阵发性痛，夜间发作，疼痛可放射至颌面部较大区域，遇冷热刺激可以激发疼痛。

（二）诊断与治疗

【诊断要点】

1. 可复性牙髓炎

（1）遇冷、热、酸、甜敏感，无自发痛。

（2）可查及导致牙髓炎的病因。

（3）温度测试为一过性敏感。

2. 急性牙髓炎

（1）有自发痛、阵发痛、夜间痛、冷热刺激痛、放射痛。

（2）可查及导致牙髓炎的病因。

（3）温度测试反应极其敏感、剧痛，呈持续性，可有缓解热、痛、冷作用。

3. 慢性牙髓炎

（1）有自发隐痛、温度刺激隐痛，可述及曾有剧烈自发痛、温度刺激痛病史。

（2）可查及导致牙髓炎的病因。

（3）温度测试反应多为迟钝，也可为敏感。

4. 残髓炎

（1）牙髓治疗后出现慢性牙髓炎症状，常伴有咬合不适。

（2）患牙曾做过牙髓治疗。

（3）强温度刺激为迟钝痛。

（4）再治疗探查根管内疼痛。

5. 逆行性牙髓炎

（1）有长期牙周炎病史，近期出现自发痛、冷热痛。

（2）患牙未查及严重牙体硬组织疾病，探及深牙周袋。

（3）温度测试有疼痛。

6. 牙髓坏死

（1）一般无疼痛症状，多因牙冠变色就诊，可追问出自发痛病史、外伤史、正畸治疗或充填治疗史。

（2）牙冠颜色呈暗黄到灰黑色，可查及导致牙髓炎的病因。

（3）温度测试及牙髓活力测试无反应。

（4）X线片显示患牙根尖周影像无明显异常。

【鉴别诊断】

1. 深龋、可复性牙髓炎、慢性牙髓炎

（1）症状：均可有冷热痛，但深龋和可复性牙髓炎无自发痛。

（2）温度测试：冰棒放置在完整的唇/颊或舌面，深龋患牙的反应同对照牙，随后把冰棒置于洞口，冰水入洞后引起疼痛。可复性牙髓炎患牙在完整牙面冷测试呈现一过性敏感；慢性牙髓炎患牙则疼痛反应更重，持续时间可能更长。如果一时难以区分，可先进行安抚或者间接盖髓治疗，在观察期内是否出现自发痛或者严重冷热痛再明确诊断。

2. 急性牙髓炎、三叉神经痛

（1）症状：三叉神经痛有疼痛扳机点，患者每触及该点即诱发疼痛，应注意特别询问该特征。此外，三叉神经痛较少夜间发作，单纯温度刺激不引发疼痛。

（2）口内检查：急性牙髓炎可查及可疑患牙具备导致牙髓炎的病因。如牙髓炎引起的疼痛与三叉神经痛均存在时，先治疗牙髓炎。

3. 急性牙髓炎、龈乳头炎

（1）症状：龈乳头炎也可出现自发痛，详细问诊患者述及疼痛为持续性胀痛。此外，可能也会自述温度刺激痛，但是疼痛多可以定位。

（2）口内检查：患者指出疼痛部位可见龈乳头充血、水肿，探诊出血，触痛明显。一般相邻牙齿未查及可导致牙髓炎的病因。

4. 急性牙髓炎、急性上颌窦炎

（1）症状：急性上颌窦炎也可引起上颌后牙区放射痛，详细问诊患者述及疼痛为持续性胀痛。上颌窦前壁可出现压痛，伴有鼻塞、脓涕等上呼吸道感染症状。

（2）口内检查：急性上颌窦炎相关侧的上颌磨牙和前磨牙均可能有叩痛，但是未查及导致牙髓炎的病因。

【治疗原则】

1. 首选到口腔科就诊，使用专用器械去净牙体硬组织腐质，如能够保存活髓，应尽量保存。如不能保存活髓，行根管治疗，随后修复牙体缺损。急性牙髓炎或慢性牙髓炎急性发作者，疼痛极为剧烈，使用专用器械开髓减压，摘除牙髓，可迅速缓解疼痛。

2. 急性牙髓炎或慢性牙髓炎急性发作者，可辅助性给予抗生素、镇痛药缓解症状。根管治疗诊间疼痛发生率为5%～22%，也可酌情辅助性给予抗生素、镇痛药缓解疼痛。同时，慢性牙髓炎患者由于各种原因暂时无法到口腔科就诊者，也可考虑给药暂时缓解症状。

【一般治疗】

1. 盖髓术　指将盖髓剂覆盖在接近牙髓的牙本质表面或暴露

牙髓处，以保存活髓的方法。该手术主要用于深龋、外伤导致的0.5mm左右点状牙髓暴露，且牙髓炎处于极早期或者可复性牙髓炎阶段者。术后如仍有冷热刺激一过性敏感，可继续观察数周，待症状消失后再行充填治疗。如观察期出现自发痛、夜间痛等明确的牙髓炎症状，应改行根管治疗。

2. 急性牙髓炎的应急处理　剧烈疼痛的原因是牙髓炎渗出导致的髓腔高压，可采取开髓减压，摘除牙髓，以迅速缓解疼痛。

3. 根管治疗　通过机械清创和化学消毒的方法预备根管，力图将髓腔内的病原刺激物全部清除，经过根管的清理、成形、消毒，严密充填，达到消除感染原，封闭根管空腔，防止再感染的目的。

4. 辅助性给药

（1）抗生素应用的适应证：①全身系统疾病患者，即使很轻的感染也要及早应用抗生素。②由于各种原因暂时无法到口腔科就诊，同时疼痛症状较重者。

（2）阿莫西林是广谱抗菌药，可选用。甲硝唑或替硝唑可抗厌氧菌，常与青霉素类药物联合使用。

（3）牙髓急性疼痛患者建议就诊前口服2次剂量的非甾体类抗炎药（如布洛芬），治疗后如预计患者可能会有术后疼痛，建议继续服药1～2天或医师根据情况决定服药时间，以预防和控制术后疼痛。

（三）药物处方

处方①：阿莫西林，成人每日量1～4g，口服，分3～4次给药。

【注意事项】

1. 青霉素过敏者禁用。

2. 传染性单核细胞增多症患者慎用或禁用。

3. 不宜与避孕药同服。

4. 不良反应发生率为5%～6%，常见有胃肠道反应、皮疹等。

处方②：甲硝唑，0.2～0.4g，口服，每日2～4次。

【注意事项】

1. 偶尔可致严重不良反应，如严重过敏反应及神经精神症状，临床应注意观察。

2．可抑制酒精代谢，故用药期间应戒酒。

3．不良反应：消化道反应常见，如恶心、呕吐、厌食、腹痛等；过敏反应，如荨麻疹、皮肤瘙痒等；神经系统症状，如眩晕、共济失调、多发性神经炎等；可引起二重感染，如假膜性肠炎。

处方③：替硝唑，每日2g，口服，分1～2次给药。

【注意事项】

1．孕妇及哺乳期妇女禁用。

2．有血液病病史及器质性神经系统疾病者禁用。

3．服药期间禁酒。

4．不良反应：同甲硝唑。

处方④：布洛芬，0.2～0.4g，口服，每日3次，餐中服用可减少胃肠道反应。

【注意事项】

1．孕妇、哺乳期妇女、哮喘患者禁用。

2．高血压、肾功能不全、消化性溃疡及凝血功能障碍者慎用。

3．与抗凝药合用时，可使其游离型血药浓度增加，应注意避免。

4．不良反应：胃肠道反应发生率为30%～40%，多为轻度消化不良及胃肠道刺激症状；中枢神经系统反应常见失眠、头痛、眩晕、耳鸣等；对造血系统，可使出血时间延长，引起血细胞减少症；可引起肾病综合征、肾衰竭、肝功能减退；可引起过敏反应如皮疹、瘙痒、哮喘等；与阿司匹林有交叉过敏，可引起中毒性弱视；对孕妇可引起产程延长及难产。

（侯晓玫）

四、根尖周炎

根据临床症状的不同，可将根尖周炎分为两类：伴有中至重度疼痛症状为急性根尖周炎；症状轻微或无症状为慢性根尖周炎。

急性根尖周炎

（一）病情概述

根尖周炎指发生于牙根根尖周围组织的炎症性疾病。根尖周炎的组织学表现为炎症反应和牙槽骨吸收，放射影像学表现为围绕根尖的局限性低密度影。患牙处于根尖周炎期间，根管内的病原刺激物与机体免疫系统不断对抗，在病理上呈现破坏与修复的双向动态变化，两者的强弱对比影响病情的表现与变化。在这一过程中，可出现不同的临床症状和体征。当病原刺激毒力较强而机体抵抗力较弱时，疾病以急性形式表现出来，则称为急性根尖周炎。

急性根尖周炎是由根尖周组织的浆液性炎症逐步发展为化脓性炎症的一系列过程，可分为浆液期、根尖脓肿期、骨膜下脓肿期及黏膜下脓肿期。临床上，急性根尖周炎包括两种，一为继发牙髓病而来的急性根尖周炎，二为由慢性根尖周炎转化而来的急性根尖周炎，也称慢性根尖周炎急性发作期。

在疾病不同的炎症阶段，临床症状呈现出相应的差异。症状主要为患牙可定位的咬合痛，初期程度较轻，可有不适、发木、浮起感等，或有紧咬牙反而症状缓解的情况。随着疾病进展，患牙浮起伸长感加重，咬合或碰触时疼痛加剧。当疾病由浆液期进展到化脓期后，患牙可出现自发性、搏动性跳痛。当脓液得到引流，到达黏膜下时，咬合痛有所缓解。

（二）诊断与治疗

【诊断要点】

根据临床症状和体征进行诊断。

（1）症状：咬合痛，能明确定位疼痛的患牙。咬合痛的临床表现可有多种形式，初期为不适、发木、浮起感、咬合时与对颌早接触、紧咬患牙能减轻症状等。随病情进展可能有自发、剧烈的搏动性跳痛，甚至轻触患牙时也有剧痛。

（2）体征：包括3个方面。①牙髓无活力，表现为对冷、热、电活力测试无反应。②应有能够解释急性根尖周炎病因的体征，包括龋坏、充填体或其他牙硬组织疾病，或牙髓治疗史、深牙周袋、外伤、创伤等。③不同程度的叩痛和牙龈红肿也有一定提示作用。

【鉴别诊断】

需与急性牙周脓肿鉴别，一般通过两者不同的感染原和炎症扩散途径加以鉴别。根尖周炎以根尖周为中心并向周围的牙周组织扩散，临床检查多能找到导致牙髓感染坏死的牙体病损，患牙无牙髓活力，脓肿部位靠近根尖部。急性牙周脓肿的感染原来自牙周袋内的病原物，临床上能查及深牙周袋，患牙松动，脓肿部位更靠近龈缘。X线片显示牙槽骨吸收。

【治疗原则】

缓解症状，控制疼痛。评估患牙是否有保留价值，如有则完成根管治疗。

【一般治疗】

1. 开髓，清理、疏通根管，建立根尖引流通路。把握指征酌情行脓肿切开引流术。

2. 评估患牙是否保留

（1）患牙不可保留：开放髓腔，待急性症状缓解后予以拔除。

（2）患牙可保留：根据根管内渗出情况决定根管内封抑菌抗炎药物或适当开放髓腔2～3天后进一步治疗。待急性症状缓解后，予以根管治疗。

（三）药物处方

服用非甾体抗炎药（nonsteroidal anti-inflammatory drug，NSAID），必要时全身应用抗生素，给予全身支持疗法。

处方①：阿莫西林，成人每日量1～4g，口服，分3～4次给药。

【注意事项】

1. 青霉素过敏者禁用。

2. 传染性单核细胞增多症患者慎用或禁用。

3. 不宜与避孕药同服。

4. 不良反应发生率为5%～6%，常见有胃肠道反应、皮疹等。

处方②：甲硝唑，0.2～0.4g，口服，每日2～4次。

【注意事项】

1. 偶尔可致严重不良反应，如严重过敏反应及神经精神症状，临床应注意观察。

2. 可抑制酒精代谢，故用药期间应戒酒。

3. 不良反应：消化道反应常见，如恶心、呕吐、厌食、腹痛等；过敏反应，如荨麻疹、皮肤瘙痒等；神经系统症状，如眩晕、共济失调、多发性神经炎等；可引起二重感染，如假膜性肠炎。

处方③：替硝唑，每日2g，口服，分1～2次给药。

【注意事项】

1. 孕妇及哺乳期妇女禁用。

2. 有血液病病史及器质性神经系统疾病者禁用。

3. 服药期间禁酒。

4. 不良反应：同甲硝唑。

处方④：布洛芬，0.2～0.4g，口服，每日3次，餐中服用可减少胃肠道反应。

【注意事项】

1. 孕妇、哺乳期妇女、哮喘患者禁用。

2. 高血压、肾功能不全、消化性溃疡及凝血功能障碍者慎用。

3. 与抗凝药合用时，可使其游离型血药浓度增加，应注意避免。

4. 不良反应：胃肠道反应发生率为30%～40%，多为轻度消化不良及胃肠道刺激症状；中枢神经系统反应常见失眠、头痛、眩晕、耳鸣等；对造血系统，可使出血时间延长，引起血细胞减少症；可引起肾病综合征、肾衰竭、肝功能减退；可引起过敏反应如皮疹、瘙痒、哮喘等；与阿司匹林有交叉过敏，可引起中毒性弱视；对孕妇可引起产程延长及难产。

慢性根尖周炎

（一）病情概述

慢性根尖周炎指患牙根尖周围组织的慢性炎症反应。各种原因导致牙髓坏死后，髓腔和根管呈感染状态，大量细菌及其代谢产物通过根尖孔刺激根尖周组织，包括牙骨质、根尖周膜和牙槽骨等。在宿主的炎症介质参与下，根尖周局部出现炎症细胞浸润与牙槽骨破坏，正常组织被炎症组织取代，牙根根尖也有可能出现内、外吸收。

慢性根尖周炎包括根尖周肉芽肿、慢性根尖脓肿、根尖周囊肿和根尖周致密性骨炎。前三者以牙槽骨破坏性病损为特征，后者为局部骨质增生性病变。一般无明显自觉症状，有的患牙可有咬合不适，或有牙龈脓肿。

患牙处于慢性根尖周炎时，髓腔和根管内为一个受细菌感染的无效腔，是机体免疫系统所不能到达的盲区。根管内病原刺激物持续攻击根尖周组织，使局部长期处于炎症状态。只有通过完善的根管治疗，去除根管内感染原，根尖周组织才可能得以修复愈合。

（二）诊断与治疗

【诊断要点】

1. 对于以牙槽骨破坏性病损为特征的慢性根尖周炎

（1）放射影像学检查：根尖周低密度影。

（2）活力测试：患牙牙髓无活力。

（3）症状：无明显的自觉症状，或咀嚼不适，或牙龈脓肿。

（4）病史：可有疼痛发作史、牙髓治疗史。

（5）检查：患牙有深龋洞或其他牙体硬组织疾病或充填体。

2. 对于根尖周致密性骨炎　多在下颌后牙发现，牙髓组织可能有慢性炎症或已坏死。患牙一般无自觉症状，也无反复肿痛史，在进行X线检查时偶然发现。

【鉴别诊断】

对慢性根尖周炎的鉴别主要体现在对X线片的判读上。骨破坏性病变的根尖周炎，在X线片上表现为根尖周低密度影，炎症区不能分辨出牙周膜间隙。在X线片上表现为低密度影的正常解剖结构，如切牙孔、颏孔等，与牙根根尖形成重叠的影像时，需与根尖周炎进行鉴别。另外，牙周病损和非牙髓源性颌骨病变在X线片上也可能与邻近的牙根根尖重叠，与慢性根尖周炎同样表现为根尖周的低密度影。仔细判读X线片，如分辨出根尖周低密度影区牙根的牙周膜间隙影像连续、均一、完整，则非根尖周炎的特征性炎症表现。有必要时拍摄更大范围的X线片以全面整体地观察病变范围和形态特征，进一步确定病变的性质。

鉴别时要结合临床表现，慢性根尖周炎患牙牙髓无活力，而非牙髓源性根尖区病损所涉及的患牙牙髓活力正常。非牙髓源性根尖区病损疾病，可能存在相应的临床表现。

【治疗原则】

以根管治疗去除根管内感染，杜绝其对根尖周组织的刺激，使根尖周炎逐渐愈合、消失。

【一般治疗】

1. 评估患牙能够保留者，行根管治疗。

2. 对于伴有较大根尖病变的患牙，尤其是根尖囊肿患牙，或通过正向根管治疗因各种局限不能进行有效清创的患牙，或需在根管治疗后行根尖手术。

3. 对于不能保留的患牙，或根尖周病变经治疗顽固不愈者，予以拔除。

（三）药物处方

一般无须药物治疗。

（田诗雨）

五、坏死性龈口炎

（一）病情概述

坏死性龈口炎是一种坏死性炎症，由奋森螺旋体和厌氧梭形杆菌引起，多为急性发作。仅发生在牙龈边缘，无牙周附着丧失，称为坏死性龈炎。如果病变超过膜龈联合，累及对应的唇颊口腔黏膜称为坏死性龈口炎。如果治疗及时得当，病损较快愈合，不留后遗症。急性期疾病未得到适当治疗或反复发作，坏死组织不能彻底愈合，则转变为慢性坏死性龈口炎。如果机体抵抗力低，病变导致牙周附着丧失，称为坏死性溃疡性牙周炎。合并产气荚膜杆菌感染，使面颊部组织迅速坏死、穿孔，称为走马疳。本病由奋森螺旋体和厌氧梭形杆菌引起，两种微生物平时可存活于牙间隙、龈沟与牙周袋内，当机体抵抗力降低、口腔卫生差时易繁殖致病。

急性期疼痛明显，伴有牙龈自发性出血或轻微接触出血及腐败性口臭等。严重者甚至发生颌下淋巴结肿大、触痛、唾液增多、低热等。病损早期局限于龈乳头或边缘龈唇舌侧，龈乳头中央呈火山口状凹陷坏死，龈缘呈虫蚀状，上覆盖白色假膜，容易擦去，可见下方鲜红、触痛的溃疡面。病变区坏死物瑞氏染色可见大量梭形杆菌和螺旋体。

慢性期龈乳头可能因为炎症的反复发作而严重破坏，甚至消失，牙龈呈反波浪形，龈乳头颊舌侧分离，甚至从牙面翻开。细菌学涂片检查无特殊细菌。

（二）诊断与治疗

【诊断要点】

1. 急性坏死性龈口炎的诊断要点

（1）起病急，龈乳头呈火山口状，或者边缘呈龈虫蚀状破坏。

（2）好发于精神紧张及吸烟者，以青少年多见。

（3）伴有牙龈自发性出血、疼痛。

（4）腐败性口臭明显。

（5）全身伴有颌下淋巴结肿大、触痛、唾液增多、低热等症状。

（6）病变区坏死物瑞氏染色可见大量梭形杆菌和螺旋体。

2. 慢性坏死性龈口炎的诊断要点　反复发作的牙龈坏死、疼痛和出血，龈乳头消失，呈反波浪形，口臭。细菌学涂片检查无特殊细菌。如果病变超过膜龈联合，累及牙龈病损相对应的唇颊黏膜，则诊断为坏死性龈口炎。

【鉴别诊断】

1. 菌斑性龈口炎　为慢性过程，一般无坏死病损，无疼痛，牙龈出血一般为继发性出血。

2. 疱疹性龈口炎　为病毒感染，多发于幼儿，牙龈充血不局限于龈乳头和边缘龈，还可累及其他口腔黏膜及唇周组织。典型病损为成簇的小疱，或者小疱破损后形成的小溃疡，但无坏死。

3. 急性白血病　急性白血病患者可由于免疫力低下而伴发本病，血常规检查有助于诊断基础疾病。

4. 艾滋病　由于患者免疫力极其低下，常伴发各种细菌引起的机会性感染，可合并坏死性龈口炎及坏死性牙周病，尤以后者为重。

【治疗原则】

早期发现，及时适当治疗，避免迁延复发，争取痊愈。

【一般治疗】

1. 急性期　初步洁治，去除大块牙石，3%过氧化氢擦洗或漱口清除坏死组织。重症者口服甲硝唑或替硝唑等抗厌氧菌药物。全身治疗可给予维生素C支持疗法，注意充分休息，戒烟，保持口腔卫生，以防止复发。

2. 慢性期　治疗同菌斑性龈口炎，牙周基础治疗。

（三）药物处方

处方①：甲硝唑，口服，每次0.2g，每日3次，连用3天。

【注意事项】

1. 部分患者有恶心、胃肠道不适、腹泻、皮疹、口腔金属味等不良反应。一般使用不超过7天。

2. 妊娠及哺乳期妇女禁用，有血液病或肾功能不全者慎用。

3. 服药期间忌酒，不与抗凝药（华法林）、巴比妥类药物、锂制剂同用。

处方②：替硝唑，首日顿服2g，以后每次0.5g，每日2次，连用4天。

【注意事项】

1. 主要不良反应为胃肠道不适、头痛等，与甲硝唑相似。

2. 将首日顿服2g，改为分2次，每次1g，可取得同样效果，并可减少不良反应。

3. 相比甲硝唑，替硝唑具有疗效更高、半衰期更长、疗程更短等优点，但是不良反应发生率较高。

处方③：奥硝唑，口服，成人每次500mg，每日2次；儿童，10mg/kg，每日2次。

【注意事项】

1. 奥硝唑是继甲硝唑、替硝唑之后的第三代新型硝基咪唑类衍生物，具有良好的抗厌氧菌和抗滴虫作用。

2. 服药期间会出现轻度胃部不适、口腔异味、胃痛、头痛及困倦，偶尔会出现眩晕、颤抖、四肢麻木、痉挛、皮疹和精神错乱，但极罕见。

3. 对本药及硝基咪唑类药物过敏、脑和脊髓发生病变、癫痫及系统性硬化症患者禁用。

4. 妊娠早期和哺乳期妇女慎用。肝损伤患者每次服药剂量与正常剂量相同，但服药间隔时间要加倍。

（胡洪成）

六、慢性牙周炎

（一）病情概述

慢性牙周炎是由牙菌斑中的微生物所引起，造成牙周支持组织炎症和破坏的慢性感染性疾病。本病主要发生于成人，也可发生于儿童及青少年，病情进展较平缓，多由慢性牙龈炎迁延而来。1999年关于牙周病分类的世界研讨会提出用慢性牙周炎（chronic periodontitis）取代成人牙周炎（adult periodontitis）。

本病主要临床表现：患者可有刷牙或进食出血、牙龈肿痛、牙齿松动或移位、牙间隙变大、食物嵌塞、冷热敏感、咀嚼无力、口腔异味等症状，也可无明显症状；临床检查可见牙龈呈暗红或鲜红色，质地松软，与牙面不贴附，或有纤维性增生、变厚；牙周探诊时探诊深度超过3mm，探诊后出血，且有附着丧失；严重者可有牙龈退缩，牙齿移位（常见前牙扇形移位）、松动，伴发牙周脓肿、食物嵌塞、牙根面敏感、牙根面龋、逆行性牙髓炎、继发性咬合创伤等。X线检查可见牙槽骨呈水平型或垂直型骨吸收。

（二）诊断与治疗

【诊断要点】

1. 牙周袋深度超过3mm，并有牙龈呈暗红或鲜红色、肿胀、松软，探诊后出血，可探及临床附着丧失。

2. 多发生于成人，也可发生于儿童，病情随年龄增长缓慢进展而加重，也有快速进展的活动期。

3. 有明显的牙菌斑、牙石及局部刺激因素，且与牙周炎和破坏程度一致。

4. X线检查可见牙槽骨呈水平型或垂直型骨吸收。

5. 晚期牙齿松动、移位，伴发牙周脓肿、牙根分叉病变、牙龈退缩、逆行性牙髓炎等。

6. 患者一般身体健康，也可存在某些危险因素，如吸烟史、精神压力大、骨质疏松症等。

【鉴别诊断】

1. *菌斑性龈口炎* 早期牙周炎需与牙龈炎鉴别，两者均有牙龈炎或深袋，但牙龈炎无附着丧失及牙槽骨吸收，深袋也为假性牙周袋，经治疗后可恢复正常。

2. *侵袭性牙周炎* 一般发生在35岁以下，无明显的全身疾病，一般有家族聚集性，牙周破坏迅速，且牙周破坏程度与菌斑和局部刺激因素不一致，好发于第一磨牙和切牙。X线检查可见第一磨牙呈角形骨吸收，切牙呈水平型骨吸收。两者的鉴别常为排除侵袭性牙周炎。

【治疗原则】

彻底清除牙菌斑、牙石等局部刺激因素，消除牙龈炎，使牙周袋变浅，改善附着水平，争取适当的牙周组织再生，并保持疗效的长期稳定。

【一般治疗】

慢性牙周炎的系统治疗包括4个阶段。

（1）基础治疗阶段：包括解释病情、治疗计划、知情同意，急症治疗（牙周脓肿、牙周牙髓联合病变、急性坏死性牙龈炎、龈乳头炎等的急症处理），口腔卫生指导，拔除保留无望的牙齿，龈上洁治、抛光，龈下刮治、根面平整，清除局部刺激因素（龋齿充填、去除充填体悬突、去除不良修复体、根管治疗等），纠正不良口腔习惯，松牙固定，调殆，辅助性药物治疗，以及基础治疗6～8

周后的疗效再评估。

（2）牙周手术阶段：基础治疗2～3个月后牙周再评估，如果仍有5mm以上深袋，且探诊出血，或有Ⅱ度根分叉病变，牙龈、牙槽骨形态不良可建议行牙周手术，以彻底清除牙周感染，恢复牙龈、牙槽骨生理外形，并争取牙周组织再生。

（3）正畸及修复治疗阶段：牙周基础治疗（手术）3个月后，牙周炎症控制后，可考虑行正畸和修复治疗，修复缺失牙齿，建立稳定的平衡𬌗。种植治疗也在此阶段进行。

（4）维护期：基础治疗、手术治疗及修复和正畸治疗后，需要患者养成良好的自我口腔卫生维护习惯，定期进行专业的维护，且应终身坚持，以防止牙周炎复发，保持牙周的长期健康、稳定状态。

（三）处方药物

处方①：阿莫西林胶囊，口服，每次500mg，每日3次，连用7天。

【注意事项】

1．阿莫西林（羟氨苄青霉素）为β-内酰胺类抗生素，属于半合成青霉素类，对青霉素过敏者禁用。

2．本药抗菌谱广泛，对G^+和部分G^-菌有强力杀菌作用。在牙周炎治疗中，建议与甲硝唑（针对专性厌氧菌）联合使用，可增强疗效。

3．不良反应较小，偶有胃肠道反应、皮疹和过敏反应。

处方②：阿莫西林克拉维酸钾分散片，口服，每次750mg，每日3次，连用7天。

【注意事项】

1．本药含250mg阿莫西林和125mg克拉维酸，相比阿莫西林，对能产生β-内酰胺酶的细菌，如中间普氏菌、具核梭杆菌有较好的疗效。

2．对局限性侵袭性牙周炎和难治性牙周炎具有较好的疗效，能阻止牙周炎患者牙槽骨吸收。

3．不良反应与阿莫西林类似。

处方③：甲硝唑，口服，每日3次，每次0.2g，连用5～7天。

【注意事项】

1. 部分患者有恶心、胃肠道不适、腹泻、皮疹、口腔金属味等不良反应。一般使用不超过7天。

2. 建议与阿莫西林联合使用，可增强疗效。

3. 妊娠及哺乳期妇女禁用，有血液病或肾功能不全者慎用。

4. 服药期间忌酒，不与抗凝药（华法林）、巴比妥类药物、锂制剂同用。

处方④：替硝唑，首日顿服2g，以后每次0.5g，每日2次，连用4天。

【注意事项】

1. 主要不良反应为胃肠道不适、头痛等，与甲硝唑相似。

2. 将首日顿服2g，改为分2次，每次1g，可取得同样效果，并可减少不良反应。

3. 相比甲硝唑，替硝唑具有疗效更高、半衰期更长、疗程更短等优点，但不良反应发生率较高。

处方⑤：罗红霉素胶囊，每次150mg（每次1粒），每日2次，连用5～7天。

【注意事项】

1. 本药为大环内酯类抗生素，对G^+菌抗菌性强，对G^-菌也有一定的抑制作用，对衣原体、支原体有效。与红霉素存在交叉耐药性，对红霉素或其他大环内酯类药物过敏者禁用。

2. 对于牙周脓肿、冠周炎等急性感染的治疗具有较好的效果。

3. 肝功能不全者慎用，轻度肾功能不全者无须做剂量调整，严重肾功能不全者给药时间延长1倍（每次给药150mg，每日1次）。儿童，每次2.5～5.0mg/kg，每日2次。孕妇及哺乳期妇女慎用。

处方⑥：盐酸米诺环素软膏，注满患部牙周袋内，每周1次，连用4周。

【注意事项】

1. 本药主要成分为7-二甲胺四环素，属于四环素类抗生素，对四环素类抗生素过敏史者禁用。常用于龈下刮治术后仍有深牙周袋，探诊出血的局部牙周袋内治疗。

2. 用药前去除软垢，龈上牙菌斑及牙石，为了使药物充满牙周袋，需将注射器的头部轻插至牙周袋底部，注药后不得立即漱口及进食。

3. 过敏反应须注意观察，一旦出现过敏征兆（瘙痒、发红、肿胀、丘疹、水疱等）应停止用药。

4. 注药时，患部可能出现一时刺激或疼痛，缓慢注药可明显减轻症状。

处方⑦：复方氯己定含漱液，每瓶200ml，每次10～20ml，含漱1分钟，每日2次，5～10天为1个疗程。

【注意事项】

1. 本药为复方制剂，每500ml含葡萄糖酸氯己定0.6g、甲硝唑0.1g。

2. 氯己定为双胍类化合物，为广谱抗菌药，对G^+菌、G^-菌、真菌均具有很强的抗菌性，含漱后可吸附于口腔黏膜和牙面，并于8～12小时缓慢释放，作用时间长，能有效地抗菌和抑制牙菌斑形成。

3. 主要用于牙周维护治疗、牙周手术后及某些特殊原因不能进行口腔卫生措施者。

4. 不良反应：偶见过敏反应或口腔黏膜浅表脱屑，长期使用可使口腔黏膜表面与牙齿着色，舌苔发黄，味觉改变。停药后可自行缓解，牙石色素可洁治去除。

（胡洪成）

七、慢性唇炎

（一）病情概述

慢性唇炎为唇部慢性非特异性炎症，表现为唇部反复肿胀、脱屑、皲裂、痂皮等，临床较为常见。病因不明，可能与外界环境因素、物理及化学刺激、精神因素、舔唇等不良口腔习惯有关。

（二）诊断与治疗

【诊断要点】

1. 慢性、反复发作，寒冷、干燥季节好发。

2. 临床表现为唇红脱屑、皲裂、充血、渗出等。

【鉴别诊断】

1. *过敏性唇炎*　患者常有过敏史或接触变应原史，发病急，局部常有充血、糜烂，渗出较多。

2. *慢性盘状红斑狼疮*　为自身免疫性疾病，表现为中央凹陷、边缘高起的盘状病损，病损周围有放射状排列的细短白色角化纹，皮肤黏膜界限不清，可伴有皮肤病损。

3. *扁平苔藓*　为多发对称的网纹状、树枝状病损，可见糜烂、渗出，也可见丘疹样皮损。

4. *多形性红斑*　发病急，病程短，口腔出现大片充血、糜烂区，渗出较多，疼痛明显，唇部常出现厚血痂，可见靶形红斑的典型皮肤病损表现。

【治疗原则】

1. 去除诱因，在寒冷、干燥季节注意防护，避免摄入刺激性食物，纠正舔唇等不良口腔习惯，对有心理障碍者进行相应的治疗。

2. 对症治疗，局部病变采用外用药促进愈合。

3. 严重病损应给予抗生素预防感染。

【一般治疗】

1. *局部治疗*　①湿敷上药：是治疗慢性唇炎的有效手段。②封闭治疗：糜烂严重者可以局部注射醋酸曲安奈德、醋酸泼尼松等糖皮质激素类药物，以减少渗出，促进愈合。③微波治疗：局部湿敷联合微波治疗适于慢性糜烂者。

2. *中药治疗*　疏风健脾、清热祛湿、养血润燥。

（三）药物处方

处方①：局部用药，0.1%依沙吖啶溶液，湿敷，每日3次。

【注意事项】

1. 相应药物过敏者禁用。

2．外用药物浓度为0.1% ～ 0.2%。

处方②：局部用药，5%金霉素甘油糊剂，涂擦患处，每日3次。

【注意事项】

1．偶见皮肤红肿、皮疹等过敏反应。

2．对其他四环素类抗生素过敏者禁用。

3．孕妇、哺乳期妇女和小儿避免使用。

4．避免接触眼部和其他黏膜（如口、鼻等）。

5．用药部位如有烧灼感、瘙痒、红肿等情况应停药，并将局部药物洗净，必要时向医师咨询。

6．久用易产生耐药性。使用不宜超过7天，如未见好转，应咨询医师。

处方③：局部用药，0.03%他克莫司软膏，每日1 ～ 2次，涂擦患处。

【注意事项】

1．用于反复发作且对糖皮质激素类药物反应差者。

2．禁用于免疫系统受损的成人和儿童，孕妇慎用。

3．如果症状和体征在6周内未改善，患者应由医疗服务提供者进行再检查，并确认诊断。

4．不要长期连续应用。

5．只在病损区域应用。

6．外用药物可能会引起局部症状，如皮肤烧灼感、刺痛、疼痛或瘙痒。局部症状最常见于用药最初几天，通常会随病损好转而消失。

7．在开始使用本药前，应首先消除治疗部位的感染灶。

8．使用本药治疗可能会增加水痘-带状疱疹病毒感染（水痘或带状疱疹），以及单纯疱疹病毒感染或疱疹性湿疹发生的风险。

处方④：局部用药，曲安奈德口腔软膏，涂擦患处，每日1 ～ 2次。

【注意事项】

1．对相关成分过敏者禁用。

2．本药含有皮质类固醇，禁用于口腔、咽部的真菌和细菌感染性疾病。由病毒引起的口腔疱疹，如唇疱疹、疱疹性龈口炎、疱疹性咽峡炎等也不宜使用。

3．按规定剂量使用，不会对全身产生影响。长期局部过量使用会出现异常情况，如乏力、头晕等，应及时与医师联系。

4．结核病、消化性溃疡和糖尿病患者若无医嘱不能使用皮质类固醇类药物。

5．必须牢记在患者接受皮质类固醇治疗时，口腔的正常防御反应受抑制，口腔微生物的毒株会繁殖，且不出现通常的口腔感染征兆。用药7天后，如果病损没有显著修复、愈合，建议做进一步检查。

处方⑤：全身用药，泼尼松，口服，每日10～30mg，晨起7:00～8:00一次性给予。

【注意事项】

1．用于病损糜烂、渗出明显者。

2．本药需经肝代谢活化为泼尼松龙才有效，故肝功能不良者不宜使用。

3．肾上腺皮质功能亢进、高血压、动脉粥样硬化、心力衰竭、糖尿病、神经病、癫痫、术后及消化性溃疡和角膜溃疡、肠道疾病或慢性营养不良、肝功能不全者不宜使用。

4．孕妇、哺乳期、小儿及体弱者应慎用或禁用。

5．对病毒性感染应慎用。

6．并发感染为糖皮质激素的主要不良反应。以真菌、结核分枝杆菌、葡萄球菌、变形杆菌、铜绿假单胞菌和各种疱疹病毒感染为主。多发生在中程或长程疗法时，但也可在短期应用大剂量后出现。

7．患者可出现精神症状，如欣快感、谵妄、定向力障碍，也可表现为抑制。精神症状尤易发生于患慢性消耗性疾病及以往有过精神失常者。用量达每日40mg或更多、用药数日至2周时即可出现。

8．下丘脑-垂体-肾上腺轴受抑制，为糖皮质激素治疗的重要并发症，其发生与制剂、剂量、疗程等因素有关。每日用量20mg

以上，历时3周以上，出现医源性库欣综合征时，应考虑肾上腺功能已受抑制。

处方⑥：糖皮质激素禁忌者，昆明山海棠，饭后即刻口服，每次0.5g，每日3次。

【注意事项】

1. 孕妇、哺乳期妇女或患有肝脏疾病等严重全身疾病者禁用。

2. 处于生长发育期的婴幼儿、青少年及生育年龄有孕育要求者不宜使用，或全面权衡利弊后遵医嘱使用。

3. 患有骨髓造血障碍疾病者禁用。

4. 消化性溃疡活动期禁用。

5. 严重心律失常者禁用。

6. 本药对性腺有明显的抑制作用，如女性月经减少或闭经，男子精子减少或消失。服药时间越久，对性腺的抑制越明显。停药后多数患者可恢复。

7. 对骨髓有抑制作用，可引起白细胞和血小板计数减少。

8. 使用本药后，部分患者出现恶心、胃部不适、食欲缺乏、腹胀、胃痛、腹泻、便秘、口腔溃疡、皮疹、心悸时，应中止治疗，并给予相应的处理措施或遵医嘱处理。

（卢松鹤）

八、智齿冠周炎

（一）病情概述

智齿（即第三磨牙）冠周炎是一种常见的颌面部感染性疾病，指牙冠周围软组织发生的炎症，发生于智齿萌出过程中、萌出不全及阻生时。临床中以下颌智齿冠周炎多见，智齿冠周炎常以急性炎症形式出现。早期磨牙后区胀痛不适，口腔活动可加重疼痛。随着病情发展，局部可出现自发跳痛或沿耳颞神经分布的放射痛。炎症侵及咀嚼肌时，可引起张口受限。口腔不洁时，患牙牙龈处有咸味分泌物。全身症状可有不同程度的畏寒、发热、全身不适，白细胞计数增加，中性粒细胞比例上升。慢性冠周炎在临床上多无明显症状，仅局部有轻度压痛、不适。口腔检查时，多数患者可见智齿萌出不全，或被龈瓣完全覆盖的阻生牙。智齿周围组织有不同程度的红肿、糜烂、触痛，龈袋内溢脓。炎症波及腭舌弓和咽侧壁时，张口受限明显。化脓性炎症局限后，可形成冠周脓肿，有时可自行溃破，邻牙可有叩痛，通常有患侧下颌下淋巴结的肿胀、压痛。

冠周炎可直接蔓延或由淋巴管扩散，引起邻近组织器官或筋膜间隙的感染。

（1）炎症向磨牙后区扩散，形成骨膜下脓肿，脓肿向外穿破，在咬肌前缘与颊肌后缘间的薄弱处发生皮下脓肿，穿破皮肤后可形成经久不愈的面颊瘘。

（2）炎症沿下颌骨外斜线向前，可在相当于下颌第一磨牙颊侧黏膜转折处的骨膜下形成脓肿破溃成瘘。

（3）炎症沿下颌支外侧或内侧向后扩散，可分别引起咬肌间隙、翼下颌间隙感染。此外，也可导致颊间隙、下颌下间隙、口底间隙、咽旁间隙感染或扁桃体周围脓肿的发生。

（二）诊断与治疗

【诊断要点】

1. 反复发作的磨牙后区肿痛。
2. 开口困难。
3. 阻生智齿。
4. 智齿周围组织红肿。
5. 在慢性冠周炎的X线片上，有时可发现冠周和根周骨质影。

【鉴别诊断】

在下颌智齿冠周炎合并面颊瘘或下颌第一磨牙、第二磨牙颊侧瘘时，应与第一磨牙、第二磨牙根尖周炎、牙周炎鉴别。此外，还应与第三磨牙区牙龈的良性、恶性肿瘤鉴别。

【治疗原则】

早期诊断及时治疗非常重要。智齿冠周炎的治疗原则：急性期应以消炎、镇痛、切开引流、增强机体抵抗力为主；慢性期若为不可能萌出的阻生牙，则应尽早拔除。

【一般治疗】

1. *局部冲洗*　智齿冠周炎的治疗以局部处理为重点，局部又以清除龈袋内食物碎屑、坏死组织、脓液为主。常用生理盐水、10%～30%过氧化氢溶液、1∶5000高锰酸钾溶液、0.1%氯己定溶液等反复冲洗龈袋，至溢出液清亮为止。擦干局部，用探针蘸取2%聚维酮碘、碘甘油或少量复方碘液导入龈袋内，每日1～3次，之后用温热水漱口。

2. *抗菌药物及全身支持疗法*　根据局部炎症及全身反应程度和有无其他并发症做出选择。

3. *切开引流术*　如龈瓣附近形成脓肿，应及时切开，放置引流条，定期换药。

4. *冠周龈瓣切除术*　当急性炎症消退后，对有足够萌出空间、有可能建立咬合关系且牙位基本正常的智齿，可考虑在局麻下切除智齿冠周龈瓣，充分暴露牙冠，以消除盲袋。

5. *下颌智齿拔除术*　下颌智齿牙位不正、无足够萌出位置、相对的上颌第三磨牙位置不正或缺失、冠周炎反复发作形成病灶牙者，均应尽早予以拔除。伴有面颊瘘者，在拔牙的同时应切除瘘管，刮尽肉芽组织，缝合面部皮肤瘘口。

（三）药物处方

无。

（于　森）

九、颌骨骨髓炎

（一）病情概述

颌骨骨髓炎指由细菌感染或物理、化学因素使颌骨的骨膜、骨皮质、骨髓及骨髓腔内的血管、神经等产生的炎性病变。

化脓性骨髓炎以牙源性为常见，主要发生于下颌骨。临床上分为中央性颌骨骨髓炎和边缘性颌骨骨髓炎。急性期治疗原则与一般急性炎症相同，慢性期以手术清除病灶死骨为主。根据颌骨骨髓炎的临床病理特点和致病因素不同，可分为化脓性颌骨骨髓炎与特异性颌骨骨髓炎。另外，还有物理（放射线）及化学因素引起的颌骨骨坏死而继发感染的骨髓炎。

化脓性颌骨骨髓炎多发生于青壮年，男性多于女性，占各类型颌骨骨髓炎的90%以上，主要发生于下颌骨。感染途径包括牙源性感染、损伤性感染、血源性感染等。临床发展过程可分为急性期和慢性期两个阶段。

（1）急性期特点：全身发热、寒战、倦怠无力，食欲缺乏、白细胞总数增高、中性粒细胞增多；局部有剧烈跳痛，口腔黏膜及面颊部软组织肿胀、充血，可继发颌周急性蜂窝织炎；病原牙可有明显叩痛及伸长感。

（2）慢性期特点：全身症状轻，体温正常或仅有低热；全身消瘦、贫血，机体呈慢性中毒消耗症状。病情发展缓慢、局部肿胀、皮肤微红；口腔内或面颊部可出现多数瘘孔溢脓、肿胀区牙齿松动。

根据感染的原因及病变特点，临床上将化脓性骨髓炎又分为两种类型：中央性颌骨骨髓炎和边缘性颌骨骨髓炎。

（二）诊断与治疗

【诊断要点】

1．急性颌骨骨髓炎的主要诊断依据是全身及局部症状明显，与间隙感染急性期表现相似。病原牙及相邻的多数牙出现叩痛、松动，甚至牙槽溢脓。患侧下唇麻木是诊断下颌骨骨髓炎的有力证据。上颌骨骨髓炎波及上颌窦时，可有上颌窦炎的症状，有时从患侧的鼻腔溢脓。

2．慢性颌骨骨髓炎的主要诊断依据是瘘管形成和溢脓；死骨形成后，可从瘘孔排出小死骨片；瘘管用探针检查可触知骨面粗糙。全身症状不明显，进食、睡眠正常。

3．X线检查在骨髓炎的急性期常看不到骨质破坏。一般在发病2～4周进入慢性期，颌骨已有明显破坏后，X线才有诊断价值。颌骨骨髓炎的X线检查可表现为骨质破坏与骨质增生。

【鉴别诊断】

1．下颌骨边缘性骨髓炎的增生型应与纤维骨瘤鉴别　属于纤维骨性病变，以骨质为主，有不同形式的骨小梁，并逐渐钙化，故X线片上呈较致密影像，伴有不规则团块状骨化或钙化，也可见骨小梁结构。

2. 下颌骨中央性颌骨骨髓炎应与下颌骨中心型癌鉴别　中央性颌骨癌好发于下颌骨，特别是下颌磨牙区。病员早期无自觉症状，以后可以出现牙痛、局部疼痛，并相继出现下唇麻木。慢性骨髓炎X线检查除发现骨质破坏外，尚有增生修复的表现，如骨膜增生等。如临床及X线检查不能完全鉴别时，应于手术时冰冻活检，以明确诊断。

3. 诊断上颌骨骨髓炎时应排除上颌窦癌的可能　上颌窦癌初期症状无特异性，病变局限于窦腔时可无明显阳性体征，鼻塞及异常分泌物常为先驱症状，有流涕、鼻出血、嗅觉减退；继而出现牙痛、脱落等口腔症状，如牙齿发痒感、牙齿松动、牙齿脱落、出血及牙龈肿块，当肿瘤侵及翼板、翼腭窝时，张口宽度缩小，直至完全不能张口；眼部症状包括突眼、流泪、结膜充血、视力障碍及复视；面部肿胀、疼痛、麻木、充血；少数患者可出现耳痛。常有肝、肺、骨等组织的转移。

【治疗原则】

1. 急性骨髓炎的治疗　在炎症初期，应采取积极、有效的治疗，以控制感染的发展。如延误治疗，则常形成广泛的死骨，造成颌骨骨质缺损。急性化脓性骨髓炎一般来势凶猛，病情重，常有引起血行感染的可能。因此，在治疗过程中应注意全身支持及药物治疗，同时应配合必要的外科手术治疗。

（1）药物治疗：颌骨骨髓炎急性期，尤其是中央型颌骨骨髓炎，应根据临床表现、细菌培养及药物敏感试验的结果，给予足量、有效的抗生素，以控制炎症的发展，同时注意全身必要的支持疗法。物理疗法对急性炎症初期，可收到一定效果。

（2）外科治疗：外科治疗的目的是引流排脓及去除病灶。急性中央型颌骨骨髓炎，一旦判定骨髓腔内有化脓性病灶，应及早拔除病灶牙及相邻的松动牙，使脓液从拔牙窝内排出。如拔牙未能达到引流目的，症状也不减轻，应考虑去除部分骨外板，以敞开髓腔充分排脓，解除疼痛。如颌骨内炎症自行穿破骨板，形成骨膜下脓肿或颌周间隙蜂窝织炎，单纯拔牙引流已无效，可根据脓肿的部位从低位切开引流。

2．*慢性颌骨骨髓炎的治疗* 颌骨骨髓炎进入慢性期有死骨形成时，必须采用手术去除已形成的死骨和病灶后方能痊愈。

3．*慢性中央型骨髓炎的治疗* 通常病变范围广泛并形成较大块死骨，可能一侧颌骨甚至全下颌骨均变成死骨。病灶清除应以摘除死骨为主，如死骨已完全分离则手术较易进行。

4．*慢性边缘型骨髓炎的治疗* 受累区骨质密而变软，仅有散在的浅表性死骨形成，常采用刮除术清除。但感染侵入时，骨外板可呈腔洞状损害，有的呈单独病灶，有的呈数个病灶互相通连。病灶腔洞内充满大量炎性肉芽组织，此时手术应以刮除病理性肉芽组织为主。

【一般治疗】

针对病因采取治疗措施，如及时处理智齿冠周炎、根尖周炎等牙源性感染，以防止发生颌骨骨髓炎。如已形成骨髓炎，在急性期应予以彻底治疗，以免转为慢性炎症。急性颌骨骨髓炎的全身治疗主要为增强机体抵抗力、药物控制感染（甲硝唑、螺旋霉素）。局部治疗重点在于及时切开引流，排除积液，防止病灶向骨内扩散，如患牙无法保留应及时拔除。慢性颌骨骨髓炎时应改善机体状况，提高营养，保持引流通畅，及时拔除病原牙，彻底清除病灶，刮治或摘除死骨。

（三）药物处方

处方①：阿莫西林，口服，成人每次0.5g，每6～8小时1次。

【注意事项】

1．本药可致过敏性休克，皮疹发生率较其他青霉素高，可达10%或更高。有时也可发生药物热。偶见粒细胞或血小板计数减少，少见肝功能异常，大剂量静脉给药可发生抽搐等神经系统症状。

2．用药前应详细询问患者及有关亲属的药物过敏史。必要时可通过青霉素皮试来判定。疗程较长的患者应检查肝肾功能和血常规。

3．对青霉素过敏者禁用。传染性单核细胞增多症、巨细胞病毒感染、淋巴细胞白血病和淋巴瘤等患者避免使用。

4．与下列药物有配伍禁忌：氨基糖苷类、多黏菌素类、红霉素、四环素类、红霉素、氯化钙、葡萄糖酸钙、肾上腺素、间羟胺、多巴胺、B族维生素、维生素C、含有氨基酸的注射剂等。

5．与阿司匹林、吲哚美辛和磺胺类药物合用，可减少本药的排泄，使血药浓度升高。

6．与华法林合用，可加强抗凝血作用。

7．本药可加速雌激素代谢和减少雌激素的肠肝循环，同时服用避孕药，可能降低避孕药的效果。

处方②：头孢羟氨苄，口服，成人每次250～500mg，每6小时1次，空腹服用，最高剂量不超过每日4g；儿童每次6.25～25.0mg/kg，每6小时1次。肾功能不足者使用本药应减量。

【注意事项】

1．本药也可致过敏反应，以皮疹多见，过敏性休克罕见。血液透析和腹腔透析均可加速本药的清除。与其他头孢菌素间存在交叉过敏反应。有胃肠道疾病史者，特别是溃疡性结肠炎、局限性肠炎或抗生素相关性结肠炎及肾功能减退者应慎用。应用本药的患者Coowbs试验可出现阳性，以硫酸铜法测定尿糖可有假阳性反应。

2．对头孢菌素过敏及有青霉素过敏性休克者禁用。

3．与庆大霉素或阿米卡星联用，对某些敏感菌株有协同抗菌作用。

4．与丙磺舒合用，可抑制本药在肾脏的排泄，使血药浓度升高30%

5．与肾毒性药物如强利尿药、氨基糖苷类、抗肿瘤药等同用，可增加肾毒性。

6．与华法林同用可增加出血的危险。

处方③：甲硝唑，用于厌氧菌感染，口服，每日0.6～1.2g（3～6片），分3次服用，7～10天为1个疗程。

【注意事项】

1．对诊断的干扰：本药的代谢产物可使尿液呈深红色。

2. 原有肝脏疾病患者剂量应减少。出现运动失调或其他中枢神经系统症状时应停药。重复1个疗程之前，应做白细胞计数检查。厌氧菌感染合并肾衰竭者，给药间隔应由8小时延长至12小时。

3. 本药可抑制酒精代谢，用药期间应戒酒，饮酒后可能出现腹痛、呕吐、头痛等症状。

（高　柳）

十、细菌性口炎

（一）病情概述

细菌性口炎又称假膜性口炎，是球菌引起的口腔黏膜急性感染性炎症，以形成致密的光滑的假膜为主要特征，通常可分为葡萄球菌性口炎、卡他性口炎、链球菌性口炎等。在黏膜或周边皮肤损伤、溃疡、糜烂等，或患者处在免疫力低下情况时易发病。

（二）诊断与治疗

【诊断要点】

1. 结合患者病史，了解相关发病背景。

2. 疾病具有典型的病损特征，包括口腔黏膜大面积糜烂、溃疡，溃疡表面覆盖有光滑致密的假膜，高于黏膜表面，不易拭去。

3. 病程进展快速，同时可伴有发热等全身反应。

【鉴别诊断】

1. *渗出性多形性红斑*　变态反应性疾病，多数可以发现变应原，口腔黏膜病损可见多发红斑、水疱、溃疡或糜烂、渗出等，触碰时渗血或出血。

2. *急性疱疹性口炎*　可见特征性的病损表现，即口腔黏膜散在或成簇的小水疱，破溃后形成溃疡面，部分可融合成较大的溃疡面，口周皮肤也可出现成簇疱疹病变，破溃后结痂。病原微生物检查可见Ⅰ型单纯疱疹病毒。

【治疗原则】

1. *全身治疗*　给予抗生素，严格掌握适应证，对于感染严重病例应及时使用最有效的抗生素，同时根据药物敏感试验调整选择。

2. *口腔局部治疗*　保持口腔清洁可控制和预防继发感染，对于病损处可局部用药促进愈合。

【一般治疗】

1. *应用抗生素控制感染*　根据患者病情的轻重程度，选择相应的抗菌药物和疗程。

2. *支持疗法*　注意补充维生素、水、电解质和营养。

3. *局部对症治疗*　抗感染、镇痛、促愈合。

（三）药物处方

处方①：局部用药，0.5%金霉素水溶液或0.05%氯己定，口腔含漱，每次10～20ml，每日3次。

【注意事项】

1. 相应药物过敏者禁用。

2. 常见不良反应包括口腔黏膜感觉迟钝、感觉异常、着色等，停药后即可缓解。

处方②：局部用药，青霉素V钾含片，含化，每次125～250mg，每日3次。

【注意事项】

1. 患者开始服用本药前，必须先进行青霉素皮试，对青霉素过敏者禁用。

2. 对头孢菌素类药物过敏者及有哮喘、湿疹、花粉症、荨麻疹等过敏性疾病史者慎用。

3. 本药与其他青霉素类药物之间有交叉过敏反应。若有过敏反应产生，则应立即停用，并采取相应的措施。

4. 肾功能减退者应根据血浆肌酐清除率调整剂量或给药间期。

5. 治疗链球菌感染时疗程需10天，治疗结束后宜做细菌培养，以确定链球菌是否已清除。

处方③：抗生素类，阿莫西林，成人每次0.5g，每6～8小时1次，每日剂量不超过4g。

【注意事项】

1. 使用阿莫西林前必须进行青霉素皮肤试验，阳性反应者禁用。

2. 哮喘、湿疹、花粉、荨麻疹等过敏性疾病史及疱疹病毒感染者，尤其是传染性单核细胞增多症患者应慎用。

3. 消化系统症状多见腹泻、恶心、呕吐等，偶见假膜性结肠炎等胃肠道反应。

4. 血液系统症状偶见嗜酸性粒细胞增多、白细胞计数减少、血小板计数减少、贫血等。

5. 皮肤黏膜反应偶见斑丘疹、渗出性多形性红斑、中毒性表皮坏死松解症、剥脱性皮炎。

6. 肝、肾功能异常时，少数患者用药后偶见血清转氨酶轻度升高、急性间质性肾炎。

7. 偶有兴奋、焦虑、失眠、头晕及行为异常等中枢神经系统症状。长期服用本药可出现由念珠菌或耐药菌引起的二重感染。

处方④：抗生素类，头孢呋辛酯，口服，每次0.25g，每日2次。

【注意事项】

1. 本药一般耐受性良好，常见的不良反应是胃肠道反应如恶心、呕吐、腹泻及稀便等。偶有假膜性肠炎。由于片剂咬碎后味苦，儿童不欢迎，不主张用于5岁以下儿童。

2. 少见皮疹、药物热等过敏反应。

3. 偶见假膜性肠炎、嗜酸性粒细胞增多、血胆红素升高、血红蛋白降低、肾功能改变、Coombs试验阳性和一过性转氨酶升高。

处方⑤：免疫增强剂，匹多莫德，口服，每次0.2～0.8g，每日2次。

【注意事项】

1. 过敏体质者慎用。因食物影响本药的吸收，应在餐前或餐后2小时服用。

2. 妊娠3个月内妇女慎用。

处方⑥：维生素类，复合维生素B，口服，每次2片，每日3次。

【注意事项】

1．大剂量服用时可出现烦躁、疲倦、食欲缺乏等。

2．偶见皮肤潮红、瘙痒。

3．尿液可呈黄色。

4．对本药过敏者禁用，过敏体质者慎用。

处方⑦：维生素类，维生素C，口服，每次0.2g，每日3次。

【注意事项】

1．不宜长期过量服用本药，长期大剂量服用可引起停药后坏血病，也可引起尿酸盐、半胱氨酸盐或草酸盐结石。

2．过量服用（每日用量1g以上）可引起腹泻、皮肤红而亮、头痛、尿频（每日用量600mg以上）、恶心、呕吐、胃痉挛。

3．本药可通过胎盘并分泌入乳汁。孕妇服用过量时，可诱发新生儿发生坏血病。

4．下列情况应慎用：①半胱氨酸尿症；②痛风；③高草酸盐尿症；④草酸盐沉积症；⑤尿酸盐性肾结石；⑥葡萄糖-6-磷酸脱氢酶缺乏症；⑦血色病；⑧铁粒幼细胞贫血或地中海贫血；⑨镰状细胞贫血；⑩糖尿病（因维生素C干扰血糖定量）。

5．如服用过量或出现严重不良反应，应立即就医。

6．对本药过敏者禁用，过敏体质者慎用。

（卢松鹤）

十一、流行性腮腺炎

（一）病情概述

流行性腮腺炎是儿童和青少年期常见的呼吸道传染病，是由腮腺炎病毒引起的急性、全身性感染，以腮腺肿痛为主要特征，有时也可累及其他唾液腺。

大多发生于5～15岁儿童和青少年，有传染病接触史，常双侧腮腺同时或先后发生，一般一次感染后可终身免疫。本病表现为腮腺肿大、充血、疼痛，但腮腺导管口无红肿，唾液分泌清亮无脓液。血液中白细胞计数正常，分类中淋巴细胞百分比增高，急性期血及尿淀粉酶可能升高，以后再出现尿淀粉酶上升。

（二）诊断与治疗

【诊断要点】

有流行病史及接触史，以及腮腺肿大的特征。其他诊断要点如下。

1. 发热、畏寒、疲倦、食欲缺乏。
2. 发病1～2天有单侧或双侧非化脓性腮腺肿痛或其他唾液腺肿痛，吃酸性食物时肿痛更为明显。
3. 腮腺管口可见红肿。
4. 末梢血白细胞计数正常或稍低，后期淋巴细胞百分比增高。
5. 发病前1～4周与腮腺炎患者有密切接触史。

【鉴别诊断】

1. 化脓性腮腺炎　常为一侧腮腺局部红肿、压痛明显，晚期有波动感，挤压时有脓液自腮腺口流出，腮腺口位于第二磨牙相对的颊黏膜处。白细胞计数和中性粒细胞明显增高。

2. 颈部及耳前淋巴结炎　肿大不以耳垂为中心，而是局限于颈部或耳前区，呈核状体，质地较坚硬，边缘清楚，压痛明显，表浅者可活动。可发现与颈部或耳前区淋巴结相关组织的炎症，如咽峡炎、耳部疮疖等。白细胞计数及中性粒细胞增高。

【治疗原则】

本病为自限性疾病，主要对症治疗。

【一般治疗】

1. 隔离患者使其卧床休息直至腮腺肿胀完全消退。
2. 注意口腔清洁，饮食以流质或软食为宜，避免酸性食物，保证液体摄入量。
3. 体温达38.5℃以上者可用解热镇痛药。
4. 目前尚无治疗腮腺炎特效药物，抗生素治疗无效。可用利巴韦林及中草药治疗，如紫金锭或如意金黄散，用醋调和后外敷。

（三）药物处方

无。

（巩　玺）

十二、慢性复发性腮腺炎

（一）病情概述

慢性复发性腮腺炎以前统称为慢性化脓性腮腺炎（其中包括慢性阻塞性腮腺炎），临床上较常见，儿童和成人均可发生，但其转归很不相同。

儿童复发性腮腺炎发病年龄自婴幼儿至15岁均可发生，以5岁左右最为常见。男性稍多于女性，发病可突发，也可逐渐发生。腮腺反复肿胀，伴有不适，肿胀不如流行性腮腺炎明显，仅有轻度水肿，皮肤可潮红。个别患儿表现为腮腺肿块，多为炎性浸润块。挤压腺体可见导管口有脓液或胶冻状液体溢出，少数有脓肿形成。大多数持续1周左右。静止期多无不适，检查腮腺分泌液偶有混浊。间隔数周或数月发作一次不等。年龄越小，越易复发，发作间歇时间越短。随着年龄的增长，间歇时间延长，持续时间缩短。

（二）诊断与治疗

【诊断要点】

诊断主要根据临床表现及腮腺造影。腮腺造影显示末梢导管呈点状、球状扩张，排空迟缓，主导管及腺内导管无明显异常。临床表现为单侧腮腺肿胀者，做双侧腮腺造影，约半数患者可见双侧腮腺末梢导管呈点状扩张，故应常规做双侧腮腺造影。其他诊断要点如下。

（1）患儿双侧或单侧腮腺反复肿胀。

（2）导管口有脓液或胶冻样分泌物。

（3）随着年龄增长，发作次数减少，症状减轻，大多在青春期后痊愈。

【鉴别诊断】

儿童复发性腮腺炎须与流行性腮腺炎鉴别。流行性腮腺炎常双侧同时发生，伴有发热，肿胀更明显，腮腺导管口分泌正常，患病后多可终身免疫，无反复肿胀史。

成人复发性腮腺炎须与舍格伦综合征继发感染相鉴别。后者多见于中年女性，无自幼发病史。常有口干、眼干及自身免疫性疾病。腮腺造影显示主导管扩张不整，边缘毛糙，呈葱皮样或花边样改变。

【治疗原则】

复发性腮腺炎具有自限性，以增强抵抗力、防止继发感染，减少发作为治疗原则。

【一般治疗】

1. 嘱患者多饮水，每天按摩腺体帮助排空唾液，用淡盐水漱口，保持口腔卫生。

2. 咀嚼无糖口香糖，刺激唾液分泌。

3. 若有急性炎症表现，可使用抗生素。

4. 腮腺造影本身对复发性腮腺炎也有一定的治疗作用。

5. 复发频繁者可肌内注射胸腺素，调节免疫功能。

（三）药物处方

无。

（巩　玺）

十三、急性龈乳头炎

（一）病情概述

急性龈乳头炎指局限于个别牙位的龈乳头的急性非特异性炎症，常伴有局部刺激因素，是一种较为常见的牙龈急性病损。

龈乳头受机械或化学性刺激，是引起急性龈乳头炎的直接原因。①食物嵌塞造成龈乳头的压迫及食物发酵产物的刺激。②过硬、过锐的食物的刺伤，不适当地使用牙签或其他器具剔牙等机械刺激。③邻面龋尖锐边缘的刺激。④充填体的悬突、不良修复体的边缘、义齿的卡环尖及不良的松牙固定等均可刺激龈乳头，造成龈乳头的急性炎症。

局部个别牙位的龈乳头发红、肿胀，探触和吸吮时易出血，有自发胀痛和明显的触痛。女性患者常因在月经期而疼痛感加重。有时疼痛可表现为明显的自发痛、轻度叩痛和中度的冷热刺激痛，易与牙髓炎混淆。如与食物嵌塞有关，常表现为进食后疼痛更明显。检查常发现菌斑性龈口炎的临床表现，龈乳头鲜红、肿胀，触痛明显，探诊后易出血，有时局部可检查到刺激物，牙周膜也可发生炎症和水肿。

（二）诊断与治疗

【诊断要点】

根据局部龈乳头的红肿、探诊后易出血、触痛的表现及局部刺激因素的存在可诊断。

【鉴别诊断】

因其表现有疼痛症状，应注意与牙髓炎鉴别。牙髓炎常表现为阵发痛、自发痛、放射痛、夜间痛，常存在邻面深龋等引起牙髓炎的病原因素，牙髓温度检测、冷热刺激等可引起疼痛。

【治疗原则】

去除局部刺激因素，消除急性炎症，彻底去除病因。

【一般治疗】

1. 去除局部刺激因素　如嵌塞的食物、充填体的悬突、鱼刺等。

2. 消除急性炎症　去除邻面的牙菌斑、牙石，局部使用抗菌药物，如3%过氧化氢溶液、0.12%氯己定或0.1%依沙吖啶冲洗，以消除或缓解龈乳头的急性炎症。

3. 彻底去除病因　待龈乳头的急性炎症消退后，应彻底去除病因，如消除食物嵌塞的原因、治疗邻面龋和修改不良修复体等。

（三）药物处方

无。

（葛　瑶）

十四、急性颌下腺炎

（一）病情概述

颌下腺炎主要由导管狭窄或堵塞所致，引起堵塞的原因主要是颌下腺导管结石，即与涎石症并发，也可因异物或细菌进入导管所致。

颌下腺炎多为慢性病程，急性发作时口底区明显肿胀、疼痛，颌下腺导管口周红肿，挤压颌下腺可见脓液或炎性液体流出，颌下三角区处也可有红肿、压痛。全身症状可有发热，呼吸、脉搏加快，白细胞计数及中性粒细胞百分比增高。双手触诊可扪及颌下腺导管内结石。常用X线检查为下颌横断𬌗片或下颌下腺侧位片，可见阳性结石。

（二）诊断与治疗

【诊断要点】

1．进食时颌下腺肿胀及伴发疼痛。

2．导管口红肿溢脓，口底及颌下腺肿大，双手触诊可扪及导管内结石。

3．可伴有全身发热，白细胞计数及中性粒细胞百分比增高。

4．下颌横断𬌗片或下颌下腺侧位片可见阳性结石。

【鉴别诊断】

1．*舌下腺肿瘤*　可扪及口底区实性肿物，多数无导管阻塞症状，X线检查无阳性结石。

2．*颌下腺肿瘤*　呈进行性肿大，无进食肿胀或颌下腺炎症发作史。

3．*下颌下间隙感染*　可查及病原牙，颌下区肿胀呈硬性炎性浸润，可出现凹陷性水肿。一般无颌下腺慢性炎症病史。

【治疗原则】

1．抗感染治疗。

2．去除结石，消除阻塞原因，视颌下腺功能保留或摘除腺体。

【一般治疗】

1．抗感染治疗，加强口腔卫生，脓肿局限者应行切开引流术。

2．有明确导管结石者，消除炎症后及时行结石取出术。

3．涎石位于导管后部或腺体内，以及腺体颌下腺功能损害不可逆转者，可考虑行颌下腺切除术。

（三）药物处方

处方①：头孢羟氨苄，口服，成人每次0.5g，每日2次，连用

5～7天为1个疗程。儿童15～20mg/kg，每日2次。

【注意事项】

1．在应用本药前须详细询问患者对头孢菌素类、青霉素类及其他药物过敏史，有青霉素类药物过敏性休克史者不可应用本药，其他患者应用本药时须注意头孢菌素类与青霉素存在交叉过敏反应的机会有5%～7%，须在严密观察下慎用。一旦发生过敏反应，立即停用药物。如发生过敏性休克，须立即就地抢救，包括保持气道通畅，吸氧和肾上腺素、糖皮质激素的应用等措施。

2．有胃肠道疾病史的患者，尤其有溃疡性结肠炎、局限性肠炎或抗菌药物相关性结肠炎者，以及有肾功能减退者慎用本品。

3．少数患者可出现血清碱性磷酸酶、丙氨酸转氨酶、天冬氨酸转氨酶可有短暂性升高。

4．头孢羟氨苄主要经肾排出，肾功能减退患者应用本品须适当减量。

5．每日口服剂量超过4g时，应考虑改注射用头孢菌素类药物。

处方②：甲硝唑，口服，成人每次0.2g，每日3次，连续用药5～7天为1个疗程。儿童口服按20～30mg/kg，每日3次。

【注意事项】

1．有活动性中枢神经系统疾病和血液病患者禁用。

2．孕妇及哺乳期妇女禁用。

3．不良反应以消化道反应最为常见，包括恶心、呕吐、食欲缺乏、腹部绞痛，一般不影响治疗。

4．对诊断的干扰：本药的代谢产物可使尿液呈深红色。

5．肝脏疾病患者剂量应减少。出现运动失调或其他中枢神经系统症状时应停药。重复1个疗程之前，应做白细胞计数检查。厌氧菌感染合并肾衰竭者，给药间隔时间应由8小时延长至12小时。

6．可抑制酒精代谢，用药期间应戒酒，饮酒后可能出现腹痛、呕吐、头痛等症状。

处方③：布洛芬缓释胶囊，解热镇痛药，口服，成人每次1粒，疼痛时服用，建议用药间隔12小时。

【注意事项】

1. 本药为对症治疗药物，不宜长期或大剂量服用，用于镇痛不得超过5天，用于解热不得超过3天，如症状不缓解，请咨询医师或药师。

2. 必须整粒吞服，不得打开或溶解后服用。

3. 不能同时服用其他含有解热镇痛成分的药物（如某些复方抗感冒药）。

4. 服用本药期间不得饮酒或饮用含有酒精的饮料。

5. 有下列情况者慎用：60岁以上、支气管哮喘、肝肾功能不全、凝血功能障碍（如血友病）或血小板功能障碍。

6. 有下列情况者应在医师指导下使用：消化性溃疡病史、胃肠道出血、心功能不全、高血压。

7. 如服用过量或出现严重不良反应，应立即就医。

8. 对本药过敏者禁用，过敏体质者慎用。

9. 本药性状发生改变时禁止使用。

（刘 堃）

十五、慢性上颌窦炎

（一）病情概述

慢性上颌窦炎是上颌窦的炎性病变。可单发，但常见于多窦受累。本病主要为前鼻滴涕或后鼻滴涕，有时鼻分泌物随头部姿势改变而流出，患者自诉痰多且臭，分泌物为黏液脓性或脓性。病因：①全身抵抗力减弱、贫血、低蛋白血症、低免疫球蛋白血症、糖尿病及营养不良等。②局部解剖因素，窦口引流阻塞，上颌窦自然开口位置在中鼻道内变异很多，容易阻塞，如钩突、中鼻甲肥大、泡性中鼻甲、鼻中隔高位弯曲和鼻息肉等，可妨碍上颌窦开口，影响其通气、引流和黏膜纤毛清除功能。③筛窦感染，前组筛窦的下部气房延伸到上颌窦的内上角，骨壁甚薄，感染容易蔓延到上颌窦。另外，筛窦炎的脓性分泌物经中鼻道流入上颌窦，也是常见原因之一。④鼻变态反应，因上颌窦黏膜水肿，纤毛消除功能障碍，可能导致窦口通气及引流不畅而发生慢性炎症，即过敏与炎症混合存在。⑤齿源性感染。

慢性上颌窦炎主要为患侧或双侧鼻窦、前鼻滴涕或后鼻滴涕，患者常感头晕、头痛，记忆力减退，注意力不能集中。疼痛的部位通常在同侧尖牙窝处，有时可出现同侧面颊和牙齿的阵发性神经痛，同侧前额、眉根和眼球后疼痛，但无额窦底部及前壁明显压痛和叩痛。头痛晨起轻，午后或久坐时加重。

（二）诊断与治疗

【诊断要点】

1．询问病史。

2．前鼻镜检查。注意中鼻甲有无肥大或息肉，中鼻道有无阻塞及脓性分泌物，鼻中隔有无偏曲。再用1%麻黄素棉片收缩鼻黏膜，然后做头位试验，使患侧上颌窦居上，数分钟后观察患侧中鼻道有无脓液流出。

3．X线摄片及鼻窦CT检查。

4．慢性上颌窦炎可行上颌窦穿刺、上颌窦造影、上颌窦黏膜清除功能试验、上颌窦口阻力测定检查。

5．鼻窦内镜包括上颌窦内镜检查。该项检查是诊断上颌窦病变的最新方法，在冷光源照明下于窦内取病理活检，或者摄片、录像，可克服检查的盲目性，提高诊断率。

6．实验室检查包括血常规，鼻腔脓性分泌物细菌培养＋药敏试验。

【治疗原则】

全身治疗，清淡饮食，对症处理。

【一般治疗】

1．全身治疗，清淡饮食。

2．对症处理。

3．除以上措施外，还可予以手术治疗

（1）上颌窦穿刺冲洗术。

（2）经唇龈沟下鼻道上颌窦造瘘术。

（3）上颌窦根治术。

（4）Caldwell-Luc手术（柯-陆手术）。

（5）功能性鼻窦内镜手术。

（三）药物处方

处方①：阿莫西林，成人每日量1～4g，口服，分3～4次给药。

【注意事项】

1．青霉素过敏者禁用。

2．传染性单核细胞增多症患者慎用或禁用。

3．不宜与避孕药同服。

4．不良反应发生率为5%～6%，常见有胃肠道反应、皮疹等。

处方②：甲硝唑，0.2～0.4g，口服，每日2～4次。

【注意事项】

1．偶尔可致严重不良反应，如严重过敏反应及神经精神症状，临床上应注意观察。

2．可抑制酒精代谢，故用药期间应戒酒。

3．不良反应：消化道反应常见，如恶心、呕吐、厌食、腹痛等；过敏反应，如荨麻疹、皮肤瘙痒等；神经系统症状，如眩晕、共济失调、多发性神经炎等；可引起二重感染，如假膜性肠炎。

处方③：替硝唑，每日2g，口服，分1～2次给药。

【注意事项】

1．孕妇及哺乳期妇女禁用。

2．有血液病史及器质性神经系统疾病者禁用。

3．服药期间禁酒。

4．不良反应：同甲硝唑。

处方④：非索非那定，口服，每次120mg，每日1次，或60mg，每日2次。

【注意事项】

1．妊娠期和哺乳期妇女应慎用，美国食品药品监督管理局（FDA）将非索非那定划为孕妇用药中较不安全的C类。

2．对本化合物或活性成分过敏者慎用。

（李　丹）

十六、颌下淋巴结炎

（一）病情概述

颌下淋巴结主要引流面部、牙龈、舌前部、颏下的炎症。颌下淋巴结炎常继发于扁桃体炎、冠周炎、根尖周炎、口腔溃疡等及颌面部皮肤损伤等，以金黄色葡萄球菌引起的化脓性感染为主。儿童发病率较高。

本病一般发生在单侧，与原发病灶同侧。主要临床表现是一侧颌下区淋巴结肿大，表面皮肤通常无异常，可扪及活动淋巴结，有压痛，伴有扁桃体发炎时吞咽疼痛加重。此时去除病因及全身应用抗生素治疗后可消退。如淋巴结炎进一步发展，炎症波及周围组织发生粘连，边界不清，颌下区皮肤红肿，皮温升高，全身症状加重，出现发热、全身乏力、精神不佳、食欲缺乏等。急性颌下淋巴结炎治疗不彻底可转变成慢性，多发生于抵抗力弱的老年人或细菌毒力强的情况。

（二）诊断与治疗

【诊断要点】

1. 急性颌下淋巴结炎

（1）早期一侧颌下区淋巴结肿大，触摸可活动，有压痛，吞咽可加重，可伴发精神不振、食欲缺乏、发热等全身反应。

（2）可查及导致颌下淋巴结炎的病因，如舌溃疡、牙齿炎症等。

（3）血常规检查可见白细胞计数及中性粒细胞百分比增高等异常。

2. 慢性颌下淋巴结炎

（1）颌下区无痛、持续肿大的淋巴结，质略硬，能活动，压痛和全身症状不明显。

（2）可查及慢性牙源性及咽部感染等病因。

（3）淋巴结反复消长史。

【鉴别诊断】

急性颌下淋巴结炎须与淋巴瘤、恶性肿瘤转移鉴别，后者表现为淋巴结突然肿大、疼痛，因此如果治疗1周以上淋巴结炎症未消退，则应行穿刺活检明确诊断，以免延误治疗。

化脓性下颌下腺炎是由于腺体或导管损伤、涎石症继发感染，临床上也表现为一侧颌下区肿大。检查舌下肉阜处导管开口可挤出脓液，导管乳头红肿。患者进食时下颌下腺肿胀。

【治疗原则】

通常在口腔科就诊，婴幼儿颌下淋巴结炎在儿科就诊。

（1）药物治疗：急性化脓性淋巴结炎治疗以抗菌药物为主。

（2）物理治疗：超短波局部理疗，每日1次，每次15分钟。

（3）病因治疗：积极治疗原发病，如上呼吸道感染、口腔感染。

（4）手术治疗：已化脓者需要及时切开引流排脓。慢性淋巴结炎则一般无须治疗，只有出现淋巴结肿大明显或者反复急性发作时才考虑手术切除。为了与恶性肿瘤等鉴别诊断，切除淋巴结时须活检。

【一般治疗】

1. 全身用药

（1）如无药物过敏史，一般口服甲硝唑、阿莫西林；症状严重时静脉滴注抗生素，如青霉素、氨苄西林、头孢替唑钠与甲硝唑、奥硝唑、替硝唑联合使用。

（2）口服布洛芬镇痛。

（3）中医辨证施治，可用六合丹外敷。

2. 病因处理　积极治疗口腔感染，如智齿冠周炎牙周袋冲洗上药、根尖周炎根管治疗。

3. 切开排脓指征　①一般化脓性感染达5～7天，颌下区皮肤明显肿胀、膨隆，表面光亮有张力，有跳痛，扪诊时有波动感或明显压痛及凹陷性水肿，细针可抽出脓液，即证明脓肿形成。②全身出现中毒症状，白细胞计数明显增高，持续发热不退。

切开排脓在局麻下进行，辅以一氧化二氮吸入镇静。脓肿切口位置选择最低位，切口隐蔽，与皮纹方向保持一致，以减小术后瘢痕。一般在下颌骨下缘1.5～2.0mm。逐层分离皮肤、肌肉，脓液排出后，用大量生理盐水冲洗，放置引流条，覆盖纱布后包扎。术后1周内定期更换引流条及敷料，直至无脓性渗出，拆除引流条。

（三）药物处方

处方①：阿莫西林，口服，成人每日1～4g，分3～4次给药；儿童30mg/（kg·d）体重，分3次给药。

【注意事项】

1. 青霉素过敏者禁用。
2. 不宜与避孕药同服。
3. 传染性单核细胞增多症患者慎用。
4. 常见不良反应为胃肠道反应、皮疹等，发生率约为5%。

处方②：林可霉素，口服，每次0.5g，每日3～4次；儿童每日30～40mg/kg。

【注意事项】

1. 主要不良反应有肠胃道反应，恶心、呕吐、食欲缺乏、腹泻等。
2. 偶尔出现皮疹、血管神经性水肿、血压下降、中性粒细胞和血小板计数减少等。
3. 哺乳期与孕期妇女慎用。

处方③：甲硝唑，口服，成人0.2～0.4g，每日2～4次。

【注意事项】

1. 偶尔可致严重不良反应，如严重过敏反应及神经精神症状，临床上应注意观察。
2. 可抑制酒精代谢，故用药期间应戒酒。
3. 常见不良反应为消化道反应，如恶心、呕吐、食欲缺乏、腹痛等，胃肠道功能差者慎用。
4. 过敏性反应，如皮疹、皮肤瘙痒等。
5. 神经系统症状，如头痛、眩晕、肢体麻木等。
6. 建议饭后服用，用药期间减少食盐摄入，以免造成水钠潴留。

处方④：替硝唑，口服，成人每日2g，分1～2次给药。

【注意事项】

1. 孕妇及哺乳期妇女禁用。

2. 有血液病史及器质性神经系统疾病者禁用。

3. 服药期间禁酒。

4. 不良反应：同甲硝唑。

处方⑤：六合丹，外敷。

【注意事项】

皮肤过敏者慎用。

（叶青松　苟廷伟　欧阳雪晴　贺　燕）

十七、颈淋巴结炎

（一）病情概述

颈淋巴结炎是常见的颌面部炎症，多继发于上呼吸道感染、冠周炎、口腔溃疡及颌面部皮肤损伤等，化脓性炎症病原菌主要是金黄色葡萄球菌和溶血性链球菌，以儿童和青壮年多见。颈淋巴结按照位置分为6组：颏下及颌下淋巴结，颈深上、中、下淋巴结，颈后三角及颈前淋巴结。其中常见的颈淋巴结炎发生在颌下淋巴结。结核分枝杆菌可引起结核性颈淋巴结炎。

颈淋巴结炎在中医学划分为“颈痈”范畴，属于外感风温，气郁化火，以致气血凝滞而成大小不同的硬结，须清热解毒治疗。

（二）诊断与治疗

【诊断要点】

1. 化脓性颈淋巴结炎　分为急性和慢性。急性期以红、肿、热、痛为主，病程短，发热，肿大的淋巴结按压疼痛，与周围皮肤组织无粘连，及时治疗症状可消退。如细菌毒力强、机体抵抗力弱时可发展为脓肿，疼痛加重，伴有全身症状，如高热、头痛、全身乏力、食欲减退、小儿哭闹、烦躁不安；白细胞计数快速上升，如不及时治疗，甚至引起脓毒症、败血症，出现中毒性休克。治疗不彻底或急性炎症反复发作，可转变为慢性，表现为淋巴结肿大，质硬，可伴有肿痛，常不伴有发热，血常规轻度异常，病程较长。

2. 结核性颈淋巴结炎　也就是颈淋巴结结核，结核分枝杆菌侵入头颈部皮肤、咽喉、鼻腔、口腔等部位时可能发生。临床表现为颈部渐进性长大的无痛性包块。包块可位于颈深上、中、下淋巴结附近，好发于胸锁乳突肌的前缘、后缘。淋巴结与周围组织无粘连，呈单个或串珠样。疾病进展后，淋巴结可相互粘连，且与皮肤分界不清，但不表现为化脓性感染特征性的红、肿、热、痛；扪诊有波动感，针吸出物为暗灰色米汤样脓液，即冷脓肿；镜检淋巴结内可见干酪样坏死。颈深部脓肿破溃后可形成经久不愈的窦道或瘘管。结核性颈淋巴结炎轻者无全身症状，重者可伴有低热、盗汗、营养不良、消瘦、疲乏无力、咳嗽、咯血等症状，也就是所谓的“痨病”。

结核性颈淋巴结炎非典型临床症状与其他疾病不易区分。其主要原因：①初期下颌下或颈部单个淋巴结肿大，而下颌下区和腮腺区也是多形性腺瘤的好发部位。②颈淋巴结炎与头颈部结核不一定同时出现，与目前的辅助检查的准确性密切相关。结核性颈淋巴结炎患者很难在头颈部找到原发病灶，而鼻咽部结核患者可能并无淋巴结肿大。曾益慈等报道的22例鼻咽部结核中16例有淋巴结肿大症状，其中12例肿大淋巴结细针吸取活检（FNA）发现仅有6例诊断为结核，6例未找到结核分枝杆菌，再次行聚合酶链反应（PCR）检查后4例结核阳性。③目前临床试验准确性有限，病理活检才是诊断“金标准”。结合以上原因，FNA细胞学检查、PCR检测对于难以确诊的颈部包块具有诊断价值，必要时可手术切除病灶行病理活检以明确诊断。

3. 非结核分枝杆菌性颈淋巴结炎　非结核分枝杆菌性颈淋巴结炎指的是除了麻风分枝杆菌和结核分枝杆菌复合群以外的分枝杆菌侵入口咽部黏膜导致的颈淋巴结炎症。非结核分枝杆菌在自然环境中广泛存在，属于条件致病菌。部分儿童感染者无症状。有症状者表现为单侧颈部淋巴结肿大，可活动，后期发展为表面皮肤呈紫罗兰色，中央变软的脓肿分泌物涂片AFB阳性（抗酸阳性）。B超检查显示淋巴结反应性增大，病检为淋巴结肉芽肿性改变。实验室用*IS6110*、*16sRNA*编码基因、*hsp65*等靶基因序列可鉴定分枝杆菌菌种。

4. 猫抓病性颈淋巴结炎　猫抓热或良性淋巴网状细胞增多症，是猫抓、咬伤或猫蚤粪便侵入人体破损皮肤后，汉赛巴通体引起腋窝、腹股沟、颈部等部位的局部淋巴结炎症，是一种亚急性传染病，具有自限性。猫抓或咬伤皮肤3～10天，受伤区域出现多个红斑、丘疹，结痂后愈合。2～4周潜伏期后，出现淋巴结肿大甚至化脓性淋巴结炎，一般6～8周内可自愈。免疫力低下患者还伴有高热、恶心、脾大、咽喉痛等全身症状，脑膜炎或重要脏器损害等严重并发症罕见。镜检显示淋巴结皮质和髓质内多个肉芽肿散在分布呈“星芒状”，部分肉芽肿内可形成微脓肿，周围巨噬细胞呈栅栏样排列，少量有中性粒细胞或多核巨细胞浸润。有猫抓史、皮肤特异性抗原试验阳性，怀疑猫抓病者，可以经病损区涂片、淋巴结穿刺检查、血清巴通体抗体检测后确诊。

【鉴别诊断】

结核性颈淋巴结炎应与淋巴瘤、颈部转移性癌、非结核性颈淋巴结炎鉴别。无痛性颈部淋巴结肿大如伴有头痛、鼻出血时，应高度怀疑鼻咽癌的可能。甲状腺癌颈部淋巴结转移率达50%～75%，可摘除淋巴结进行病理检查。

川崎病是一种急性发热性出疹性疾病，主要病理特征为全身性血管炎。大部分病例为5岁以下儿童，具有传染性，早期可仅表现为淋巴结肿大伴有高热，与颈淋巴结炎临床表现相似。但川崎病发热时间长，超过5天，伴发眼结膜充血，口腔及唇黏膜干燥、充血，手足红肿，甲床脱皮，躯干部红斑、丘疹，肛周脱屑等表现。

【治疗原则】

1. *西医治疗原则* ①明确病因、积极治疗原发病。②早期全身应用抗菌药物，局部应用超短波、红光理疗等。③已形成脓肿者，及时切开引流。④营养支持治疗。

2. *中医药治疗原则* ①辨病辨证相结合。对于急性颈淋巴结炎，应积极寻找原发病，达到标本兼治的目的。初期给予散风解热，化痰消肿；中期清火解毒，排脓而出；后期活血生肌。慢性颈淋巴结炎排除结核病变、肿瘤病变后，一般需化痰散结，理气化瘀。②内外兼治，尤重外治。初期中药内服、外敷，脓肿形成时及时切开排脓、如淋巴结包块僵硬，无压痛，则不宜过早切开，否则影响愈合。

【一般治疗】

1. 急性颈淋巴结炎　患者需要休养，全身应用抗菌药物，局部理疗（湿热敷、超短波等）或中药外敷。慢性颈淋巴结炎一般无须治疗，但反复急性发作时应积极对因治疗，如果淋巴结肿大明显须鉴别诊断时，手术摘除后行病理检查。

2. 结核性颈淋巴结炎　大部分学者认为结核是一种全身性疾病，抗结核用药未取得疗效时，才考虑手术。另外，有学者认为糖皮质激素泼尼松龙可有助于较大的波动性脓肿消退，避免自行破溃形成瘘管。在颈部淋巴结较大或融合或液化时，可以选择性颈清扫术结合术后抗结核治疗。

3. 非结核分枝杆菌性颈淋巴结炎　可手术切除、观察及抗感染治疗。无重要神经受累时，首选手术切除淋巴结，70%～100%的病例经切除后可治愈。

4. 猫抓病性颈淋巴结炎　具有自限性，如免疫功能低下，至少需要2～3周的抗生素治疗，如环丙沙星、红霉素等。

（三）药物处方

处方①：阿莫西林，口服，成人每日1～4g，分3～4次给药。

【注意事项】

1. 青霉素过敏者禁用。

2. 不宜与避孕药同服。

3. 传染性单核细胞增多症患者慎用或禁用。

4. 不良反应发生率为5%～6%，常见有胃肠道反应、皮疹等。

处方②：头孢地尼，口服，成人每次100mg，每日3次。儿童每日9～18mg/kg，分早、中、晚3次口服。

【注意事项】

1. 对青霉素类或头孢菌素有过敏史者慎用。

2. 支气管哮喘、荨麻疹、皮疹等过敏体质者慎用。

3. 肾功能障碍者应根据严重程度调整剂量及延长给药间隔。

4. 患有严重基础疾病、行肠外营养、高龄患者慎用。

5. 不良反应：皮肤瘙痒或皮疹，嗜酸性粒细胞增多，消化道症状如恶心、呕吐、腹痛或腹泻等，少数患者出现中性粒细胞减少、眩晕、头痛。

6．与含铁制剂合用时，可能出现红色尿或红色粪便。

处方③：琥乙红霉素，成人每次500mg，每日3次；儿童7.5～12.5mg/kg，每日4次。

【注意事项】

1．严重肝、肾功能损害及对本药过敏者禁用。

2．不良反应：胃肠道不适、腹痛、腹泻、恶心、呕吐、口舌疼痛、食欲缺乏等。出现皮疹、嗜酸性粒细胞增多、药物热等过敏反应，偶有心律失常，口腔或阴道念珠菌感染。长时间应用可能引起听力减退、肝肾损伤，停药后大多可恢复。

3．可通过胎盘，孕妇慎用。

处方④：海藻玉壶汤，每次煎服300ml，每日2次，1个月为1个疗程。

【注意事项】

1．心、肺、肝、肾疾病患者慎用。

2．孕妇、哺乳期妇女禁用。

处方⑤：金黄散，外敷，每日换药1次，7天为1个疗程。

【注意事项】

1．本药为外用药，远离儿童放置，防止误吞，切勿接触眼、口、鼻，皮肤破溃处禁用。

2．忌食辛辣刺激性食物。

3．本药过敏体质者慎用。

4．本药不宜长期或大面积使用，用药后局部可能出现皮疹。

处方⑥：异烟肼，成人每日300mg，儿童每日10～15mg/kg，分3次口服。

【注意事项】

1．用药期间定期复查肝功能。肝功能不良、孕妇、有精神病病史和癫痫病史者慎用。

2．与其他药物合用时，应注意咨询药师。

3．大剂量或长时间应用时，可引起胃肠道不良反应、贫血、白细胞计数减少、皮疹、嗜酸性粒细胞增多、肝功能损害、内分泌失调等。

（贺 燕 叶青松 邱志利 方 菊）

十八、上颌窦炎

（一）病情概述

上颌窦炎是上颌窦的炎性病变。可单发，但常见于多窦受累。鼻由外鼻、鼻腔和鼻窦3部分构成。鼻窦是鼻腔周围颅面骨中含气空腔，左右成对，通过窦口与鼻腔想通，共有4对（按所在颅骨，分别命名为上颌窦、筛窦、额窦、蝶窦）。鼻窦炎是一种鼻窦黏膜的炎性病变，上颌窦是4对鼻窦之一，所以与鼻窦炎一样，上颌窦炎主要表现为鼻塞、流脓涕、面颊部疼痛，或可出现全身症状，有急、慢性之分。

1. 急性上颌窦炎　患者症状持续时间小于12周，常继发于急性鼻炎。其病理改变主要是上颌窦黏膜的急性浆液性炎症或化脓性炎症，严重可累及周围组织及邻近器官并引起并发症。

2. 慢性上颌窦炎　患者症状持续时间超过12周，多因急性鼻窦炎反复发作未彻底治愈而迁延所致。

上颌窦炎的病因如下。

（1）细菌感染：急性上颌窦炎致病菌多为化脓性球菌、厌氧菌；慢性上颌窦炎是否由细菌感染引起，目前存在争议，大部分学者认为慢性上颌窦炎是一种多因素导致的非感染性慢性炎症。

（2）邻近器官累及：因解剖位置相近，面部、口腔、鼻咽部的炎症也可波及上颌窦，导致上颌窦炎，如面部丹毒、牙根周围炎、腺样体炎、胃食管反流等。

（3）外源性：上颌窦损伤或骨折时，病菌可直接带入上颌窦引起上颌窦炎；游泳或跳水后污水可直接进入鼻腔，从而导致上颌窦炎；从高空迅速下降造成鼻腔负压，污物或炎性物质可能会被吸入上颌窦，引起非阻塞性航空性鼻窦炎。

（4）医源性：鼻部治疗后填塞物放置过久，进而容易引起局部刺激，发展为鼻窦黏膜炎症可包括上颌窦炎；头颈部肿瘤的放射治疗，可以损伤鼻窦黏膜，引发上颌窦炎；另外，经鼻胃管鼻饲过久也可导致上颌窦炎发作。

（二）诊断与治疗

【诊断要点】

1．鼻部视诊触诊。急性上颌窦炎患者可出现下眼睑和颌面部红肿、压痛、叩痛。

2．前鼻镜检查。注意中鼻甲有无肥大或息肉，中鼻道有无阻塞及脓性分泌物，鼻中隔有无偏曲。再用1%麻黄素棉片收缩鼻黏膜，然后做头位试验，使患侧上颌窦居上，数分钟后观察患侧中鼻道有无脓液流出。

3．X线摄片及鼻窦CT检查。

4．慢性上颌窦炎可行上颌窦穿刺、上颌窦造影、上颌窦黏膜清除功能试验、上颌窦口阻力测定检查。

5．鼻窦内镜包括上颌窦内镜检查，该检查是诊断上颌窦病变的最新方法，在冷光源照明下于上颌窦内取病理活检，或者摄片、录像，可克服检查的盲目性，提高诊断率。

6．实验室检查包括血常规，鼻腔脓性分泌物细菌培养＋药敏试验。

【鉴别诊断】

1．*真菌性鼻窦炎* 本病常发于上颌窦和蝶窦，患者以单侧发病为主，鼻腔内可见脓性或血性分泌物，鼻窦CT可见窦腔骨质增厚和高密度的点状或云絮状钙化影。病理检查或分泌物涂片或可找到真菌菌丝。

2．*上颌窦后鼻息肉* 病因尚不明确，患者多见单侧起病，内镜下医师可见息肉样新生物。本病对糖皮质激素治疗不明显，治疗应采用手术切除。

3．*某些神经内科疾病* 某些神经内科疾病可出现与上颌窦炎相似的头痛症状，但鼻部检查和神经内科的相关检查可以帮助鉴别。

【治疗原则】

以去除病因，改善通气功能，促进通气引流为目标。同时，积极抗感染，预防并发症。治疗主要采取非手术治疗，保守治疗无效时可考虑手术治疗。

【一般治疗】

1. 急性上颌窦炎的治疗措施

（1）全身治疗，清淡饮食。

（2）应用抗生素药物。

（3）应用血管收缩药。

（4）应用抗组胺药物。

（5）对症处理。

2. 慢性上颌窦炎除以上措施外，还可予以手术治疗

（1）上颌窦穿刺冲洗术。

（2）上颌窦造瘘术。

（3）经唇龈沟下鼻道上颌窦造瘘术。

（4）上颌窦根治术。

（5）功能性鼻窦内镜手术。在内镜下行中鼻道或下鼻道开窗术，去除上颌窦病变，通畅引流。该术式创伤小，对鼻黏膜功能保护好，目前被广泛应用。

（三）药物处方

处方①：阿莫西林，口服，成人每日1～4g，分3～4次给药。

【注意事项】

1. 青霉素过敏者禁用。

2. 传染性单核细胞增多症患者慎用或禁用。

3. 不宜与避孕药同服。

4. 不良反应发生率为5%～6%，常见有胃肠道反应、皮疹等。

处方②：盐酸萘甲唑啉，0.05～1.0%溶液，每次1～2滴，每日数次。

【注意事项】

禁用于婴幼儿、甲状腺功能亢进、高血压、血尿、充血性青光眼。

处方③：氯雷他定，每次10mg，每日1次。

【注意事项】

1. 对氯雷他定或药品其他成分过敏者禁用。

2. 妊娠期及哺乳期妇女慎用。

3. 有心律失常病史者慎用。

4. 用药期间可发生口干、头痛、嗜睡症状。在药物作用消失前，患者应避免从事需要保持警觉性的工作。

（朱晔丹）

十九、增生性牙龈炎

（一）病情概述

以牙龈组织的炎性肿胀为主要表现，同时伴有细胞和胶原纤维增生的菌斑性龈炎，称为增生性牙龈炎。作为菌斑性牙龈炎的一种表现形式，龈缘附近的牙菌斑是增生性牙龈炎的始动因子，其他如食物嵌塞、不良修复体、牙错位拥挤、口呼吸等因素均可促进牙菌斑的积聚，引发或加重牙龈炎症。增生性牙龈炎在儿童和青少年中患病率较高，妇女在妊娠期间由于女性激素水平升高，也会造成原有的牙龈慢性炎症加重，使牙龈增生。

（二）诊断与治疗

【诊断要点】

1. 自觉症状。牙龈肿胀增生是增生性牙龈炎患者就诊的主要原因，患者常伴有牙龈出血。

2. 游离龈和龈乳头炎症改变，呈鲜红或暗红色，龈缘增厚，龈乳头圆钝肥大，有时可呈球状增生，甚至可覆盖部分牙面，质地常较坚韧而有弹性。

3. 龈沟的牙周探诊深度可达3mm以上，但在临床上不能探到附着丧失。

4. 龈沟探诊出血（BOP）（＋）对增生性牙龈炎的早期诊断有临床意义。

5. 龈沟液量体积增多。

【鉴别诊断】

1. *早期牙周炎*　与牙龈炎相似，早期牙周炎的牙龈颜色、外形及质地均发生炎症性改变，但在临床上，早期牙周炎可探及附着丧失和牙槽骨吸收。

2. *急性坏死性溃疡性牙龈炎*　坏死性溃疡性牙龈炎的临床特征是龈乳头和龈缘的坏死，下颌前牙多发。发病初期龈乳头充血、水肿，在个别龈乳头的顶端发生坏死性溃疡，表面覆盖灰白色的坏死物，去除坏死物后可见颊侧、舌侧的龈乳头形态尚在，但龈乳头中央呈火山口状凹陷。好发于青壮年，以男性吸烟者多见。患处牙龈极易出血，疼痛明显，有典型的腐败性口臭。轻症的坏死性溃疡性龈炎一般无明显的全身症状，重症患者可有低热、疲乏等全身症状。

3. *急性龈乳头炎*　个别龈乳头出现局限性红肿，探触和吸吮时易出血，牙龈有自发胀痛及明显的探触痛。龈乳头鲜红、肿胀，探触痛明显，易出血，常可探到刺激物，也可出现牙齿叩痛。

4. *药物性牙龈肥大*　与药物性牙龈肥大有关的3类药物如下。①抗癫痫药物，如苯妥英钠；②免疫抑制药，如环孢素；③钙通道阻滞药，如硝苯地平、维拉帕米等。唇颊侧或舌腭侧龈乳头呈小球状突起，增生的牙龈基底与正常牙龈之间一般有明显的沟状界限。较为严重的牙龈增生可覆盖牙冠，甚至将牙齿挤压移位。药物性牙龈肥大的增生牙龈一般呈淡粉红色，质地坚韧，通常伴有重度牙周炎，可在临床上探及明显的附着丧失。

5. *白血病引起的牙龈肥大*　症状：①白血病引起的牙龈肥大颜色呈暗红色，发绀或苍白，组织松软脆弱或中等硬度，表面光亮。常表现为全口牙龈肿胀。②出现牙龈缘坏死、溃疡和假膜，严重者龈缘坏死的范围广泛。③牙龈易出血且不易止住，有自发出血，牙龈和口腔黏膜上可见瘀点或瘀斑。④严重患者可能出现黏膜坏死或发热、局部淋巴结肿大等全身症状。可做血常规及血涂片检查明确诊断。

6. *牙龈纤维瘤病*　为遗传性疾病，有时也无家族史。因此，可在幼儿期发病，最早可发生在乳牙萌出后，但一般恒牙萌出之后发病，牙龈广泛增生累及全口。增生的牙龈可以覆盖部分或整个牙冠，影响咀嚼，增生的牙龈可将牙齿挤压移位，甚至出现牙齿萌出困难。增生牙龈的颜色正常，无明显炎症改变，不易出血。

【治疗原则】

去除病因，彻底清除牙菌斑、牙石，消除造成牙菌斑滞留和局部刺激因素。对于少数牙龈增生明显、炎症消退后牙龈形态仍不能恢复正常的患者，可施行牙龈成形术。注意开展口腔卫生宣教，指导并教会患者控制牙菌斑的方法，定期进行复查和维护，防止复发。

【一般治疗】

1. 通过龈上洁治术彻底清除牙菌斑及牙石，消除造成牙菌斑滞留和局部刺激因素，1周左右牙龈炎即可消退。对于牙龈炎较重的患者，可配合局部药物治疗。常用的局部药物有1% ～ 3%过氧化氢溶液、0.12% ～ 0.2%氯己定溶液及碘制剂。如患者不伴有全身疾病，不应全身使用抗菌药物。

2. 对于少数牙龈增生明显、炎症消退后牙龈形态仍不能恢复正常的患者，可施行牙龈成形术。手术切口采用外斜切口，使牙龈形成扇贝状的外形。

3. 积极开展椅旁口腔卫生宣教，指导并教会患者控制牙菌斑的方法，定期进行复查（6 ～ 12个月）和维护，防止复发。

（三）药物处方

增生性牙龈炎一般无全身症状，不建议使用全身性抗生素治疗。若有原发病，应积极按照原发病的治疗原则用药。

（寇玉倩）

二十、化脓性牙龈炎

（一）病情概述

化脓性牙龈炎是一种表现为牙龈化脓的急性炎症，是一种感染性疾病。常见的引起化脓性炎症的细菌有葡萄球菌、链球菌、大肠埃希菌及厌氧菌等。本病好发于青壮年，常有慢性牙龈炎病史。

（二）诊断与治疗

【诊断要点】

1. 患者全口多处牙龈红肿，跳痛严重，但无溃疡和假膜。

2. 常突然发病，起病急骤。

3. 口腔黏膜充血，多数龈乳头红肿，呈球形隆起，扪诊疼痛严重，有波动感。

4. 牙齿不松动，无牙周袋，可有牙石。

5. 区域性淋巴结肿大，伴有体温升高。

【鉴别诊断】

1. 急性坏死性溃疡性牙龈炎

（1）症状：坏死性溃疡性牙龈炎的临床特征是龈乳头和龈缘的坏死，下颌前牙多发。发病初期龈乳头充血、水肿，在个别龈乳头的顶端发生坏死性溃疡，表面覆盖灰白色的坏死物，去除坏死物后可见颊侧、舌侧的龈乳头形态尚在，但龈乳头中央呈火山口状凹陷。

（2）好发于青壮年，以男性吸烟者多见。患处牙龈极易出血，疼痛明显，有典型的腐败性口臭。

（3）轻症的坏死性溃疡性牙龈炎一般无明显的全身症状，重症患者可有低热、疲乏等全身症状。

2. 急性龈乳头炎

（1）症状：个别龈乳头出现局限性红肿，探触和吸吮时易出血，牙龈有自发胀痛及明显的探触痛。

（2）检查：龈乳头鲜红、肿胀，探触痛明显，易出血，常可探到刺激物，可出现牙齿叩痛。

3. 牙周脓肿

（1）症状：牙周脓肿一般为急性过程，在患牙的唇颊侧或舌腭侧牙龈形成椭圆形或半球状的肿胀、突起，牙龈发红、水肿，表面光亮，疼痛明显。

（2）检查：患牙有深牙周袋，牙髓活力正常，脓肿部位局限于牙周袋壁，距离龈缘较近，患牙松动明显。

【治疗原则】

化脓性牙龈炎的治疗原则是镇痛、防止感染扩散及使脓液引流。对于化脓性牙龈炎反复发作、久治不愈等情况，应排除糖尿病等全身系统性疾病。

【一般治疗】

1. *局部治疗*　轻轻去除大块牙石，冲洗牙周袋，将防腐抗菌药引入袋内，必要时全身给予抗生素或支持疗法。急性症状控制后应尽快做牙周治疗，彻底消除炎症，防止复发。

2. *脓液治疗*　脓液形成且局限、出现波动时，应及时引流，并进行彻底冲洗。

3. *辅助性给药*　混合感染常须联合用药。抗厌氧菌药物主要有硝基咪唑类，包括甲硝唑和替硝唑等。同时，厌氧菌对各类β-内酰胺类药物敏感，所以β-内酰胺类药物也可用于抗感染治疗。有研究发现，应用中西医结合治疗的方法可以取得较好效果。

（三）药物处方

处方①：阿莫西林胶囊，口服，成人每日1～4g，分3～4次给药。

【注意事项】

1. 青霉素过敏者禁用。
2. 传染性单核细胞增多症患者慎用或禁用。
3. 不宜与避孕药同服。
4. 不良反应发生率为5%～6%，常见有胃肠道反应、皮疹等。

处方②：甲硝唑，口服，0.2～0.4g，每日2～4次。

【注意事项】

1. 偶尔可致严重不良反应，如严重过敏反应及神经精神症状，临床上应注意观察。
2. 可抑制酒精代谢，故用药期间应戒酒。
3. 不良反应：消化道反应常见，如恶心、呕吐、厌食、腹痛等；过敏反应，如荨麻疹、皮肤瘙痒等；神经系统症状，如眩晕、共济失调、多发性神经炎等；可引起二重感染，如假膜性肠炎。

处方③：替硝唑，口服，每日2g，分1～2次给药。

【注意事项】

1. 孕妇及哺乳期妇女禁用。
2. 有血液病史及器质性神经系统疾病者禁用。
3. 服药期间禁酒。
4. 不良反应：同甲硝唑。

（寇玉倩）

二十一、口腔念珠菌感染

（一）病情概述

口腔念珠菌感染是由念珠菌引起的口腔黏膜急性、亚急性及慢性真菌病。本病主要致病菌为白念珠菌，即白假丝酵母菌。白念珠菌存在于健康人的口腔中，当机体出现局部或全身性诱因时，如艾滋病、器官移植术后、系统性疾病、长期应用广谱抗生素、糖皮质激素、免疫抑制药等，出现菌群失调而发病。

口腔念珠菌病主要分为4种临床分型。

（1）假膜型念珠菌病（急性或慢性）：新生儿多见，又称鹅口疮，应用糖皮质激素、艾滋病、免疫缺陷者也常见。病损可出现在口腔黏膜的任何部位，呈乳白色绒状假膜，白色病变周围可见黏膜充血、发红。假膜附着于口腔黏膜表面，不容易擦除，如用力擦除后可见出血、糜烂面，患者可有口干、黏膜烧灼感等不适症状，患儿哭闹不安。

（2）急性红斑型念珠菌病：原发或继发于假膜型念珠菌病，多数出现于应用抗生素、糖皮质激素治疗后，或艾滋病患者，故又称抗生素口炎。本病表现为口腔黏膜出现弥散的红斑，好发于舌部，舌背黏膜可呈现鲜红色，并可见舌乳头萎缩，同时可伴有上腭、颊黏膜红色斑块，口角糜烂。患者可有口干、黏膜烧灼感及味觉异常等。

（3）慢性红斑型念珠菌病：又称义齿性口炎，临床较常见，佩戴活动义齿患者多见，多数见于上腭、上颌牙龈和义齿组织面接触的部位，局部黏膜萎缩，呈亮红色水肿状态，可有黄白色条索状或斑点状假膜。

（4）慢性增殖型念珠菌病：属于较严重的慢性增生性念珠菌病，又称念珠菌性白斑，病程长，恶变率较高。病损多出现于口角内侧颊黏膜、舌背黏膜及上腭，病损形态类似白斑，呈结节状或颗粒状增生，与黏膜紧密附着。

（二）诊断与治疗

【诊断要点】

1. 根据口腔念珠菌病的各型临床表现、病史、全身状况等可做出初步判断。

2. 病损区涂片可见念珠菌孢子及菌丝。

3. 念珠菌培养阳性。

4. 慢性增殖型念珠菌病者，组织病理学检查可见念珠菌菌丝侵入上皮，上皮内可见微小脓肿形成。

【鉴别诊断】

1. *疱疹性口炎* 为黄色或棕色假膜，易擦除，伴有明显的疼痛症状，假膜涂片无孢子及菌丝。

2. *梅毒* 梅毒黏膜斑无白色假膜，可见深而明显的浸润，涂片可见密螺旋体，梅毒血清试验阳性。

3. *多形性红斑* 形成黄棕色渗出膜，范围较广，易擦除，伴有明显疼痛，皮肤可见特征性的靶形红斑。

4. *白斑* 无明显黏膜发红及舌乳头萎缩等表现，白色斑块无法擦除，组织病理学检查不可见念珠菌菌丝侵入。

5. *扁平苔藓* 发生于舌背的斑块型扁平苔藓及双颊的丘疹型扁平苔藓应与假膜型念珠菌病鉴别。扁平苔藓病损无法擦除，涂片及培养均呈阴性。

【治疗原则】

1. 控制真菌感染，改善口腔环境，创造偏碱性环境。

2. 去除易感因素，如提高机体免疫功能、补充营养等。

3. 病情严重者，全身应用抗真菌药。

4. 婴幼儿患病母婴同治，预防交叉感染。

5. 局部、全身禁用糖皮质激素。

【一般治疗】

1. *局部药物治疗*　2%～4%碳酸氢钠溶液、甲紫溶液、氯己定溶液局部涂布，冲洗或含漱。

2. *抗真菌药物治疗*　制霉菌素、咪康唑、克霉唑、酮康唑等全身用药。

3. *全身支持治疗*　对身体衰弱，有免疫缺陷病或与之有关的全身疾病及慢性念珠菌感染的患者，常须辅以增强机体免疫力的综合治疗措施。

（三）药物处方

处方①：局部用药，2%碳酸氢钠溶液，含漱，清洗口腔，每日3次。

【注意事项】

1. 不宜与氯己定溶液同时含漱，因碳酸氢钠溶液的碱性环境会降低氯己定的作用，两者应至少间隔1小时应用。

2. 义齿性口炎患者含漱的同时应用碳酸氢钠溶液每日浸泡义齿（夜间）。

处方②：局部用药，制霉菌素糊剂或每毫升5万U混悬液，涂敷患处，每日3次。

【注意事项】

1. 气味难闻，可出现胃肠道反应，个别出现过敏反应。

2. 制霉菌素胃肠道不易吸收，片剂须含化或制成糊剂涂敷患处。

3. 针对急性感染疗程不用太长，应用7～10天即可。

处方③：局部用药，0.12%氯己定含漱液，含漱，每日3次。

【注意事项】

1. 避免与制霉菌素同时应用。

2. 长期使用能使口腔黏膜表面和牙齿着色，舌苔变黑，味觉改变，咽部烧灼感，停药后可恢复。

3. 避免接触眼部。

4. 本药仅供含漱用，含漱后应吐出，不得咽下。

处方④：局部用药，咪康唑软膏，涂敷患处，每日3次。

【注意事项】

1．针对口角糜烂者应用。

2．不宜进入口内。

3．可对义齿进行消毒。

4．不慎吞服者可出现胃肠道反应。

5．耐药及过敏者慎用。

处方⑤：全身用药，氟康唑，口服或含化，首次剂量200mg，每日1次，以后每次100mg，每日1次，7～14天为1个疗程。

【注意事项】

1．主要不良反应为胃肠道反应、暂时的肝功能异常、皮疹等。

2．停药后1周复查涂片及真菌培养。

3．对氟康唑耐药者可选用伊曲康唑。

4．对本药过敏者禁用，过敏体质者慎用。

处方⑥：全身用药，伊曲康唑，每次100mg，每日2次，7～14天为1个疗程。

【注意事项】

1．氟康唑耐药者应用。

2．可见胃肠道反应。

3．具有肝毒性，肝功能异常者慎用，警惕发生肝损害，连续用药超过1个月者，建议检查肝功能。

处方⑦：免疫增强药，针对体质差或免疫力低下者，胸腺素肠溶片，口服，每次20mg，每日1～2次，疗程视病情轻重及疗效而定。

【注意事项】

1．个别可见恶心、发热、头晕、胸闷、无力等不良反应，少数患者偶有嗜睡感。

2．慢性乙型肝炎患者使用时可能ALT水平短暂上升，如无肝衰竭预兆出现，仍可继续使用本药。

3．极个别患者有轻微过敏反应，停药后可消失。

（卢松鹤）

二十二、口腔真菌感染

（一）病情概述

口腔真菌感染是临床常见的真菌性感染疾病，在患有呼吸道疾病、肺部感染、白血病、恶性肿瘤等免疫功能低下的患者中最常见。特别是呼吸科的住院患者，经常由于疾病反复发作，肺部感染严重，白细胞吞噬能力减弱，机体抵抗力下降，免疫功能低下，由于大量使用抗生素，抗生素在杀死致病菌的同时也会杀死许多人体内有益的微生物，或者抑制它们生长，以致人体内部正常菌群失去平衡所致。

口腔真菌感染的主要临床表现：几乎所有口腔出现的感染都表现为糜烂或溃疡。此外，还可出现白色假膜、黑毛舌、口臭、口腔疼痛、恶心、食欲缺乏等。

（二）诊断与治疗

【诊断要点】

1. 根据病史及全身情况，尤其身体状况不佳者。

2. 临床表现结合实验室检查。以糜烂或溃疡为主要临床表现，可出现白色假膜、黑毛舌、口腔疼痛等不适。实验室检查如涂片检查及真菌培养可明确诊断。

【鉴别诊断】

根据病史、临床表现、实验室检查等，一般易于诊断。可与癌性溃疡、结核性溃疡、肉芽肿性血管炎等疾病鉴别。

1. *癌性溃疡*　溃疡基底有硬结，边缘部位坚硬，形状可不规则，疼痛明显，一般不伴有真菌感染。下颌下及颈部淋巴结常可触及，肿大坚硬，粘连，固定，活检和真菌检查可鉴别。

2. *结核性溃疡*　发生在口腔黏膜的慢性持久性溃疡。其特点是溃疡基底及溃疡边壁可见黄褐色粟粒状小结节，溃疡外形不规则，呈鼠齿状。患者疼痛程度不等，但舌部溃疡疼痛明显。结核菌素试验、X线胸片、真菌检查及活检等方式可鉴别。

3. *肉芽肿性血管炎*　口腔黏膜出现坏死性肉芽肿性溃疡，溃疡深大，扩展快，疼痛不明显，可出现草莓样牙龈。血清学检查、真菌检查及活检可鉴别诊断。

【治疗原则】

对症和对因处理，防止继发感染。

【一般治疗】

1．抗真菌药物治疗。

2．局部治疗。

3．支持治疗，如营养支持治疗，增强机体免疫力。

（三）药物处方

处方①：局部用药，康复新液，漱口，每次10ml，每日3次。

【注意事项】

1．对本药及所含成分过敏者禁用。

2．哮喘患者禁用。

3．孕妇禁用。

处方②：局部用药，制霉菌素，舌背含化，每次50万～100万U，每日3次。

【注意事项】

1．对本药过敏者禁用。

2．本药对全身真菌感染无治疗作用。

3．孕妇及哺乳期妇女慎用。

处方③：局部用药，西吡氯铵含漱液，漱口，每次15ml，每日3次。

【注意事项】

1．本药仅供含漱用，含漱后吐出，不得咽下。

2．对本药过敏者禁用，过敏体质者慎用。

3．本药性状发生改变时禁止使用。

4．请将本药放在儿童不能接触的地方。

5．儿童必须在成人监护下使用。

6．如正在使用其他药物，使用本药前请咨询医师或药师。

处方④：氟康唑胶囊，口服，首次剂量0.2g，以后每次0.1g，每日1次。

【注意事项】

1．本药与其他咪唑类药物可发生交叉过敏反应，所以对任何一种咪唑类药物过敏者禁用本药。

2．因为本药主要自肾排出，因此治疗中需定期检查肾功能。用于肾功能减退患者时须减量。

3．本药目前在免疫缺陷病患者中的长期预防用药，已导致念珠菌属等对氟康唑等咪唑类抗真菌药耐药性的增加，故须掌握指征，避免无指征预防用药。

4．治疗过程中可发生轻度一过性血清转移酶升高，偶可出现肝毒性症状。因此，用本药治疗开始前和治疗中均应定期检查肝功能，如肝功能出现持续异常，或出现肝毒性临床症状时均须马上停用本药。

5．本药与肝毒性药物合用、服用本药2周以上或接受多倍于常用剂量的本药时，可使肝毒性的发生率增高，故须严密观察，在治疗前和治疗期间每2周进行1次肝功能检查。

6．本药应用疗程应视感染部位及个体治疗反应而定。一般治疗应持续至真菌感染的临床表现及实验室检查指标显示真菌感染消失为止。

7．接受骨髓移植者，如严重中性粒细胞减少已先期发生，则应预防性使用本药，直至中性粒细胞计数上升至1×10^9/L以上后7天。

8．肾功能损害者应酌情减量。

处方⑤：伏立康唑，体重≥40kg的成年患者，口服，每次200mg（首日加倍），每日2次；体重＜40kg的成年患者，口服，每次100mg（首日加倍），每日2次。

【注意事项】

1．本药禁用于已知对伏立康唑或任何一种赋形剂有过敏史者。

2．本药禁止与CYP3A4底物、特非那定、阿司咪唑、西沙必利、匹莫齐特或奎尼丁合用，因为本药可使上述药物的血药浓度增高，从而导致QT间期延长，并且偶见尖端扭转型室性心动过速。

3．本药禁止与利福平、卡马西平和苯巴比妥合用，后者可以显著降低本药的血药浓度。

4. 本药不可与麦角生物碱类药物（麦角胺、双氢麦角碱）合用。两者合用后麦角类药物的血药浓度增高可导致麦角中毒。

5. 西罗莫司与伏立康唑合用时，前者的血药浓度可能显著增高，因此这两种药物不可同时应用。

6. 本药禁止与利托那韦合用。

7. 本药禁止与依非韦伦同时应用。两者同时应用时，伏立康唑的血药浓度显著降低，依非韦伦的血药浓度则显著增高。

8. 本药禁止与利福布汀同时应用。两者合用，伏立康唑的血药浓度显著降低，利福布汀的血药浓度则显著增高。

处方⑥：3%碳酸氢钠溶液，含漱，适量，每日3次。

【注意事项】

1. 不宜与氯己定溶液同时含漱，否则会降低氯己定的作用，两者至少间隔1小时应用。

2. 义齿性口炎患者含漱的同时应用碳酸氢钠溶液每日浸泡义齿（夜间）。

处方⑦：伊曲康唑分散片，口服，每次200mg，每日1次。

【注意事项】

1. 对本药过敏者禁用。

2. 孕妇禁用。除非用于系统性真菌病治疗，但仍应权衡对胎儿有无潜在性伤害作用。

3. 为达到最佳吸收，用餐后马上给药，可加水分散均匀后口服，也可含于口中吮服或吞服。

4. 对持续用药超过1个月，以及治疗过程中出现食欲减退、恶心、呕吐、疲劳、腹痛或尿色加深的患者，建议检查肝功能。如果出现异常，应停止用药。

5. 伊曲康唑绝大部分在肝代谢，因而肝功能异常者慎用（除非治疗的必要性超过肝损伤的危险性）。

6. 当发生神经系统症状时应终止治疗。

7. 对肾功能不全患者，本药的排泄减慢，建议监测本药的血浆浓度以确定适宜的剂量。

8. 育龄妇女使用本药时应采取适当的避孕措施。

9. 胃酸降低时，会影响本药的吸收。须接受酸中和药物治疗者，应在服用伊曲康唑分散片至少2小时后，再服用这些药物。

（赵忠芳）

二十三、颌面部间隙感染

（一）病情概述

口腔、颜面、颈部深面的知名解剖结构，均有致密的筋膜包绕。在这些解剖结构的筋膜之间有数量不等而又彼此连续的疏松结缔组织或脂肪组织充填。由于感染常沿这些阻力薄弱的结构扩散，故将其视为感染发生和扩散的潜在间隙。根据解剖结构和临床感染常表现的部分，将其分为不同的间隙，如咬肌间隙、翼下颌间隙、颞下间隙、颞间隙、下颌下间隙、咽旁间隙、颊间隙、口底间隙等。口腔颌面部间隙感染均为继发性，常见为牙源性或腺源性感染扩散所致，损伤性、医源性、血源性较少见。感染多为需氧菌和厌氧菌引起的混合感染，也可为葡萄球菌、链球菌等引起的化脓性感染，或厌氧菌等引起的腐败坏死性感染。感染累及潜在筋膜间隙内结构，初期表现为蜂窝织炎；在脂肪结缔组织变性、坏死后，则可形成脓肿；化脓性炎症可局限于一个间隙，也可波及相邻的几个间隙，形成弥散性蜂窝织炎或脓肿；甚至可延神经血管扩散，引起海绵窦血栓、脑脓肿、败血症、纵隔炎等严重并发症。在感染发生、发展过程中，可表现出程度不同的化脓性感染的全身症状。

（二）诊断与治理

【诊断要点】

1. 眶下间隙感染　肿胀范围常波及内眦、眼睑、颧部皮肤，肿胀区皮肤发红、张力增大、眼睑水肿、睑裂变窄、鼻唇沟消失。脓肿形成后，眶下区可触及波动感，口腔前庭龈颊沟处常有明显肿胀、压痛、极易扪及波动；少数可由此自行穿破后有脓液溢出。感染期由于肿胀及炎症激惹眶下神经，可引起不同程度的疼痛。

2. 颊间隙感染　颊部皮下或黏膜下的脓肿，病程进展缓慢，肿胀及脓肿的范围较为局限。但感染波及颊脂垫时，炎症发展迅速，肿胀范围波及整个颊部，并可向相通间隙扩散，形成多间隙感染。

3. 颞间隙感染　肿胀范围可仅局限于颞部，或同时有腮腺嚼肌区、颊部、眶部、颧部等广泛肿胀。病变区表现有凹陷性水肿、压痛、咀嚼痛和不同程度的张口受限。脓肿形成后，颞浅间隙脓肿可触及波动感，颞深间隙脓肿须借助穿刺抽出脓液才能明确诊断。

4. 颞下间隙感染　颞下间隙感染时外观常不明显，仔细检查可发现颧弓上、下及下颌支后方微肿，有深压痛，伴有不同程度的张口受限。但颞下间隙感染时常存在相邻间隙的感染，因此可伴有颞部、腮腺咬肌区、颊部和口内上颌结节区的肿胀，以及出现该合并间隙感染的相应症状。临床表现有同侧眼球突出、眼球运动障碍、眼睑水肿、头痛、恶心等症状时，应警惕海绵窦血栓的可能。

5. 咬肌间隙感染　典型症状是以下颌支及下颌角为中心的咬肌区肿胀、变硬、压痛，伴有明显的张口受限。由于咬肌肥厚坚实，脓肿难以自行破溃，也不易触到波动感。若炎症在1周以上，压痛点局限或具有凹陷性水肿，经穿刺有脓液时，应积极切开引流，否则由于长期脓液蓄积，易形成下颌骨升支的边缘性骨髓炎。

6. 翼下颌间隙感染　常先有牙痛史，继而出现张口受限、咀嚼食物及吞咽疼痛。口腔检查可见翼下颌皱襞处黏膜水肿，下颌支后缘稍内侧可有轻度肿胀、深压痛。由于翼下颌间隙位置较深，即使脓肿已形成，也难由临床直接触及波动，多须穿刺才可确定，因而常易延误诊断，致使炎症向邻近间隙扩散，可形成颞下、咽旁、下颌下、下颌后等多间隙感染，导致病情复杂化。

7. 舌下间隙感染　不多见，临床表现为一侧或双侧的舌下肉阜或颌舌沟区口底肿胀，黏膜充血，舌体被挤压抬高、推向健侧、运动受限，语言、进食、吞咽出现不同程度的困难和疼痛。感染向口底后方扩散时，可出现张口受限和呼吸不畅。脓肿形成后在口底部可扪及波动。

8. 咽旁间隙感染　局部症状主要表现为咽侧壁红肿、扁桃体突出，肿胀可波及同侧软腭、腭舌弓和腭咽弓，腭垂被推向健侧。

如伴有翼下颌间隙、下颌下间隙炎症，则咽侧及颈上肿胀更为明显。咽旁间隙位置深在，脓肿形成与否一般采用穿刺方法确诊。穿刺系经口内翼下颌皱襞内侧进入咽上缩肌与翼内肌之间，抽出脓液后立即切开引流。

9. 下颌下间隙感染　多数下颌下间隙感染时以下颌下淋巴结炎为早期表现。临床表现为下颌下区丰满，检查有明确边界的淋巴结肿大、压痛。化脓性下颌下淋巴结炎向外扩散形成蜂窝织炎。下颌下间隙蜂窝织炎临床表现为下颌下三角区肿胀，下颌骨下缘轮廓消失，皮肤紧张、压痛，按压有凹陷性水肿。脓肿形成后，中心区皮肤充血，可触及明显波动。下颌下间隙因与舌下间隙相延续，感染极易向舌下间隙扩散，此时可伴有口底后方肿胀，舌运动时有疼痛、吞咽不适等症状。

10. 颏下间隙感染　病情一般进展缓慢，早期仅局限于淋巴结肿大，临床症状不明显。当淋巴结炎症扩散至结外后，才引起间隙蜂窝织炎，此时肿胀范围扩至整个颏下三角区，皮肤充血、发红，有压痛。脓肿形成后局部皮肤呈紫红色，扪压有凹陷性水肿及波动感。

11. 口底多间隙感染　化脓性病原菌引起的口底蜂窝织炎，病变初期肿胀多在一侧下颌下间隙或舌下间隙。因此，局部特征与下颌下间隙或舌下间隙蜂窝织炎相似。如炎症继续发展扩散至整个口底间隙时，则双侧下颌下、舌下口底及颏部均有弥漫性肿胀。

12. 其他　腐败坏死性病原菌引起的口底蜂窝织炎表现为软组织的广泛性水肿，范围可上及面颊部，下至颈部锁骨水平，严重者甚至可到胸上部。颌周有自发剧痛、灼热感、皮肤表面略粗糙而红肿坚硬。肿胀区皮肤呈紫红色，压痛，明显凹陷性水肿，无弹性。随着病变发展，深肌层等组织发生坏死、溶解，有液体集聚而出现波动感。皮下因有气体产生，可扪及捻发音。切开后有大量咖啡色、稀薄、恶臭、混有气泡的液体，并可见肌肉组织呈棕黑色，结缔组织为灰白色，但无明显出血。如肿胀向舌根发展，则可出现呼吸困难，甚至出现“三凹征”，此时有发生窒息的危险。全身症状很严重，多伴有发热、寒战，体温可达39～40℃。但在腐败坏死性蜂窝织炎时，由于全身中毒症状严重，体温反可不升。患者呼吸短浅，脉搏频弱，甚至血压下降，出现休克。

【鉴别诊断】

一般化脓性感染抽出的脓液呈色稠脓或桃花脓，而腐败坏死性感染脓液稀薄呈暗灰色，常有腐败坏死性恶臭。

【治疗原则】

根据感染的病因不同，在炎症的不同时期，注意全身治疗和局部治疗相结合，才能收到良好效果。

（1）全身治疗：一般支持疗法与抗生素治疗，常用青霉素和链霉素联合治疗。大环内酯类、头孢菌素类和喹诺酮类也是首选药，病情严重者需采用静脉滴注给药，用药剂量应足够大，浆液期炎症多可控制、消散。由于目前对青霉素产生耐药的菌株增多，因此在用药1～2天，病情未见好转者应及时更换抗生素，或根据细菌培养结果和药物敏感试验来调整抗生素。对合并有厌氧菌感染如腐败坏死性蜂窝织炎时，可加用甲硝唑类药物，先静脉滴注给药，病情好转后，改为口服。此药与其他抗生素无配伍禁忌，不诱发二重感染和菌群失调症。中药可应用清热解毒药。

（2）局部治疗：炎症早期可外敷药物、针灸、封闭理疗，有消炎、消肿、解毒、镇痛的作用。常用外敷药有金黄散、六合丹，敷于患处皮肤表面，可使炎症消散或局限。炎症局限形成脓肿，应及时进行切开引流。

其目的是：①使脓液、坏死感染物迅速排出，减少毒素吸收。②减轻局部肿胀、疼痛及张力，缓解对呼吸道和咽腔的压迫，避免发生窒息。③可防止感染向邻近间隙蔓延，防止向颅内、纵隔和血液扩散，避免严重并发症。④可防止发生边缘性骨髓炎。

切开引流的指征：①发病时间一般是牙源性感染3～4天，腺源性感染5～7天，经抗生素治疗后，仍高热不退、白细胞计数及中性粒细胞明显增高者。②局部肿胀、跳痛、压痛明显者。③局部有凹陷性水肿，有波动感，或穿刺抽出脓液者。④腐败坏死性感染，应早期广泛切开引流。⑤脓肿已穿破，但引流不畅者。急性炎症消退后，应及时拔除病灶牙，避免感染复发。若有瘘管长期不愈，则应考虑做瘘管切除或行死骨刮治术。

【一般治疗】

间隙感染的治疗与一般炎症治疗的目的相同，应提高患者自身免疫力，足量使用抗生素，局部控制炎症。可从局部外敷中药及针对病灶牙的处理着手，一旦脓肿形成应及时切开引流。如形成口底多间隙感染，须使用足量广谱抗菌药物，还应着重进行全身支持疗法，如输液、输血，必要时给予吸氧、维持水与电解质平衡等治疗，如若有呼吸困难或窒息应及早行气管切开术，以保证呼吸道通畅。

（三）药物处方

处方①：青霉素，一般感染每次40万～80万U，每日2次，严重感染每日4次，或更大剂量。

【注意事项】

1. 过敏反应　皮肤过敏、血清病样反应多见；过敏性休克，5～10/10万，病死率为20%，表现为循环衰竭，呼吸困难，中枢系统症状（昏迷、惊厥、意识丧失）。抢救：首选肾上腺素，皮下或肌内注射0.5～1.0mg；严重者稀释后静脉推注＋氢化可的松。对症治疗：人工呼吸、吸氧、抗休克等。

2. 预防　询问过敏史；皮试（初用或停药3天以上，更换批号）阳性禁用；备好抢救药物；掌握适应证，避免局部使用。

3. 青霉素钾盐静脉注射过快，可致心搏骤停。

处方②：链霉素，肌内注射，成人每日0.75g或1g，每日1次，1次或分2次注射；儿童每日15～25mg/kg。

【注意事项】

1. 孕妇应用本药可危害胎儿，与出生后先天性聋哑有一定联系；对肾脏有轻度损害，肾功能不全者应慎用；第Ⅷ对脑神经损害、重症肌无力或帕金森病及失水患者应慎用；儿童应慎用，尤其是早产儿和新生儿，可引起口麻、四肢麻木及局部硬结症状（后者往往与药品质量有关）；可引起前庭功能与听觉损害，后者先兆症状是耳堵塞感或耳鸣，应立即停药。该损害可在停药后继续发展，应提高警惕。用药期间应定期检查肾功能和听力。

2. 偶发过敏性休克　本药皮试阳性率低，与临床发生过敏反应的符合率不高，不应过于信赖。引起过敏性出血性紫癜时，应即停药，并给予大量维生素C治疗。

处方③：红霉素，口服：成人每日1～2g，分3～4次；儿童每日30～50mg/kg，分3～4次给药。静脉滴注：成人每日1～2g，分2～4次给药；儿童每日20～40mg/kg，分2～4次给药。

【注意事项】

红霉素为抑菌性药物，给药应按一定时间间隔进行，以保持体内血药浓度，利于发挥作用。红霉素应整片吞服，若服用药粉，则受胃酸破坏而发生降效。幼儿可服用对酸稳定的酯化红霉素。静脉滴注易引起静脉炎，静脉滴注速度宜缓慢。红霉素在酸性输液过程中破坏降效，一般不应与低pH的葡萄糖溶液配伍。在5%～10%葡萄糖溶液500ml中，添加维生素C注射液（抗坏血酸钠1g）或5%碳酸氢钠注射液0.5ml可使pH升高到5以上，再加入红霉素乳糖酸盐，则有助于稳定病情。

处方④：莫西沙星，口服或静脉注射，每次400mg，每日1次，5～10天为1个疗程。

【注意事项】

1. 慎用于有致心律失常的因素存在时（如严重的心动过缓或急性心肌缺血）。

2. 有中枢神经系统疾病者慎用。

3. 治疗复杂盆腔感染患者（如伴有输卵管-卵巢或盆腔脓肿）时，须考虑经静脉给药进行治疗，不推荐口服。

4. 用药期间，从事驾驶或操作机器者应谨慎。

（高　柳）

二十四、口腔单纯疱疹

（一）病情概述

单纯疱疹是由单纯疱疹病毒引起的急性口腔黏膜及口周皮肤感染性疾病，也是临床最常见的病毒感染。病程分为前驱期、水疱期、糜烂期及愈合期。全身症状表现为发热、头痛、咽痛、喉部红肿、疲乏不适、全身肌肉疼痛等急性症状，局部表现为口腔黏膜广泛的充血、水肿，继而出现成簇密集的小水疱，疱破裂后形成糜烂面，继而结痂。病损具有典型特征。

（二）诊断与治疗

【诊断要点】

1. 原发性单纯疱疹婴幼儿多见，特别是6月龄至2岁的儿童。

2. 复发性单纯疱疹成人多见，全身反应较原发性轻。

3. 典型的表现为密集成簇小水疱，破溃后形成糜烂面。

4. 原发性疱疹可发生在口腔及口唇周围皮肤任何部位，复发性疱疹多数在以前发生过疱疹的部位或其周围出现。

5. 实验室检查可以明确单纯疱疹病毒的存在。

【鉴别诊断】

1. *口炎型口疮*　往往有反复发作的口腔溃疡史，几乎没有全身反应，溃疡病损分布散在，极少出现密集成簇，病损仅局限于口腔黏膜，不累及口周皮肤，成人较多见。

2. *疱疹性咽峡炎*　由柯萨奇病毒A_4引起，儿童多见，全身反应较轻，病损主要分布在软腭、腭垂等口腔后部黏膜，不累及牙龈。

3. *手足口病*　主要见于儿童，呈暴发流行或散发，口腔病损多出现于舌、颊及硬腭，几乎不累及牙龈，全身症状较轻。手掌、足底、臀部等可见红斑、水疱、丘疹等。

4. *多形性红斑*　发病急、病程短，口腔出现大片充血、糜烂区，渗出较多，疼痛明显，唇部常出现厚血痂，可见靶形红斑的典型皮肤病损表现。

【治疗原则】

1. *对症处理*　局部涂药、湿敷、激光照射，促进疱液吸收，结痂；若疼痛严重，可用表面麻醉类药物，以减轻疼痛。

2. *抗病毒治疗*　可服用吗啉胍（病毒灵），口服板蓝根片或冲剂、口炎冲剂等。病重者可选用左旋咪唑、聚肌胞、干扰素等药物。

3. *全身支持疗法* 适当休息，对症处理；给予高能量、易消化、富含营养的流食或软食；口服多种维生素类；必要时可静脉滴注5%～10%葡萄糖溶液。

4. *继发感染防治* 使用抗菌类漱口液消除和预防继发感染。

【一般治疗】

1. *急性疱疹性龈口炎的治疗* 该病婴幼儿多见，抗病毒西药国内应用较少，可选用清热解毒中药制剂治疗；患儿的支持和对症处理十分重要；必要时应卧床休息，维持体液平衡，合理补充B族维生素和维生素C；可选用抗菌漱口液消除和预防继发感染；可局部用镇痛药漱口和擦洗；伴有高热患者，应给予全身抗生素治疗。

2. *复发性单纯疱疹的治疗* 早期局部使用抗病毒制剂，如有继发感染，外用抗生素软膏。

（三）药物处方

处方①：局部用药，0.05%氯己定溶液，含漱或稀释后清洗口腔，每次10～20ml，每日3次。

【注意事项】

1．偶见过敏反应或口腔黏膜浅表脱屑。

2．长期使用能使口腔黏膜表面和牙齿着色，舌苔变黑，味觉改变，咽部烧灼感，停药后可恢复。

3．避免接触眼部。

4．本药仅供含漱用，含漱后应吐出，不得咽下。

5．含漱3天后症状未见缓解，请向医师咨询。

处方②：局部用药，5%金霉素甘油糊剂，涂擦患处，每日3次。

【注意事项】

1．偶见皮肤红肿、皮疹等过敏反应。

2．对其他四环素类抗生素过敏者禁用。

3．孕妇、哺乳期妇女和婴幼儿慎用。

4．避免接触眼部和其他黏膜（如口、鼻等）。

5．用药部位如有烧灼感、瘙痒、红肿等情况应停药，并将局部药物洗净，必要时向医师咨询。

6．久用易产生耐药性。使用不宜超过7天，如未见好转，应咨询医师。

处方③：局部用药，3%阿昔洛韦软膏，涂擦患处，每日6次。

【注意事项】

1．用于成人复发性单纯疱疹。

2．连续使用7天，症状未缓解，请咨询医师。

3．本药仅用于皮肤黏膜，不能用于眼部。

4．涂药时应戴指套或手套。

5．用药部位如有烧灼感、瘙痒、红肿等情况应停药，并将局部药物洗净，必要时向医师咨询。

6．孕妇、哺乳期妇女慎用。

7．对本药过敏者禁用，过敏体质者慎用。

处方④：局部用药，重组人表皮生长因子喷剂，喷涂患处，每日1次。

【注意事项】

1．注意清创、除痂。

2．感染性创面用药同时，应与其他合适的抗感染药物配合使用。

处方⑤：全身用药，阿昔洛韦，口服，每次200mg，每日5次，连用10天；或每次400mg，每日3次，连用5天。

【注意事项】

1．对相关成分过敏者禁用。

2．口服剂量与疗程不应超过推荐标准。

3．老年人应用本药时，由于生理性肾功能的衰退，药物剂量须调整。

4．以下情况须考虑用药利弊：脱水或已有肾功能不全者，药物剂量应减少。严重肝功能不全、对本药不能承受、精神异常或以往对细胞毒性药物出现精神反应者，应用本药易产生精神症状，须慎用。

5．严重免疫功能缺陷者长期或多次应用本药治疗后，可能引起单纯疱疹病毒和水痘－带状疱疹病毒对本药耐药。如单纯疱疹患者应用阿昔洛韦后皮损不见改善者，应测试单纯疱疹病毒对本药的敏感性。

6．少见的不良反应：口服给药引起皮肤瘙痒，长程给药偶见月经紊乱。

7．罕见的不良反应：昏迷、意识模糊、幻觉、癫痫等中枢神经系统症状。

处方⑥：全身用药，复合维生素B，口服，每次2片，每日3次；维生素C，口服，每次0.2g，每日3次。

【注意事项】

1．复合维生素B大剂量服用可出现烦躁、疲倦、食欲缺乏等，偶见皮肤潮红、瘙痒，尿液可能呈黄色。对本药过敏者禁用，过敏体质者慎用。

2．维生素C不宜长期过量服用，长期大剂量服用可引起停药后坏血病，也可引起尿酸盐、半胱氨酸盐或草酸盐结石，过量服用（每日用量1g以上）可引起腹泻、皮肤红而亮、头痛、尿频（每日用量600mg以上）、恶心、呕吐、胃痉挛。本药可通过胎盘并分泌入乳汁。孕妇服用过量时，可诱发新生儿产生坏血病。下列情况应慎用：①半胱氨酸尿症；②痛风；③高草酸盐尿症；④草酸盐沉积症；⑤尿酸盐性肾结石；⑥葡萄糖-6-磷酸脱氢酶缺乏症；⑦血色病；⑧铁粒幼细胞贫血或地中海贫血；⑨镰状细胞贫血；⑩糖尿病（因维生素C干扰血糖定量）。

处方⑦：免疫增强药，针对体质差或免疫力低下者，胸腺素肠溶片，口服，每次20mg，每日1～2次，1个月为1个疗程。

【注意事项】

1．个别可出现恶心、发热、头晕、胸闷、无力等不良反应，少数患者偶有嗜睡。

2．慢性乙型肝炎患者使用时可能ALT水平短暂上升，如无肝衰竭预兆出现，仍可继续使用本药。

3．极个别患者有轻微过敏反应，停药后可消失。

处方⑧：中成药，口炎颗粒，温水冲服，每次3g，每日3次，5～7天为1个疗程。

【注意事项】

1. 忌烟、酒及辛辣、油腻食物。
2. 不宜在服药期间同时服用温补性中药。
3. 孕妇慎用。儿童及年老体弱者应在医师指导下服用。
4. 脾虚大便溏者慎用。
5. 服药3天后症状无缓解，应去医院就诊。
6. 对本药过敏者禁用，过敏体质者慎用。

（卢松鹤）

二十五、口腔带状疱疹

（一）病情概述

带状疱疹是由水痘-带状疱疹病毒所引起的口腔感染性疾病，以沿单侧周围神经分布的簇集性小水疱为特征，常伴有明显的神经痛。带状疱疹发病率随着年龄增长而逐渐增高。一般带状疱疹感染一生只发生1次，但是免疫缺陷患者（如白血病、器官移植、人类免疫缺陷病毒感染、癌症等）可以在同一部位发生2次感染，极少数病例可发生数次。带状疱疹具有高度传染性，直接接触，特别是吸入可传染。婴幼儿感染水痘-带状疱疹病毒临床表现一般为水痘，成人表现为带状疱疹。

口腔带状疱疹的主要临床表现：水痘-带状疱疹病毒沿神经支配区域分布，病损在皮肤或黏膜均呈单侧、带状分布，不越过中线。疱疹初起时颜面部皮肤呈不规则或椭圆形红斑，数小时后在红斑上发生水疱，逐渐增多并能合为大疱，疱液清亮，有继发感染时则为脓疱。疼痛明显，疼痛主要表现为烧灼感、刺痛、电击样疼痛等，三叉神经带状疱疹可出现牙痛。数日后，疱液混浊而吸收，最终形成结痂，1～2周脱痂，遗留有色素，可逐渐消退，一般不留瘢痕。口腔黏膜的损害，疱疹密集成簇，疱破溃形成糜烂面较大，唇、颊、舌、腭的病损也仅限于单侧，表面覆盖有黄白色假膜，黏膜充血、疼痛明显。

（二）诊断与治疗

【诊断要点】

1．诊断根据典型临床症状和体征。即疱疹成簇，沿神经分布区域分布，单侧，一般不过中线；疱疹较大，疼痛较重，愈合慢，一般较少复发。

2．不典型病损必要时辅以实验室检查，如疱疹基底物直接涂片、细胞免疫功能检查等。

【鉴别诊断】

根据有特征的单侧性皮肤-黏膜疱疹，沿神经支分布及剧烈的疼痛，一般易于诊断。应注意与单纯疱疹、疱疹性咽峡炎、手足口病及多形性红斑鉴别。

（1）单纯疱疹：由单纯疱疹病毒感染，婴幼儿多见，各个部位无规律存在的成簇小水疱，可伴有牙龈广泛性充血。

（2）疱疹性咽峡炎：由柯萨基病毒A_4引起，小儿多见，具有季节流行性，尤其夏季多见，病损部位以咽峡部为主，可能波及舌，但一般不涉及其他口腔黏膜，一般1周左右自愈。

（3）手足口病：由柯萨基病毒引起，儿童多见，有局部流行趋势，病损除牙龈外基本可出现，手掌、足底等其他非口腔黏膜部位可见水疱、丘疹。

（4）多形性红斑：系变态反应性疾病，口腔损害以急性渗出为主，可见大面积糜烂及假膜，中青年多见，在皮肤部位可出现特征性的靶形红斑。

【治疗原则】

1．抗病毒药物治疗应尽早应用。

2．全身支持疗法。

3．对症处理。

4．防止继发感染。

【一般治疗】

1．抗病毒药物治疗，应尽早应用，口服抗病毒药物。

2．神经痛治疗，如非甾体抗炎药。

3．神经营养药物治疗。

4．免疫调节药物。

5．局部治疗。

6．中医中药治疗。

（三）药物处方

处方①：局部用药，阿昔洛韦乳膏，适量涂抹患处，每2小时1次，每日4～6次。

【注意事项】

1．对本药过敏者禁用，过敏体质者慎用。

2．连续使用7天，症状未缓解，请咨询医师。

3．本药仅用于皮肤黏膜，不能用于眼部。

4．涂药时应戴指套或手套。

5．用药部位如有烧灼感、瘙痒、红肿等情况应停药，并将局部药物洗净，必要时向医师咨询。

6．孕妇、哺乳期妇女慎用。

7．本药性状发生改变时禁止使用。

8．请将本药放在儿童不能接触的地方。

9．儿童必须在成人监护下使用。

10．如正在使用其他药物，使用本药前请咨询医师或药师。

处方②：局部用药，维生素B_{12}注射液，肌内注射，每日0.025～0.1mg，或隔日0.05～0.2mg。

【注意事项】

1．可致过敏反应，甚至过敏性休克，不宜滥用。

2．有条件时，用药过程中应监测血中维生素B_{12}浓度。

3．痛风患者使用本药可能发生高尿酸血症。

处方③：全身用药，阿昔洛韦，口服，每次0.4g，每日3次。

【注意事项】

1．对本药过敏者禁用，对更昔洛韦过敏者也可能对本药过敏。

2．脱水或已有肝、肾功能不全者须慎用。

3．严重免疫功能缺陷者长期或多次应用本药治疗后可能引起水痘-带状疱疹病毒对本药耐药。

4．进食对血药浓度影响不明显。但在给药期间应给予患者充足的水，防止本药在肾小管内沉淀。

5．孕妇及哺乳期妇女慎用。

处方④：全身用药，盐酸伐昔洛韦，口服，每次0.3g，每日2次。

【注意事项】

同阿昔洛韦片。

处方⑤：全身用药，利巴韦林，口服，每次0.3g，每日3次。

【注意事项】

1．对本药过敏者、孕妇禁用。

2．有严重贫血、肝功能异常者慎用。

3．对诊断的干扰：口服本药后引起血胆红素增高者可高达25%。大剂量服用可引起血红蛋白浓度下降。

4．长期或大剂量服用对肝功能、血常规有影响。

处方⑥：全身用药，布洛芬缓释片，口服，每次1片，每日2次。

【注意事项】

1．对本药及其他解热镇痛抗炎药过敏者禁用。

2．孕妇及哺乳期妇女禁用。

3．活动期消化性溃疡患者禁用。

4．本药为对症治疗药物，用于镇痛不得超过5天，用于解热不得超过3天，症状未缓解，请咨询医师或药师。

5．肾功能不全、高血压、心功能不全、消化性溃疡、血友病或其他出血性疾病（包括凝血或血小板功能异常）的患者，使用前必须咨询医师或药师。

6．服药期间如出现胃肠道出血，肝、肾功能损害，视力、听力障碍，血常规异常，应马上停止用药。

7．当本药性状发生改变时禁用。

8．如服用过量或发生严重不良反应时，应立即就医。

9．儿童用量请咨询医师或药师，儿童必须在成人监护下使用。

10．请将本药放在儿童不能接触的地方。

处方⑦：全身用药，转移因子胶囊，口服，每次3～6mg，每日2～3次。

【注意事项】

1．对本药过敏者禁用。

2．当药物性状发生改变时禁止使用。

处方⑧：全身用药，维生素B_1，口服，每次1～2片，每日2～3次。

【注意事项】

1．必须按推荐剂量服用，不可超量服用。

2．儿童用量请咨询医师或药师。

3．孕妇及哺乳期妇女应在医师指导下使用。

4．如服用过量或出现严重不良反应，应马上就医。

5．对本药过敏者禁用，过敏体质者慎用。

6．本药性状发生改变时禁止使用。

7．请将本药放在儿童不能接触的地方。

8．儿童必须在成人监护下使用。

9．如正在使用其他药物，使用本药前请咨询医师或药师。

处方⑨：全身用药，胸腺素肠溶片，口服，每次5～30mg，每日1～3次。

【注意事项】

1．对本药有过敏反应或器官移植者禁用。

2．胸腺功能亢进或胸腺肿瘤患者禁用。

3．对正在接受免疫抑制治疗的患者（如器官移植受者）不应使用本药，除非治疗带来的裨益明显大于危险性。

4．治疗期间应定期检查肝功能。

5．18岁以下患者慎用。

处方⑩：局部用药，酞丁安乳膏，适量涂抹患处：每日2～3次。

【注意事项】

1．对本药过敏者慎用。

2．避免接触眼部。

3．涂布部位如有灼烧感、瘙痒、红肿等，应停止用药，并洗净，必要时向医师咨询。

4. 当本药性状发生改变时禁止使用。

5. 育龄妇女慎用。

6. 请将本药放在儿童不能接触的地方。

（赵忠芳）

二十六、口腔结核

（一）病情概述

结核病是由结核分枝杆菌感染引起的慢性传染性疾病。结核病为累及各个器官的全身性疾病，而以肺结核最为常见。口腔结核病是由结核分枝杆菌侵犯黏膜引起的慢性感染性疾病。口腔结核虽有原发病例，但以继发于肺结核或肠结核的病损多见。由于结核分枝杆菌的数量、毒力及机体抵抗力的差异，可呈现各异的临床表现。口腔软组织的结核病损包括腔黏膜结核性初疮、口腔黏膜结核性溃疡、口腔寻常狼疮。在口腔黏膜中多表现为结核性溃疡、结核性肉芽肿。少数口周皮肤的结核性寻常狼疮可向口腔黏膜发展。

本病主要表现：①结核性初疮（原发性皮肤结核综合征），临床少见，常见于口咽部或舌部。病损部位初见为小结，继而发展成顽固性溃疡，周围有硬结称为结核性初疮。患者一般无痛感。②结核性溃疡，口腔中最常见继发性结核损害是结核性溃疡。病变可在口腔黏膜任何部位发生，但常见于舌部，为慢性持久性溃疡。其特点是溃疡底部及溃疡边壁可见黄褐色粟粒状小结节，溃疡外形不规则，呈鼠齿状。患者疼痛程度不等，但舌部溃疡疼痛明显。③结核性寻常狼疮临床少见。早期损害表现为一个或数个绿豆大小边界清楚的结节，常无明显自觉症状，可能合并继发感染，一旦感染可发生坏死，造成组织缺损，形似狼噬，称为狼疮。

（二）诊断与治疗

【诊断要点】

1. 诊断根据临床特点，对于无复发史而又长期不愈的溃疡，应考虑为口腔结核的可能。

2. 口腔结核损害的确诊，重点取决于组织病理学检查。可见典型的结核结节，即中央为干酪样坏死，其周围围绕上皮样细胞，最外层为淋巴细胞浸润。

3. 结核病史或结核接触史、结核菌纯蛋白衍生物（PPD）试验、γ-干扰素释放试验、胸部X线检查、病原学检查等均有助于诊断。

【鉴别诊断】

1. 创伤性溃疡　溃疡的形态与局部刺激部位相对应，除去局部创伤因素后，损害在1～2周愈合或明显好转。

2. 口腔鳞状细胞癌　多呈溃疡形式，溃疡基底有硬结，边缘部位坚硬，形状可不规则。下颌下及颈部淋巴结常可触及，肿大坚硬，粘连，固定，须活检确诊。

3. 口腔梅毒　一、二、三期梅毒均可有溃疡表现，晚期可出现梅毒瘤样浸润，类似结核性病变。梅毒血清学检测可进行鉴别诊断。

4. 深部真菌感染　如孢子丝菌病、芽生菌病和球孢子虫病，都可能有类似结核的溃疡和肉芽肿表现。可以采用真菌培养、活检等鉴别。

【治疗原则】

1. 口腔结核属于传染性疾病，须及时转入传染专科进行治疗。结核治疗原则为早期、规律、全程、适量及联合应用抗结核药物，目前推行的是督导化治疗，确保不间断地实施规范治疗，减少耐药性的产生，最终获得治愈。治疗时常采用2～3种药物联合应用，用药时间一般不少于6个月。目前常用的一线抗结核药物有异烟肼、乙胺丁醇、链霉素、利福平、吡嗪酰胺等；二线抗结核药物有卡那霉素、阿米卡星和卷曲霉素等。

2. 对于口腔病损来说，对症抗感染治疗是关键，即口腔局部应注意消除继发感染、创伤，减轻疼痛，并采用支持疗法。

【一般治疗】

1. 仅局限于口腔黏膜或皮肤的结核，可采用异烟肼口服治疗。严重病例，可配合链霉素肌内注射或联合专科医院进行治疗。口腔结核伴有全身其他器官的结核疾病，须转至专科医院治疗。

2．治疗单纯口腔结核损害还可采用链霉素或异烟肼局部封闭。

3．对症抗感染治疗应注意消除感染，去除局部刺激因素，采用支持疗法，即摄入富含营养的食物，增强机体抵抗力和修复能力。

（三）药物处方

处方①：局部用药，注射用硫酸链霉素，局部封闭，每日0.5g，每日1次或每2日1次。

【注意事项】

1．对链霉素或其他氨基糖苷类过敏者禁用。

2．失水、第Ⅷ对脑神经损害、重症肌无力或帕金森病、肾功能损害者及孕妇慎用。

处方②：局部用药，异烟肼，局部封闭，每日0.1g，每日1次或每2日1次。

【注意事项】

1．对本药过敏者禁用。

2．本药与乙硫异烟胺、吡嗪酰胺、烟酸或其他化学结构有关药物存在交叉过敏。

3．孕妇、哺乳期妇女慎用。

4．肝功能损害及严重肾功能损害者应慎用本药。

5．慢乙酰化患者较易产生不良反应，故宜用较低剂量。

处方③：异烟肼，口服，每日5mg/kg，最高剂量0.3g；或每日15mg/kg，最高剂量900mg，每周2～3次。

【注意事项】

1．肝功能异常、精神病和癫痫患者禁用。

2．存在交叉过敏反应，对乙硫异烟胺、吡嗪酰胺、烟酸或其他化学结构有关药物过敏者也可能对本药过敏。

3．如治疗过程中出现视神经炎症状，应马上进行眼部检查，并定期复查。

4．异烟肼中毒时，可用大剂量维生素B_6对抗。

处方④：局部用药，0.02%复方氯己定含漱液，漱口，每次

10～20ml，每日3次。

【注意事项】

1.对本药及成分过敏者禁用。

2．本药连续使用不宜超过3个疗程。

3．含漱时至少在口腔内停留2～5分钟。

4．本药仅供含漱用，含漱后吐出，不得咽下。

5．应用时避免接触眼部。

6．对本药过敏者禁用，过敏体质者慎用。

7．本药性状发生改变时禁止使用。

8．请将本药放在儿童不能接触的地方。

9．儿童必须在成人监护下使用。

10．如正在使用其他药物，使用本药前请咨询医师或药师。

处方⑤：局部用药，口腔溃疡散，适量涂擦，每日3次。

【注意事项】

1．本药不可内服。

2．一般症状在1周内未改善或加重者，应去医院就诊。

3．对本药过敏者禁用，过敏体质者慎用。

4．本药性状发生改变时禁止使用。

5．儿童必须在成人监护下使用。

6．请将本药放在儿童不能接触的地方。

7．如正在使用其他药物，使用本药前请咨询医师或药师。

处方⑥：局部用药，1%聚维酮碘含漱液，漱口，每次10～20ml，每日3次。

【注意事项】

1．本物为外用药，切忌口服；如误服中毒，应马上用淀粉糊或米汤洗胃，并送医院救治。

2．用药部位如有烧灼感、瘙痒、红肿等情况应立即停药，并将局部药物洗净，必要时向医师咨询。

3．对本物过敏者禁用，过敏体质者慎用。

4．本物性状发生改变时禁止使用。

5．请将本物放在儿童不能接触的地方。

6．儿童必须在成人监护下使用。

7．如正在使用其他药物，使用本药前请咨询医师或药师。

（赵忠芳）

二十七、手足口病

（一）病情概述

手足口病是由病毒引起的，主要包括柯萨奇病毒A_{16}、肠道病毒EV_{71}等，是以发热、厌食、手掌、足底及口腔内的小水疱为主要特征的急性病毒性传染病，病情轻，病程短，但个别患者可出现严重的并发症。好发于婴幼儿，但肠道病毒感染者多数为年龄较大的儿童或成人。

传播途径为飞沫空气传播或消化道传播，传染性极强。有时呈现暴发流行趋势，死亡率较高。5岁以下儿童好发，成人也可感染。多数症状轻或无异常表现，潜伏期2～5天，口腔黏膜的任何部位均可累及，主要为上腭、口咽部的红斑及水疱，疱破裂后形成溃疡面。皮肤损害多出现于手掌、足底、足跟，膝部、腿部也可见，少数患者泛发全身，一些婴幼儿好发于臀部，表现为红斑、丘疹及水疱，水疱张力大，外周有红晕。病程一般5～7天，可自愈，部分患者可出现高热、肺水肿、心肌炎、脑膜炎等严重并发症。

（二）诊断与治疗

【诊断要点】

1．5岁以下婴幼儿好发，易于传播，可出现群体发病。

2．有季节流行趋势，夏、秋季多发。

3．口腔内表现为任何部位均可出现的疱疹及溃疡。

4．皮肤病损多见于手掌、足底及臀部。

5．患儿出现低热、咽痛、厌食、流涎、烦躁等。

6．病程5～7天，有自限性，部分病例出现严重并发症。

7．实验室检查可确诊。

【鉴别诊断】

1．*单纯疱疹*　由单纯疱疹病毒引起，病损局限于口腔黏膜及口周皮肤，密集成簇的小水疱，可破溃形成溃疡面，传染性较手足口病弱。实验室检查可加以鉴别。

2. *疱疹性咽峡炎*　由柯萨奇病毒A_4引起，病损主要分布于口腔后部如软腭、咽周黏膜，不累及皮肤。

3. *多形性红斑*　发病急、病程短，口腔出现大片充血糜烂区，渗出较多，疼痛明显，唇部常出现厚血痂，可见靶形红斑的典型皮肤病损表现。

4. *带状疱疹*　由水痘-带状疱疹病毒引起，病程更长，通常2～3周，皮肤病损主要出现在前后胸部、腹背部等躯干部位。

【治疗原则】

1. 本病已被列为国家法定丙类传染病，一旦发现，应按丙类法定传染病报告程序上报。

2. 局部对症及全身支持治疗。

3. 全身给予抗病毒药物治疗。

4. 严重并发症者转入儿科住院观察。

5. 局部及全身禁用糖皮质激素治疗。

【一般治疗】

1. *普通型病例*　病情较轻，具有自限性，可门诊治疗，往往不需要特殊治疗。可给予抗毒中药（如板蓝根）治疗，同时采用全身支持和局部对症治疗。

2. *严重型病例*　应及时入院全面检查、监测，并采取中西医结合治疗。

（三）药物处方

处方①：局部用药，0.05%氯己定溶液，含漱或稀释后清洗口腔，每日3次。

【注意事项】

1. 偶见过敏反应或口腔黏膜浅表脱屑。

2. 长期使用能使口腔黏膜表面和牙齿着色，舌苔变黑，味觉改变，咽部烧灼感，停药后可恢复。

3. 避免接触眼部。

4. 本药仅供含漱用，含漱后应吐出，不得咽下。

5. 含漱3天后症状未见缓解，请向医师咨询。

处方②：局部用药，5%金霉素甘油糊剂，涂擦患处，每日3次。

【注意事项】

1. 偶见皮肤红肿、皮疹等过敏反应。

2. 对其他四环素类抗生素过敏者禁用。

3. 避免接触眼部和其他黏膜（如口、鼻等）。

4. 用药部位如有烧灼感、瘙痒、红肿等情况应停药，并将局部药物洗净，必要时向医师咨询。

5. 久用易产生耐药性。使用不宜超过7天，如未见好转，应咨询医师。

处方③：局部用药，重组人表皮生长因子喷剂，喷涂患处，每日1次。

【注意事项】

1. 注意清创、除痂。

2. 感染性创面用药同时，应与其他合适的抗感染药物配合使用。

处方④：全身用药口炎颗粒，温水冲服，每次1.5～3g，每日3次，连用3～5天。

【注意事项】

1. 症状轻微者可应用。

2. 忌烟、酒及辛辣、油腻食物。

3. 不宜在服药期间同时服用温补性中药。

4. 孕妇慎用。

5. 服药3天后症状无缓解，应去医院就诊。

6. 对本药过敏者禁用，过敏体质者慎用。

处方⑤：全身用药，利巴韦林注射液，稀释后缓慢静脉滴注，持续时间＞20分钟，每次10～15mg/（kg·d），分2次给药，连用3～7天。

【注意事项】

1. 对相关成分过敏者禁用。

2. 口服剂量与疗程不应超过推荐标准。

3．老年人应用本药时，由于生理性肾功能的衰退，药物剂量须调整。

4．以下情况须考虑用药利弊：失水或已有肾功能不全者，药物剂量应减少。严重肝功能不全、对本药不能承受、精神异常或以往对细胞毒性药物出现精神反应者，应用本药易产生精神症状，须慎用。

5．严重免疫功能缺陷者长期或多次应用本药治疗后，可能引起单纯疱疹病毒和水痘－带状疱疹病毒对本药耐药。如单纯疱疹患者应用阿昔洛韦后皮损不见改善者，应测试单纯疱疹病毒对本药的敏感性。

6．少见的不良反应：口服给药可引起皮肤瘙痒，长程给药偶见月经紊乱。

7．罕见的不良反应：昏迷、意识模糊、幻觉、癫痫等中枢神经系统症状。

处方⑥：全身用药，复合维生素B，口服，每次2片，每日3次；维生素C，口服，每次0.2g，每日3次。

【注意事项】

1．复合维生素B大剂量服用可出现烦躁、疲倦、食欲缺乏等，偶见皮肤潮红、瘙痒，尿液可能呈黄色。对本药过敏者禁用，过敏体质者慎用。

2．维生素C不宜长期过量服用，长期大剂量可引起停药后坏血病，也可引起尿酸盐、半胱氨酸盐或草酸盐结石，过量服用（每日用量1g以上）可引起腹泻、皮肤红而亮、头痛、尿频（每日用量600mg以上）、恶心、呕吐、胃痉挛。本药可通过胎盘并分泌入乳汁，孕妇服用过量时，可诱发新生儿产生坏血病。下列情况应慎用：①半胱氨酸尿症；②痛风；③高草酸盐尿症；④草酸盐沉积症；⑤尿酸盐性肾结石；⑥葡萄糖-6-磷酸脱氢酶缺乏症；⑦血色病；⑧铁粒幼细胞贫血或地中海贫血；⑨镰状细胞贫血；⑩糖尿病（因维生素C干扰血糖定量）。

处方⑦：免疫增强药，针对体质差或免疫力低下者，胸腺素肠溶片，口服，每次20mg，每日1～2次，1个月为1个疗程。

【注意事项】

1．个别可见恶心、发热、头晕、胸闷、无力等不良反应，少数患者偶有嗜睡。

2．慢性乙型肝炎患者使用时可能ALT水平短暂上升，如无肝衰竭预兆出现，仍可继续使用本药。

3．极个别患者有轻微过敏反应，停药后可消失。

处方⑧：中成药，口炎颗粒，温水冲服，每次1.5～3g，每日3次。

（卢松鹤）

二十八、扁平苔藓

（一）病情概述

扁平苔藓为皮肤黏膜慢性炎症性疾病，是口腔黏膜常见病之一。目前认为由多种因素引起，个别病例出现癌变，世界卫生组织（WHO）将其列入癌前状态。本病主要表现为口腔黏膜任何部位均可发生的对称性病损，颊黏膜最为常见，舌、唇、牙龈、上腭等部位也可出现，基本损害表现为灰白色角化小丘疹，可排列成条纹，条纹组成网状或树枝状病损，也可密集成角化斑块。角化病损基底可有炎性反应，也可有充血、红斑、萎缩、糜烂、溃疡、水疱等。患者可无自觉症状，或有黏膜表面粗糙不适、刺激性疼痛、自发疼痛或烧灼感等。根据病损形态可分为网状型、丘疹型、斑块型、萎缩型、糜烂型、水疱型。

（二）诊断与治疗

【诊断要点】

1．口腔黏膜对称性病损。

2．各类型典型病损特征。

3．慢性病程，女性多见，可伴有皮肤病损。

4．组织病理学等可确诊。

【鉴别诊断】

1．白斑　为白色斑块，无对称性，边界清晰，无自觉症状，不伴有皮肤损害。实验室检查可明确诊断。

2. 慢性盘状红斑狼疮　可见典型的面部蝴蝶斑皮损，口腔病损多见于唇部，唇部病损表现为充血、糜烂的盘状病损，周围有呈放射状排列的细短白色角化纹。病理学检查可明确诊断。

3. 苔藓样变　不具有对称性分布，存在刺激因素，多数分布于刺激物周围，去除刺激物后病变可消失。

【治疗原则】

1. 目前无特效疗法，须根据患者局部和全身情况酌情治疗。

2. 全身治疗。

3. 局部用药。

4. 精神心理方面治疗。

【一般治疗】

1. 去除局部刺激因素，消除感染性炎症。首先去除各种机械或化学性刺激，其次调整咬合，修正不良修复体，减少锐利牙尖及边缘对黏膜的刺激。保持口腔卫生。

2. 外用强效糖皮质激素软膏、免疫抑制药、维A酸软膏、中药等药物。

3. 局部治疗无效者可给予全身治疗，临床上多采用免疫调节治疗，如糖皮质激素、羟氯喹、雷公藤、昆明山海棠、硫唑嘌呤、甘草酸、氨苯砜等。

（三）药物处方

处方①：局部用药，0.02%氯己定溶液，含漱，每日3次。

【注意事项】

1. 偶见过敏反应或口腔黏膜浅表脱屑。

2. 长期使用能使口腔黏膜表面和牙齿着色，舌苔变黑，味觉改变，咽部烧灼感，停药后可恢复。

3. 避免接触眼部。

4. 本药仅供含漱用，含漱后应吐出，不得咽下。

处方②：局部用药，曲安奈德软膏，局部涂敷，每日3次。

【注意事项】

1. 对本药过敏者禁用。

2．感染性疾病者禁用。

处方③：局部用药，0.03%他克莫司软膏，涂擦患处，每日1～2次。

【注意事项】

1．针对局部糜烂严重者。

2．禁用于免疫功能受损的成人和儿童，孕妇慎用。

3．如果症状和体征在6周内未改善，患者应由医疗服务提供者进行再次检查，并确认诊断。

4．不要长期连续应用。

5．只在病损区域应用。

6．外用药物可能会引起局部症状，如皮肤烧灼感（灼热感、刺痛、疼痛）或瘙痒。局部症状最常见于用药最初几天，通常会随病损好转而消失。

7．在开始使用本药前，应首先消除治疗部位的感染灶。

8．使用本药治疗可能会增加水痘−带状疱疹病毒感染（水痘或带状疱疹），以及单纯疱疹病毒感染或疱疹性湿疹发生的风险。

处方④：全身用药，羟氯喹，饭后口服，每次0.1g，每日2次，1个月为1个疗程。

【注意事项】

1．针对中至重度糜烂型，糖皮质激素过敏者。

2．可见头晕、头痛、眼花、食欲缺乏、恶心呕吐、腹痛、腹泻、皮肤瘙痒、皮疹、耳鸣、烦躁等症状。反应大多较轻，停药后可自行消失。

3．在开始使用本药前，患者均应进行眼科检查，有视网膜病、肝脏疾病、葡萄糖-6-磷酸脱氢酶缺乏症、银屑病关节炎、混合性卟啉病者禁用。

4．可能引起迟发性皮肤卟啉病，加重或诱发眼部疾病。

5．孕妇禁用。

处方⑤：全身用药，泼尼松，口服，每次0.3～1.0mg/(kg·d)，7～14天为1个疗程。

【注意事项】

1．针对重度糜烂型，久治不愈者。

2．须经肝代谢活化为泼尼松龙才有效，故肝功能不良者不宜应用。

3．肾上腺皮质功能亢进、高血压病、动脉粥样硬化、心力衰竭、糖尿病、神经病、癫痫、术后及消化性溃疡和角膜溃疡、肠道疾病或慢性营养不良、肝功能不全者不宜使用。

4．孕妇、哺乳期、小儿及体弱者应慎用或禁用。

5．并发感染为糖皮质激素的主要不良反应。以真菌、结核分枝杆菌、葡萄球菌、变形杆菌、铜绿假单胞菌和各种疱疹病毒感染为主。多发生在中程或长程疗法时，但也可在短期大剂量应用后出现。

6．患者可出现精神症状，如欣快感、谵妄、定向力障碍，也可表现为抑制。精神症状尤易发生于患慢性消耗性疾病及以往有过精神失常者。用量达每日40mg或更多，用药数日至2周时即可出现。

7．下丘脑-垂体-肾上腺轴受抑制为糖皮质激素治疗的重要并发症，其发生与制剂、剂量、疗程等因素有关。每日用量20mg以上，历时3周以上，出现医源性库欣综合征时，应考虑肾上腺功能已受抑制。

处方⑥：全身用药，免疫增强药，针对体质差或免疫力低下者，胸腺素肠溶片，口服，每次20mg，每日1～2次。

【注意事项】

1．个别可见恶心、发热、头晕、胸闷、无力等不良反应，少数患者偶有嗜睡。

2．慢性乙型肝炎患者使用时可能ALT水平短暂上升，如无肝衰竭预兆出现，仍可继续使用本药。

3．极个别患者有轻微过敏反应，停药后可消失。

处方⑦：全身用药，雷公藤多苷片，饭后口服，每次1.0～1.5mg/（kg·d），分3次给药，1个月为1个疗程。

【注意事项】

1．本药可造成多系统损伤，临床医师应根据患者情况谨慎用药，不可超量使用。

2．用药期间应注意定期随诊并检查血常规、尿常规及心电图和肝、肾功能，必要时停药并给予相应处理。

3．用药疗程应由医师根据患者病情及治疗需要决定。

4．消化系统可出现口干、恶心呕吐、乏力、食欲缺乏、腹胀、腹泻、黄疸、转氨酶升高等，严重者可出现急性中毒性肝损伤、胃出血。

5．血液系统可见白细胞计数和血小板计数降低，严重者可出现粒细胞缺乏和全血细胞减少。

6．泌尿系统可能出现少尿或多尿、水肿、肾功能异常等肾损害。

7．心血管系统症状可见心悸、胸闷、心律失常、血压升高或下降、心电图异常。

8．生殖、内分泌系统可能出现女性月经紊乱、月经量少或闭经；男性精子数量减少、活力下降。

9．神经系统症状可见头晕、嗜睡、失眠、神经炎、复视。

10．其他可见皮疹、瘙痒、脱发、面部色素沉着。

处方⑧：全身用药，β-胡萝卜素胶囊，口服，每次6mg，每日1～2次。

【注意事项】

1．作为辅助用药使用。

2．药物使用期间可能出现皮肤黄染、稀便，也有出现瘀斑和关节痛者，停药后即可消失。

（卢松鹤）

二十九、结核性溃疡

（一）病情概述

结核性溃疡指结核分枝杆菌感染患者口腔黏膜出现的慢性传染性疾病，多数为继发于其他部位的结核病灶，如肺结核、肠结核等，表现为长期不愈的浅表溃疡或肉芽肿，可发生于口腔黏膜任何部位，尤其是舌部，从表浅的溃疡发展为深大溃疡，外形不规则，溃疡边缘可呈鼠啮状，伴有基底部暗红色粟粒样小结节，上覆假膜，溃疡持久不愈，疼痛明显。

（二）诊断与治疗

【诊断要点】

1. 同一部位长期不愈的溃疡，无复发史。
2. 全身其他部位可见结核病灶，或有结核病史。
3. 通过X线胸片、结核菌素试验等加以辅助诊断。
4. 活检可发现结核结节，抗酸染色可检测出结核分枝杆菌。

【鉴别诊断】

1. *重型复发性阿弗他溃疡* 多发生于口腔后部，为规则形状的病损，边缘整齐，周期性复发，可自愈。组织病理学检查表现为慢性炎症。

2. *癌性溃疡* 病损表现多为菜花状病损，伴有基底硬结及浸润，同时可出现坚硬淋巴结。组织病理学检查表现为恶变细胞，结核菌素试验为阴性。

3. *创伤性溃疡* 病损位置、形态多与局部创伤因素相吻合，溃疡多数为不规则形态，去除创伤因素后可自愈，不伴有全身表现。组织病理学检查表现为炎症性表现。

【治疗原则】

1. 属于传染性疾病，须及时转入传染专科进行抗结核治疗。
2. 局部损害进行对症治疗，并去除口腔内刺激因素。
3. 全身支持治疗。

【一般治疗】

1. *抗结核治疗* 早期、规律、全程、适量、联合5项原则，以保证药物能有效穿透组织，并预防耐药或使耐药产生最小。

2. *对症抗感染治疗* 口腔局部应注意消除继发感染、创伤，减轻疼痛，并采用支持疗法。

（三）药物处方

处方①：局部用药，0.02%氯己定溶液，含漱，每次10～20ml，每日3次。

【注意事项】

1．偶见过敏反应或口腔黏膜浅表脱屑。

2．长期使用能使口腔黏膜表面和牙齿着色，舌苔变黑，味觉改变，咽部烧灼感，停药后可恢复。

3．避免接触眼部。

4．本药仅供含漱用，含漱后应吐出，不得咽下。

处方②：局部用药，5%金霉素甘油糊剂，涂擦患处，每日3次。

【注意事项】

1．偶见皮肤红肿、皮疹等过敏反应。

2．对其他四环素类抗生素过敏者禁用。

3．孕妇、哺乳期妇女和小儿避免使用。

4．避免接触眼部和其他黏膜（如口、鼻等）。

5．用药部位如有烧灼感、瘙痒、红肿等情况应停药，并将局部药物洗净，必要时向医师咨询。

6．久用易产生耐药性。使用不宜超过7天，如未见好转，应咨询医师。

处方③：局部用药，1%聚维酮碘溶液，含漱，每次10～20ml，每日3次。

【注意事项】

1．切忌口服，如误服中毒，应立即用淀粉糊或米汤洗胃，并送医院救治。

2．用药部位如有烧灼感、红肿等情况应停药，并将局部药物洗净，必要时向医师咨询。

3．对本药过敏者禁用，过敏体质者慎用。

处方④：异烟肼，口服，成人每日4～5mg/kg或每日300mg，分3次或1次顿服。

【注意事项】

1．不良反应有胃肠道症状（如食欲缺乏、恶心呕吐、腹痛、便秘等），血液系统症状（贫血、白细胞计数减少、嗜酸性粒细胞增多，引起血痰、咯血、鼻出血、眼底出血等），肝损害，过敏（皮疹或其他），内分泌失调（男子女性化乳房、泌乳、月经不调、勃起功能障碍等），中枢神经系统症状（头痛、失眠、疲倦、记忆力减退、精神兴奋、易怒、欣快感、反射亢进、幻觉、抽搐、排尿困难、昏迷等），周围神经炎（表现为肌肉痉挛、四肢感觉异常、视神经炎、视神经萎缩等）。上述反应大多在大剂量或长期应用时发生。慢乙酰化者较易引起血液系统、内分泌系统和神经精神系统的反应，而快乙酰化者则较易引起肝损害。

2．维生素B_6可防治神经系统反应的发生，每日10～20mg，分1～2次口服，但不应作为一种常规用药普遍应用。异烟肼急性中毒时，给予大剂量维生素B_6可对抗，并须进行其他对症治疗。也可每日300mg、1次顿服或每1周2次，每次0.6～0.8g，这种给药方法可提高疗效，并减少不良反应的发生率。

3．可加强香豆素类抗凝药、某些抗癫痫药、降压药、抗胆碱药、三环类抗抑郁药等的作用，合用时须注意。

4．用药期间注意检查肝功能。肝功能不、有精神病和癫痫病史者慎用。

5．孕妇慎用。

6．抗酸药，尤其是氢氧化铝可抑制该药的吸收，不宜同服。

处方⑤：利福平，空腹顿服，成人每日0.45～0.60g，不超过1.2g。

【注意事项】

1．酒精中毒、肝功能损害者慎用。

2．利福平可致肝功能不全，在原有肝病患者或本药与其他肝毒性药物同服时有伴发黄疸死亡病例的报道，因此原有肝病患者，仅在有明确指征情况下可用，治疗开始前、治疗中严密观察肝功能变化，肝损害一旦出现，立即停药。

3．高胆红素血症系肝细胞性和胆汁潴留的混合型，轻症患者用药中自行消退，重症患者须停药观察。血胆红素升高也可能是利福平与胆红素竞争排泄的结果。治疗初期2～3个月应严密监测肝功能变化。

4．单用利福平治疗结核病或其他细菌性感染时，病原菌可迅速产生耐药性，因此本药必须与其他药物合用。治疗可能持续6个月至2年，甚至数年。

5．利福平可能引起白细胞计数和血小板计数减少，并导致牙龈出血和感染、伤口愈合延迟等。此时应避免拔牙等手术，并注意口腔卫生、刷牙及剔牙均需慎重，直至血常规恢复正常。用药期间应定期检查周围血常规。

6．利福平应于餐前1小时或餐后2小时服用，清晨空腹一次服用吸收最好，因进食影响该品吸收。

7．肝功能减退患者常须减少剂量，每日剂量≤8mg/kg。

8．肾功能减退者无须减量。在肾小球滤过率减低或无尿患者中利福平的血药浓度无显著改变。

9．服药后尿液、唾液、汗液等排泄物均可呈橘红色。

处方⑥：链霉素，肌内注射，每日1.0g，分2次给药，或每次0.75g，每日1次。

【注意事项】

1．监测血药浓度。血药峰度超过50μg/ml时引起毒性反应的可能性增加，对肾功能不全患者应经常监测血药峰度，以不超过20～25μg/ml为宜。

2．不能测定血药浓度时，应根据肌酐清除率调整剂量。

3．给予首次饱和剂量后，有肾功能不全、前庭受损或听力减退患者应减量或停用，由于链霉素在体内不被代谢，主要由尿液排出，肾功能不全患者体内可能积聚而达到中毒浓度。

4．给予患者充足的水分，以减轻肾小管损害的程度。

5．当用药数日或数周（结核病）后，患者感觉病情有所好转时，仍须继续完成规定的疗程。这一点极为重要，尤其是在结核病治疗过程中。治疗结核病必须持续用药1～2年，有时甚至须数年或长期持续应用。但在已出现或即将出现中毒症状时，或细菌已产生耐药性时，应即停用链霉素。

6．肌内注射应经常更换注射部位，药物浓度一般为200～250mg/ml，不宜超过500mg/ml。

7．长期用药可能导致耐药菌过度生长。

（卢松鹤）

三十、牙龈溃疡

（一）病情概述

牙龈溃疡最常见于复发性阿弗他溃疡，如患者刷牙时不小心碰伤，很快就可以在牙龈形成圆形或椭圆形溃疡，其病因不明，存在个体差异。这种牙龈溃疡具有“红、黄、凹、痛”的临床特征，即溃疡表面覆盖黄色假膜、周围有红晕带、中央凹陷、患处疼痛，发作周期长短不一，可分为发作期（前驱期-溃疡期）、愈合期、间歇期，一般具有不治自愈的自限性。

疱疹性龈口炎也可出现牙龈溃疡，原发性疱疹性龈口炎以6岁以下儿童多见，属于疱疹病毒感染，除牙龈溃疡外，患者前期还会出现发热、头痛、肌肉酸痛等全身症状，而后口腔黏膜广泛充血、水肿。复发性疱疹性病变是常发于成人的病毒感染复发，常在口腔腭侧牙龈出现成簇的小疱，小疱破溃后会形成溃疡。

（二）诊断与治疗

【诊断要点】

1. 复发性阿弗他溃疡的诊断要点

（1）病史特点为复发性、周期性、自限性。

（2）临床特征为“红、黄、凹、痛”，即溃疡表面覆盖黄色假膜、周围有红晕带、中央凹陷、疼痛明显。

（3）血常规检查对于发现与复发性阿弗他溃疡关联的全身疾病有重要意义，如营养不良、血液系统疾病或潜在的消化道疾病。

（4）一般不需要做特别的实验室检查及活检，而对大而深、病程长的溃疡，应警惕癌性溃疡的可能，必要时做活检明确诊断。

2. 疱疹性龈口炎的诊断要点

（1）原发性疱疹性龈口炎好发于儿童，而复发性感染成人多见。

（2）前驱期有全身伴发症状。有4～7天潜伏期，之后出现头痛、发热、疲乏不适，甚至咽喉肿痛等急性症状，1～2天后出现口腔黏膜广泛充血、水肿。

（3）口腔黏膜的任何部位和口唇周围均可出现成簇的小水疱，破溃后口腔黏膜形成溃疡，口周皮肤形成痂壳。

（4）最终确诊依靠实验室诊断，如病毒的分离培养、病损涂片染色、PCR检测疱疹病毒DNA。

【鉴别诊断】

1. *创伤性溃疡* 常见于唇、颊、舌及磨牙后区，深浅不一，形状不规则，与刺激损伤因素相符合，无周期性复发史和自限性。

2. *癌性溃疡* 常为鳞状细胞癌，溃疡深大，扪诊有基底硬结，底部有菜花状细小颗粒突起，边缘隆起，疼痛常不明显。

3. *结核性溃疡* 溃疡凹陷，边缘呈鼠噬状，溃疡基底不平，呈粟粒状小结节，有红色肉芽组织，伴有低热、盗汗、淋巴结肿大等全身症状。实验室检查结核菌素试验为阳性。

4. *手足口病* 因感染柯萨奇病毒A16所引起的皮肤黏膜病，有发热、困倦与淋巴结肿大等前驱症状，在口腔黏膜、手掌、足底出现散在水疱、丘疹与斑疹，数量不等。

【治疗原则】

1. 复发性阿弗他溃疡应积极寻找发生的诱因，并加以控制，优先选择局部治疗，加强心理疏导，缓解紧张情绪。

2. 疱疹性龈口炎应进行全身抗病毒治疗，局部对症和支持治疗。

【一般治疗】

1. *局部用药* 消炎，镇痛，防止继发感染，促进愈合。

2. *全身用药* 对因治疗，减少复发，争取缓解症状。

（三）药物处方

处方①：复方氯己定液，含漱，每次10～20ml，每日3次，5～10天为1个疗程。

【注意事项】

1. 连续使用不宜超过3个疗程。

2. 含漱时至少在口腔内停留2～5分钟。

3. 本药仅供含漱用，含漱后吐出，不得咽下。

4. 用时应避免接触眼部。

5. 对本药过敏者禁用，过敏体质者慎用。

处方②：曲安奈德口腔软膏，外用，取适量药膏涂抹于病损表面，如症状严重，每日2～3次。

【注意事项】

1. 长期局部过量使用可能会出现乏力、头晕等症状，若出现应该与医师联系。

2. 如果出现持续的局部刺激症状和过敏反应，应该立即停药并采取相应治疗。

3. 结核病、消化性溃疡和糖尿病患者若无医嘱不能使用皮质类固醇类药物。

4. 用药7天后，如果病损没有显著修复、愈合，建议做进一步检查。

处方③：重组人表皮生长因子凝胶，外用，取适量药膏涂抹于病损表面，每日1次。

【注意事项】

1. 本药无抗菌作用，不会增加创面感染的机会。

2. 对于各种慢性创面，在应用本药前，应先行彻底清创术，去除坏死组织，有利于本药与创面肉芽组织的充分接触，提高疗效。

3. 本药遇酒精、聚维酮碘等可能会变性，而使其活性降低。因此，使用酒精、聚维酮碘消毒后，应再用生理盐水清洗创面，然后再使用本药。

（杨　生）

三十一、复发性口腔溃疡

（一）病情概述

复发性口腔溃疡又称复发性阿弗他溃疡，以反复发作的口腔黏膜溃疡为特点，具有周期性、自限性，病因不明，分为轻型、疱疹型及重型3种，多发于唇、颊、舌、软腭等角化程度低的部位。溃疡表现为典型的红、黄、凹、痛，即病损周围有红晕，上覆黄白色假膜，病损中央凹陷外周略隆起，疼痛明显，一般全身反应较轻或不伴有全身反应。

（二）诊断与治疗

【诊断要点】

1. 周期性发作，有自限性。
2. 典型的红、黄、凹、痛表现。
3. 轻型一般同时出现散在分布的1～6个溃疡面，7～10天自愈。
4. 疱疹型为密集分布的数十个针尖大小的溃疡面，1～2周愈合。
5. 重型阿弗他溃疡又称腺周口疮，表现为单个大而深的溃疡，持续时间较长，一般1～2个月，预后可能留有瘢痕或出现组织缺损。
6. 一般不伴有全身症状。

【鉴别诊断】

1. *疱疹性龈口炎* 由单纯疱疹病毒引起，无周期复发性，病损局限于口腔黏膜及口周皮肤，可累及牙龈，密集成簇的小水疱，可破裂形成溃疡面，同时伴有全身症状。实验室检查可加以鉴别。
2. *创伤性溃疡* 无周期复发性，多具有局部创伤因素，溃疡面呈不规则形状，去除局部刺激因素后可自愈。
3. *结核性溃疡* 边缘不规则，呈潜掘状，病损底部有暗红色桑葚样肉芽组织增生，溃疡无自愈性，同时伴有全身其他部位结核病灶。组织病理学检查可明确鉴别。
4. *癌性溃疡* 表现为同一部位长期不愈的溃疡，病损表现多为菜花状病损，伴有基底硬结及浸润，同时可出现坚硬淋巴结。组织病理学检查表现为恶变细胞。

【治疗原则】

1. 针对可能的因素进行全身调理，包括控制情绪、调节作息、规律饮食等。
2. 局部促进愈合。
3. 全身药物调理，延长间歇期。

【一般治疗】

1. 局部药物治疗

（1）镇痛药：可用普鲁卡因液、达克罗宁液、丁卡因液，用时涂于溃疡面上，连续2次，用于进食前暂时镇痛。

（2）消毒防腐药：可用金霉素溶液、氯己定溶液、高锰酸钾溶液、呋喃西林溶液等。

（3）糖皮质激素：将可的松等药物贴于溃疡面上，有减轻疼痛、保护溃疡面、促进愈合的作用。

（4）局部封闭：适用于重型复发性阿弗他溃疡，每周1～2次，共用2～4次。有加速溃疡面愈合的作用。

2. 全身用药

（1）维生素类：维生素可以维持正常的代谢功能，促进病损愈合。

（2）抗菌药物：当有继发感染时，全身可使用抗生素，须结合细菌培养及药物敏感试验结果。

（3）免疫抑制药：包括糖皮质激素、沙利度胺、转移因子和胸腺肽等。

3. 超声雾化治疗　适用于口腔溃疡散在多发，病情较重者，将地塞米松、庆大霉素加入生理盐水，雾化吸入，每日1次，每次15～20分钟，5天为1个疗程。

4. 物理治疗　用激光（二氧化碳、氦氖等）、微波照射溃疡，有减少渗出、促进愈合的作用。

5. 中医中药　有较好的治疗效果，可减轻症状、促进溃疡面愈合、延长间歇期。

（三）药物处方

处方①：局部用药，0.02%氯己定溶液，含漱，20～30ml，每日3次。

【注意事项】

1. 偶见过敏反应或口腔黏膜浅表脱屑。

2. 长期使用能使口腔黏膜表面和牙齿着色，舌苔变黑，味觉改变，咽部烧灼感，停药后可恢复。

3. 避免接触眼部。

4. 本药仅供含漱用，含漱后应吐出，不得咽下。

处方②：局部用药，1%聚维酮碘溶液，含漱，每日3次。

【注意事项】

1. 切忌口服，如误服中毒，应立即用淀粉糊或米汤洗胃，并送医院救治。

2. 用药部位如有烧灼感、红肿等情况应停药，并将局部药物洗净，必要时向医师咨询。

3. 对碘过敏者禁用，过敏体质者慎用。

处方③：局部用药，金霉素倍他米松糊剂，涂敷，每日3次。

【注意事项】

1. 对相关成分过敏者禁用。

2. 感染性疾病禁用。

3. 长期使用可能引起局部皮肤萎缩、毛细血管扩张、色素沉着、毛囊炎、口周皮炎及继发感染。

处方④：局部用药，口腔溃疡散，用消毒棉球蘸药擦患处，每日2～3次。

【注意事项】

1. 不可口服。

2. 一般症状在1周内未改善，或加重者，应去医院就诊。

3. 对本药过敏者禁用，过敏体质者慎用。

4. 本药性状发生改变时禁止使用。

5. 儿童必须在成人监护下使用。

处方⑤：局部用药，重组人表皮生长因子喷剂，喷涂患处，每日1次。

【注意事项】

1. 注意清创、除痂。

2. 感染性创面用药同时，应与其他合适的抗感染药物配合使用。

处方⑥：局部用药，4%曲安奈德注射液及2%利多卡因1∶1混合，局部注射，每次20～100mg（依病损面积大小而定），每周1次，

1～2次为1个疗程。

【注意事项】

1．针对重型复发性阿弗他溃疡疼痛明显者。

2．不良反应较小，长期使用可能引起局部组织萎缩、硬结或继发感染。

3．部分患者可见全身性不良反应。

4．对本药过敏者禁用。

处方⑦：全身用药，泼尼松，口服，每日25～35mg，1～2周为1个疗程。

【注意事项】

1．本药须经肝代谢活化为泼尼松龙才有效，故肝功能不全者不宜应用。

2．肾上腺皮质功能亢进、高血压、动脉粥样硬化、心力衰竭、糖尿病、神经病、癫痫患者，以及术后及消化性溃疡和角膜溃疡、肠道疾病或慢性营养不良、肝功能不全者不宜使用。

3．孕妇、哺乳期、小儿及体弱者应慎用或禁用。

4．如同时伴有病毒性感染应慎用。

5．并发感染为糖皮质激素的主要不良反应。以真菌、结核分枝杆菌、葡萄球菌、变形杆菌、铜绿假单胞菌和各种疱疹病毒感染为主。多发生在中程或长程疗法时，但也可在短期用大剂量后出现。

6．患者可出现精神症状，如欣快感、谵妄、定向力障碍，也可表现为抑制。精神症状尤易发生于患慢性消耗性疾病及以往有过精神失常者。用量达每日40mg或更多，用药数日至2周时即可出现。

7．下丘脑-垂体-肾上腺轴受抑制为糖皮质激素治疗的重要并发症，其发生与制剂、剂量、疗程等因素有关。每日用量20mg以上，历时3周以上，出现医源性库欣综合征时，应考虑肾上腺功能已受抑制。

处方⑧：中成药，口炎颗粒，温水冲服，每次3g，每日3次，5～7天为1个疗程。

【注意事项】

1. 忌烟、酒及辛辣、油腻食物。

2. 不宜在服药期间同时服用温补性中药。

3. 孕妇慎用。儿童及年老体弱者应在医师指导下服用。

4. 脾虚大便溏者慎用。

5. 服药3天后症状无缓解，应去医院就诊。

6. 对本药过敏者禁用，过敏体质者慎用。

（卢松鹤）

三十二、牙槽脓肿

（一）疾病概述

牙槽脓肿主要指的是急性牙槽脓肿，又称急性根尖周脓肿，为急性根尖周炎的化脓期。

（二）诊断与治疗

【诊断要点】

1. 患牙咬合痛，能定位。患牙具有的牙髓病史、外伤史或不完善的牙髓治疗史可作为诊断参考。

2. 患牙有深及牙髓的牙体疾病、既往牙体或牙髓治疗史、深牙周袋等。

3. 患牙对牙髓诊断性试验无反应。

4. 患牙有不同程度的叩痛，牙龈红肿。

【鉴别诊断】

1. *急性牙周脓肿*　牙周脓肿多发生在牙周炎的晚期，一般为急性过程，患牙可出现涉及多个牙面的深牙周袋，或牙周袋迂回曲折，而位于牙颈部袋口软组织又较紧窄时，牙周袋壁或深部牙周组织中的脓液不能从袋口引流，致使袋壁软组织内形成局限性脓肿。在临床上表现为患牙的唇（颊）侧或舌（腭）侧牙龈出现椭圆形或半球形状的脓肿突起，肿胀部位的牙龈红肿、光亮，扪诊有波动感。患牙可有搏动性疼痛、浮起、松动、咬合痛等症状和体征。牙槽脓肿的患牙炎症以根尖部为中心，并向其周围的牙周组织蔓延扩散。急性牙周脓肿的感染是源于牙周袋内的病原物，患牙除具有急性脓肿的表现外，还有深牙周袋、袋口溢脓、牙槽骨吸收和牙松动等牙周炎的表现。

2. *口腔颌面部间隙感染* 颌面部间隙感染的局部黏膜红肿比牙槽脓肿范围更大，皮肤也会出现红、肿、热、痛，还可出现张口受限、吞咽困难等功能障碍；全身反应症状轻重不等，轻者无明显全身症状，重者有发热、畏寒、头痛、全身不适，甚至可伴发败血症、中毒性休克等严重并发症。

【治疗原则】

1. 清除感染原是防治牙槽脓肿的前提。

2. 严密封闭主根管，防止再感染。

3. 尽量保存患牙，恢复生理功能。

【一般治疗】

1. 开髓，清除根管内容物，疏通根管，引流根尖炎症渗出物。

2. 评估患牙的可保留性，根据诊断和下一步的治疗方案做不同的处置。若患牙可以保留，开通根管初步清创后封药，急性症状缓解后予以根管治疗。若患牙不可保留，则开放髓腔，待急性症状缓解后予以拔除。

3. 适当调𬌗，全身应用抗生素和非甾体抗炎药，必要时给予全身支持疗法。

（三）药物处方

处方①：布洛芬缓释胶囊，口服，每次0.3g，每日2次，或疼痛时服用。

【注意事项】

1. 少数患者可出现恶心、呕吐、上腹部烧灼感或轻度消化不良、消化性溃疡及出血、转氨酶升高、头痛、头晕、耳鸣、视物模糊、精神紧张、嗜睡、下肢水肿或体重骤增。

2. 罕见皮疹、过敏性肾炎、膀胱炎、肾病综合征、肾乳头坏死或肾衰竭、支气管痉挛。

3. 对其他非甾体抗炎药过敏者禁用，孕妇及哺乳期妇女禁用，对阿司匹林过敏的哮喘患者禁用。

4. 本药为对症治疗药物，不宜长期或大剂量使用，用于镇痛不得超过5天，如症状不缓解，应咨询医师或药师。

5. 必须整粒吞服，不得打开或溶解后服用。

6. 不能同时服用其他含有解热镇痛成分的药物（如某些复方抗感冒药）。

7. 服用本品期间不得饮酒或饮用含有酒精的饮料。

处方②：阿莫西林胶囊，口服，每次0.5g，每日3次。

【注意事项】

1. 青霉素类口服药物偶可引起过敏性休克，尤多见于有青霉素或头孢菌素过敏史的患者。用药前必须详细询问药物过敏史。如发生过敏性休克，应就地抢救，予以保持气道畅通、吸氧及应用肾上腺素、糖皮质激素等治疗措施。

2. 传染性单核细胞增多症患者应用本药易发生皮疹，应避免使用。

3. 疗程较长患者应检查肝肾功能和血常规。

4. 阿莫西林可导致采用Benefit或Fehling试剂的尿糖试验出现假阳性。

5. 下列情况应慎用：①有哮喘、花粉症等过敏性疾病史者。②老年人和肾功能严重损害时须调整剂量。

处方③：头孢羟氨苄，口服，0.5g，每日3次。

【注意事项】

1. 对有头孢菌素类药物过敏史和有青霉素过敏性休克史或即刻反应史者禁用。

2. 本药不良反应发生率约为5%，以恶心、上腹部不适等胃肠道反应为主，少数患者尚可发生皮疹等过敏反应。偶可发生过敏性休克，也可出现血清尿素氮、转氨酶、碱性磷酸酶一过性升高。

3. 有胃肠道疾病史，尤其有溃疡性结肠炎、局限性肠炎或抗菌药物相关性结肠炎（头孢菌素很少产生假膜性肠炎）及有肾功能减退者慎用本药。

4. 应用头孢羟氨苄时可出现直接Coombs试验阳性反应和尿糖假阳性反应（硫酸铜法），少数患者的血清碱性磷酸酶、丙氨酸转氨酶、天冬氨基酸转氨酶和碱性磷酸酶可有短暂性升高。

5. 头孢羟氨苄主要经肾排出，肾功能减退患者应用本药时须适当减量。

6. 每日口服剂量超过4g时，应考虑改为注射用头孢菌素类药物。

处方④：甲硝唑，口服，0.2～0.3g，每日3次。

【注意事项】

1. 15%～30%的病例出现不良反应，以消化道反应最为常见，包括恶心、呕吐、食欲缺乏、腹部绞痛，一般不影响治疗；神经系统症状有头痛、眩晕，偶有感觉异常、肢体麻木、共济失调、多发性神经炎等，大剂量可致抽搐。少数病例可发生荨麻疹、潮红、瘙痒、膀胱炎、排尿困难、口腔金属味及白细胞计数减少等，均属于可逆性，停药后可自行恢复。

2. 经肝代谢，肝功能不足者药物可蓄积，应酌情减量。

3. 应用期间应减少钠盐摄入量，如食盐摄入过多可引起钠潴留。

4. 服药期间禁酒。

5. 可诱发白念珠菌病，必要时可并用抗念珠菌药。

6. 可引起周围神经炎和惊厥，遇此情况应考虑停药（或减量）。

7. 可致血常规改变、白细胞计数减少等，应予以注意。

8. 孕妇禁用。

处方⑤：替硝唑，口服，1g，每日1次，首剂量加倍。

【注意事项】

1. 不良反应少见而轻微，主要为恶心呕吐、上腹痛、食欲缺乏及口腔金属味，可有头痛、眩晕、皮肤瘙痒、皮疹、便秘及全身不适。此外，还可有中性粒细胞减少、双硫仑样反应及黑尿。高剂量时也可引起癫痫发作和周围神经病变。

2. 如治疗过程中发生中枢神经系统不良反应，应及时停药。

3. 本药可干扰丙氨酸转氨酶、乳酸脱氢酶、甘油三酯、己糖激酶等的检验结果，使其测定值降至零。

4. 用药期间不应饮用含酒精的饮料，因可引起体内乙醛蓄积，干扰酒精的氧化过程，导致双硫仑样反应，患者可出现腹部痉挛、恶心呕吐、头痛、面部潮红等。

5. 肝功能减退者本药代谢减慢，药物及其代谢物易在体内蓄积，应予以减量，并做血药浓度监测。

（周　晨）

三十三、牙周脓肿

（一）病情概述

牙周脓肿是牙周炎发展到晚期，深牙周袋内形成细菌池导致牙周袋壁或深部牙周结缔组织出现的局部化脓性疾病，它通常是牙周炎的伴发症状，并非独立的疾病。牙周脓肿处的微生物多为革兰阴性厌氧菌，与深牙周袋内的菌群类似。根据脓肿的病程、患牙多少及位置，可将牙周脓肿分为急性或慢性；单发或多发；牙周脓肿、牙龈脓肿或冠周脓肿等。

形成牙周脓肿的原因主要有以下几种。

（1）深牙周袋内壁的局限性化脓性炎症向根方结缔组织扩展，而脓液不能向冠方及袋内排出时，就形成了袋壁软组织内的脓肿。

（2）迂回曲折的、波及多个牙面的深牙周袋，脓性渗出物不能充分引流，特别是根分叉区的脓液形成“细菌池”而发生脓肿。

（3）洁治或刮治动作粗暴，将牙石碎片推入深牙周袋内，或损伤牙龈组织而形成脓肿。

（4）深牙周袋内洁治或刮治不彻底，虽然冠部牙石清洁干净但根部有残存的大块牙石，导致治疗后袋口收紧，但袋底处炎症仍存在，得不到充分引流而发生脓肿。

（5）有牙周炎的患牙局部遭受创伤或医源性损伤，如牙根纵裂、牙髓治疗时根管或髓室底侧穿，或局部存在异物，充填体悬突等因素造成的脓肿。

（6）机体抵抗力下降或存在严重全身系统性疾病，如糖尿病患者常多发牙周脓肿。

（二）诊断与治疗

【诊断要点】

急性牙周脓肿的临床表现为患牙的唇颊侧或舌腭侧牙龈可见半球状或椭圆形球状突起，牙龈表面光亮，常呈暗红色，充血、水肿明显，点彩消失，探诊常有明显溢脓和出血，表面有波动感是脓肿成熟的标志，脓肿早期患牙可有搏动性疼痛、叩痛、伸长感、松动和咬合疼痛；脓肿后期患牙松动加重，脓肿表面质软，有波动感和溢脓，触痛明显。

慢性牙周脓肿多由急性牙周脓肿未及时治疗转化而来，表现为牙龈表面有凹陷的窦道开口，诊断经X线检查显示窦道来源于深牙周袋。有时开口比较平坦，或有肉芽组织覆盖，需要仔细检查。

【鉴别诊断】

1. 根尖周脓肿（牙槽脓肿）

（1）临床表现不同：牙周脓肿常伴有牙齿松动且咀嚼无力，叩痛相对较轻，患牙部位疼痛也较轻，存在深牙周袋，但牙齿通常无明显龋坏或修复体，牙髓可以有活力。而根尖周脓肿通常存在明显的龋坏或牙髓症状，牙髓坏死无活力，可伴有牙齿浮出感，叩痛明显，松动可轻可重，但脓肿治愈后可恢复。患牙疼痛较重，一般没有明显的深牙周袋。

（2）X线片表现不同：牙周脓肿患牙可见牙槽骨嵴顶有明显破坏吸收，常可见骨下袋；根尖周脓肿根据病程长短，可发现或不能发现根尖周区的骨质破坏，牙槽骨嵴顶通常无明显破坏吸收。

（3）脓肿部位不同：牙周脓肿通常局限于深牙周袋壁，更接近牙龈缘，根尖周脓肿范围较大，中心多位于患牙根尖区附近的膜龈联合处。

（4）病程长短不同：牙周脓肿病程相对较短，根尖周脓肿病程较长。

（5）排脓方式不同：牙周脓肿经过3～4天可突破结合上皮向口腔内排脓，根尖周脓肿须经过5～6天才可突破黏膜向口腔内排脓。

2. 牙龈脓肿　牙周脓肿的临床表现为较深的真性牙周袋，X线片显示有明显的牙槽骨吸收，慢性牙周脓肿X线片可见患牙周围弥漫性的骨质破坏，牙龈表面有针尖大的窦道开口，开口处可平坦，也可呈肉芽组织增生的开口，多伴有咬合不适，叩痛有或无。

牙龈脓肿局限于龈乳头及龈缘，无牙周炎病史，无真性深牙周袋。X线片显示无牙槽骨破坏，骨硬板连续完存，通常有局部刺激因素的存在，如硬物刺入或充填体悬突等。

3. 冠周脓肿　通常发生在萌出不全，有龈瓣覆盖形成盲袋的智齿。由盲袋内食物残渣和细菌堆积所致。本病表现为盲袋内有脓性分泌物，可伴有张口受限，下颌角区颊间隙肿胀，同侧颌下淋巴结肿大，如不及时排脓，严重者可导致口底多间隙感染。

【治疗原则】

急性牙周脓肿的治疗原则是去除病因，对于成熟的脓肿须切开引流，防止感染扩散。

【一般治疗】

1. 急性期治疗　对于发生脓肿的牙根表面或根分叉区可在局麻下进行彻底龈下清创术，使用3%过氧化氢溶液及抗菌药物交替冲洗牙周袋以破坏厌氧环境。探诊波动感是脓肿成熟的标志，此时需要切开排脓。根据脓肿形成的部位及黏膜的厚薄可选择从牙周袋内或牙龈表面脓肿的最低位进行切开排脓。前者可用探针从袋内壁刺入脓腔，后者则从黏膜用尖刀片在最低位切开，钝性分离彻底排脓，脓液排净后使用3%过氧化氢溶液及抗菌药物交替冲洗脓腔。

2. 糖尿病患者多发性脓肿的治疗　对于多发性脓肿，要警惕患者是否患糖尿病，仔细询问全身系统性病史。对于确诊糖尿病患者发生牙周脓肿时，应在给予急性期对症治疗牙周脓肿的同时，建议患者内科与牙周科的治疗双管齐下。控制饮食，在治疗前后及治疗过程中维持血糖平稳，随时观察和避免低血糖的发生，就诊尽量安排在上午，患者进食早餐并服用降糖药1.5小时左右开始治疗。由于内源性肾上腺素的分泌可能会增加患者对胰岛素的需求，治疗时应尽量减轻疼痛感，缓解紧张情绪。病情较重者可使用抗生素控制感染，进行详尽的口腔卫生宣教，强化牙菌斑控制的重要性，并尽早安排牙周基础治疗。

（三）药物处方

无。

（葛 瑶）

三十四、龋病（蛀牙）

（一）病情概述

龋病（dental caries）是一种发生在牙齿硬组织的慢性、进行性、破坏性疾病，其本质是一种以细菌为主要病原体，多因素作用下的疾病。近代龋病病因学研究认为，龋病是一种与饮食有关的细菌感染性疾病。

"四环因素学说"（细菌菌斑、宿主、食物和时间）是目前大家较为认可的龋病发病机制学说，其基本点是：龋病的发生必须具备致龋菌和致病的牙菌斑环境，必须具备细菌代谢的底物（糖），必须是在局部的酸或致龋物质积聚到一定浓度并维持足够的时间，必须是发生在易感牙面和牙齿上。

龋病是牙齿硬组织在以细菌为主的多种因素影响下发生无机物脱矿、有机物分解，产生色（白垩色、黄褐色、黑褐色）、形（缺损成洞）、质（疏松软化）3方面改变的慢性进行性破坏的疾病。①颜色的改变：牙齿表面色泽改变是临床上最早可以注意到的龋病的变化。当龋病发生在牙齿平滑面时，吹干后可见病变部位表面粗糙、光泽消失，早期呈白垩色，进一步着色还可以呈棕黄色或黑褐色。当龋病发生在窝沟的部位，吹干后可见沟口呈白垩色，进一步发展可见墨浸样的改变。如果看到这样的表现，提示龋病已经位于牙本质深层了，牙本质严重脱矿着色，病变透过正常的釉质反映出的特有颜色，即为"墨浸样"改变。②外形缺损：是龋病最显著的临床特征，临床上可以看到、探到、检查到龋洞，即形成了不可为自体修复的、牙体组织的实质性缺损。必要时，咬合翼片的检查能够观察到病变部位的密度较周围正常组织明显降低。③质地的改变：龋洞中充满了感染的牙体组织和食物碎屑，质地松软，很容易与正常组织相区别，使用探针探入洞底，质地也是在临床上去腐净的“金标准”。④患者感觉的变化：我们学习过了牙髓对龋病的病理反应，知道当龋损发展到牙本质层并出现龋洞时，患者会出现冷热刺激时或食物嵌塞时的敏感症状，呈一过性，刺激消失后，症状也随之消失；随着龋洞进展到牙本质深层，患者的临床症状会更加明显。

（二）诊断与治疗

【诊断要点】

1. 问诊　患者的主诉。

2. 视诊　清洁牙面后，观察牙齿龋病好发部位表面色泽的变化。

3. 探诊　借助牙科探针，从正常牙面开始，轻柔探查牙面的连续性及硬度变化。

4. X线检查　龋损部位的密度一般较周围正常组织低，咬合翼片是确定邻面龋的检查手段。

5. 温度诊　在正常牙面（唇颊或舌腭侧中央）使用冰棒或牙胶棒测试牙髓的状态。

6. 光学检查　投射光直接或荧光反射检查，多用于早期诊断。

7. 电导检测　基于正常组织与龋坏组织电导值的不同，判断龋病的深度。

8. 组织化学染色　龋蚀检知液，指导去腐过程。

9. 其他技术　测试牙菌斑产酸性和致龋菌的方法，检测个体龋的易感性。

【鉴别诊断】

龋病应与牙齿发育与矿化不良、楔状缺损、酸蚀症、牙髓炎鉴别。

【治疗原则】

1. 生物学原则　去除感染的牙体组织，改变局部环境。氟化物防龋和窝沟封闭技术已经成为常规的防龋手段。

2. 机械原则　保留健康的牙体组织，恢复病损牙齿的功能及美观。

【一般治疗】

相比银汞合金充填术，直接粘接修复术（如树脂充填）及间接嵌体（树脂嵌体、瓷嵌体和高嵌体）修复术能够较多地保留健康牙体组织。

（三）药物处方

无。

（米姗姗）

三十五、牙 龈 病

（一）病情概述

牙龈病是局限于牙龈组织的病变，一般不侵犯深层牙周组织。然而牙龈病与牙周炎有紧密关系，因为牙龈组织是牙周组织的一部分，牙周组织包括牙龈、牙骨质和牙周膜。许多引起牙龈病的因素也可进一步参与破坏深层牙周组织。牙龈病的共同特征包括：症状局限于牙龈组织，菌斑的存在引起或加重病损的严重性，有炎症的表现如牙龈水肿，色红，龈沟温度升高，刺激易出血，龈沟液渗出增多，牙周组织无附着丧失或稳定无进展，去除病因后疾病可逆，若未及时治疗可能发展为牙周炎（Mariotti，1999）。

在1999年召开的牙周病分类法国际研讨会，增加了牙龈病的分类，将牙龈病分为菌斑性牙龈病和非菌斑性牙龈病两大类。而菌斑性牙龈病又分为仅与牙菌斑有关的牙龈炎，受全身因素影响的牙龈病，受药物影响的牙龈病。本节重点讲解菌斑性牙龈病。

菌斑性牙龈炎又称慢性龈缘炎、边缘性龈炎、单纯性龈炎，病损主要位于游离龈和龈乳头，严重时也可波及附着龈，但无临床附着丧失。为牙龈病中患病率最高者，累及人群中很大一部分易感者，遍及世界各地区、各种族，几乎每个人一生中均可发生不同程度和范围的龈炎。

本病主要临床表现：自觉症状，慢性龈炎患者常因刷牙或咬硬物时出血，一般无自发性出血，伴有牙龈发痒、发胀和口臭。局部检查，牙龈变为鲜红、深红或紫红色；由于炎症的刺激使牙龈肿胀，光滑发亮，点彩消失，龈缘变钝，不再紧贴牙面，质地疏松而失去弹性，触之易出血。龈沟可因龈缘水肿或增生而加深，形成假性牙周袋，重者可有龈缘糜烂、肉芽增生、龈袋溢脓。此外，慢性龈炎在牙颈部有龈上牙石沉积，龈沟常有食物碎屑、细菌及软垢，龈沟液增多，其中，炎症细胞也明显增多。

（二）诊断与治疗

【诊断要点】

1. 牙菌斑出现在龈缘。
2. 疾病始于龈缘。
3. 牙龈颜色改变。
4. 牙龈外形改变。
5. 龈沟温度改变。
6. 龈沟渗出增多。
7. 刺激易出血。
8. 无附着丧失。
9. 无牙槽骨吸收。
10. 组织学改变包括炎性病变。
11. 清除牙菌斑后疾病可逆。

【鉴别诊断】

1. 早期牙周炎　应仔细鉴别有无牙周附着丧失和牙槽骨吸收。

2. 血液病引起的牙龈出血　如白血病、血小板减少性紫癜、血友病、再生障碍性贫血等血液系统疾病，均可引起牙龈出血，且易自发性出血，出血量较多，不易止住。血液学检查有助于排除上述疾病。

3. 坏死溃疡性龈炎　临床表现以牙龈坏死为特点，除了具有牙龈自发性出血，还有龈乳头和边缘龈坏死等特征性损害，可有口臭和假膜形成，疼痛症状也较明显，而菌斑性龈炎无自发痛和自发性出血。

4. HIV相关性龈炎　在HIV感染者中较早出现，临床可见游离龈缘呈明显的线状红色充血带，称为牙龈线形红斑。目前认为是与白念珠菌感染有关，附着龈可有点状红斑，患者可有刷牙后出血或自发性出血。

【治疗原则】

1. 去除病因　牙菌斑是引起牙龈病的直接病因，通过洁治术彻底清除牙菌斑和牙石，去除造成牙菌斑滞留和刺激牙龈的因素，牙龈炎症可以在1周左右消退。

2. 防止复发　菌斑性龈炎是可逆的，其疗效较理想，但也容易复发。

【一般治疗】

1. 消除局部刺激因素，主要方法为龈上洁治术，可彻底清除牙石和牙菌斑；针对食物嵌塞的原因，用调磨法和修复法治疗。

2. 牙龈炎症可在数日内消退，应向患者宣传口腔预防保健的重要性。

3. 注意口腔卫生，用正确的方法漱口和刷牙，矫正牙齿触点，以防止食物嵌塞。

4. 定期进行口腔检查，去除牙菌斑和牙石。

（三）药物处方

无。

（朴牧子）

三十六、牙　周　病

（一）病情概述

牙周病是有牙菌斑引起的感染性疾病，或是在感染和炎症的基础上，牙周组织受某些全身疾病或状况的影响，而改变了炎症的特征和病程的进展。按照1999年美国牙周病学会组织召开的“牙周病分类法国际研讨会”的分类，牙周病含有牙龈病、慢性牙周炎、侵袭性牙周炎、反映全身疾病的牙周炎、坏死性牙周病、牙周组织脓肿，以及伴有牙髓病变的牙周炎和发育性或后天性异常。本节将重点介绍其中较常见危害较大的侵袭性牙周炎。侵袭性牙周炎是一组在临床表现和实验室检查均与慢性牙周炎有显著区别的相对少见的牙周炎。年轻患者牙周破坏严重时须考虑本病。

（二）诊断与治疗

【诊断要点】

1. 快速进展的牙周组织破坏。

2. 患者发病年龄多数在35岁以下，但也可以超过。

3. 口腔内牙周组织破坏程度与局部刺激物的量不成正比。

4. 第一磨牙和切牙的邻面有附着丧失和牙槽骨吸收。

5. 家族聚集性，家族中多人患病。

6. 全身健康。

【鉴别诊断】

1. *慢性牙周炎* 局部刺激因素和牙周组织破坏程度一致，多发生在成人，也可见于儿童。由慢到中等速度进展。无明显家族聚集性。

2. *严重错殆* 殆创伤会加速慢性牙周炎的病程。

3. *不正规的正畸治疗造成牙周破坏* 正畸治疗前未认真治疗已存在的慢性牙周炎，会加速牙周组织破坏。

4. *有无局部刺激因素* 如食物嵌塞、邻面龋、牙髓及根尖周病、不良修复体等，会加重牙菌斑堆积，造成牙槽骨快速吸收。

5. *伴有全身病牙周炎* 如未经控制的糖尿病、白细胞黏附缺陷症、HIV感染等。

【治疗原则】

1. 早期治疗，彻底消除感染，防止复发。

2. 抗菌药物应用。

3. 调整机体防御功能。多西环素调整宿主的免疫和炎症反应，中药治疗可提高疗效，并减少复发率。

4. 综合治疗。病情不太严重而有牙齿移位的患者，可在炎症控制后正畸治疗。

【一般治疗】

1. 基础治疗包括口腔卫生宣教、洁治刮治和根面平整、去除局部牙菌斑滞留因素。

2. 治疗侵袭性牙周炎时，在搅乱生物膜后给予口服甲硝唑和阿莫西林效果更佳，根面平整后的深牙周袋内放置缓释的抗菌制剂如甲硝唑、米诺环素或氯己定等也有良好疗效。

3．对于基础治疗不能控制的深牙周带可手术治疗，根据手术的适应证选择不同的术式，如翻瓣术、引导组织再生术、截根术、隧道成形术等。

4．开始复查间隔1～2个月，半年后若病情稳定可逐渐延长。

（三）药物处方

处方①：阿莫西林胶囊，口服，每次500mg，每日3次，连用7天。

【注意事项】

1．阿莫西林为β-内酰胺类抗生素，属于半合成青霉素类，对青霉素过敏者禁用。

2．本药抗菌谱广泛，对G^+菌和部分G^-菌有强力杀菌作用。在牙周治疗中，建议与甲硝唑（专性厌氧菌）联合使用，可增强疗效。

3．不良反应较小，偶有胃肠道反应、皮疹和过敏反应。

处方②：阿莫西林克拉维酸钾分散片，口服，每次750mg，每日3次，连用7天。

【注意事项】

1．本药含250mg阿莫西林和125mg克拉维酸，相比阿莫西林，对能产生β-内酰胺酶的细菌，如中间普氏菌、具核梭杆菌有较好的疗效。

2．对局限性侵袭性牙周炎和难治性牙周炎具有较好的疗效，能停止牙周炎患者牙槽骨吸收。

3．不良反应与阿莫西林类似，青霉素过敏者禁用。

处方③：甲硝唑，口服，每次0.2g，每日3次，连用5～7天。

【注意事项】

1．部分患者有恶心、胃肠道不适、腹泻、皮疹、口腔金属味等不良反应。一般使用不超过7天。

2．建议与阿莫西林联合使用，可增强疗效。

3．妊娠及哺乳期妇女禁用，有血液病或肾功能不全者慎用。

4．服药期间忌酒，不与抗凝药（华法林）、巴比妥类药物、锂制剂同用。

处方④：替硝唑，首日顿服2g，以后每次0.5g，每日2次，连用4天。

【注意事项】

1．主要不良反应为胃肠道不适、头痛等，与甲硝唑相似。

2．将首日顿服2g，改为分2次，每次1g，可取得同样效果，并减小不良反应。

3．相比甲硝唑，替硝唑具有疗效更高、半衰期更长、疗程更短等优点，但是不良反应发生率较高。

处方⑤：罗红霉素胶囊，每次150mg（每次1粒），每日2次，连用5～7天。

【注意事项】

1．本药为大环内酯类抗生素，对G^+菌抗菌强，对G^-菌也有一定的抑制作用，对衣原体、支原体有效。与红霉素存在交叉耐药性，对红霉素或其他大环内酯类药物过敏者禁用。

2．在临床中，对于牙周脓肿、冠周炎等急性感染的治疗具有较好的效果。

3．肝功能不全者慎用，轻度肾功能不全者无须做剂量调整，严重肾功能不全者给药时间延长1倍（每次150mg，每日1次）。儿童，每次2.5～5.0mg/kg，每日2次。孕妇及哺乳期妇女慎用。

处方⑥：盐酸米诺环素软膏，注满患部牙周袋内，每周1次，连用4周。

【注意事项】

1．本药主要成分为7-二甲胺四环素，属于四环素类抗生素，对四环素类抗生素有过敏史的患者禁用。常用于龈下刮治术后仍有深牙周袋，探诊出血的局部牙周袋内治疗。

2．用药前去除软垢，龈上牙菌斑及牙石，为了使药物充满牙周袋，须将注射器的头部轻插至牙周袋底部，注药后不得立即漱口及进食。

3．过敏反应必须注意观察，一旦出现过敏征兆（瘙痒、发红、肿胀、丘疹、水疱等）即停止用药。

4. 注药时，患部可能出现一时刺激或疼痛，缓慢注药可明显减轻此症状。

处方⑦：复方氯己定含漱液，每瓶200ml，每次10～20ml，含漱1分钟，每日2次，5～10天为1个疗程。

【注意事项】

1. 本药为复方制剂，每500毫升含葡萄糖酸氯己定0.6g，甲硝唑0.1g。

2. 氯己定为双胍类化合物，为广谱抗菌药，对G^+菌、G^-菌，真菌均具有很强的抗菌性，含漱后可吸附于口腔黏膜和牙面，并于8～12小时缓慢释放，作用时间长，能有效地抗菌和抑制菌斑形成。

3. 主要用于牙周维护治疗，牙周手术后，以及某些特殊原因不能行使口腔卫生措施者。

4. 不良反应：偶见过敏反应或口腔黏膜浅表脱屑，长期使用能使口腔黏膜表面与牙齿着色，舌苔发黄，味觉改变。停药后可自行缓解，牙石色素可洁治除去。

（李　蓬）

第二章　功能性疾病

一、光化性唇炎

（一）病情概述

光化性唇炎是由于唇部接受日光或紫外线照射过多而出现的病损，也称日光性唇炎。病因多数为对紫外线过敏。根据过敏程度、光线强弱、照射时长、光照范围大小等因素的不同，表现为不同程度的症状。

首次发病者症状较为明显，多因在短期内接受较强紫外线照射所导致。长期接受紫外线照射者病情迁延不愈，时轻时重，同时有恶变的可能。

急性发病者发病前常有短期、大量接受紫外线病史，唇红部尤其下唇，充血、水肿，色红灼痛，继而出现水疱，疱破溃后糜烂、结痂。慢性型则为长期接受紫外线照射所致，野外工作者多见，唇表面干燥脱屑，累及整个下唇及口角区，唇部可出现多条皲裂和褶皱，原发感染可有糜烂、溃疡、充血、水肿等，唇周皮肤可有脱屑。

（二）诊断与治疗

【诊断要点】

1. 日光照射史。

2. 典型的唇部病损表现。

3. 组织病理学表现为胶原纤维嗜碱性变性。

【鉴别诊断】

1. *其他唇炎*　无明确光照史，组织病理学表现中不出现胶原纤维嗜碱性变性，各自有自身的诱发因素及特征表现。

2. *扁平苔藓*　常伴有口内白色角化纹，呈网状、环状或树枝状排列，无明确光照史。

3. 慢性盘状红斑狼疮　可见典型皮损面部蝴蝶斑，唇部病损表现为充血、糜烂的盘状病损，周围有呈放射状排列的细短白色角化纹。

4. 过敏性唇炎　发病快，有接触变应原病史，表现为充血、糜烂，渗出多，可伴有水疱。

【治疗原则】

1. 有研究认为，光化性唇炎可转化为鳞癌，须尽快确定治疗方案。

2. 避免长期、大剂量接受紫外线直晒。

3. 局部用药。

4. 理疗。

【一般治疗】

1. 局部治疗

（1）避光治疗：可用具有吸收、反射和遮蔽光线作用的防晒剂。

（2）湿敷上药治疗：唇部有渗出、糜烂、结痂时用消炎防腐类漱口水湿敷，去除痂膜，保持干燥、清洁；干燥脱屑型可局部涂擦糖皮质激素类或抗菌类软膏。

（3）5%氟尿嘧啶：是传统的治疗光化性唇炎局部用药，具有抗代谢作用的化疗药物。

（4）咪喹莫特：免疫调节药，具有抗病毒和抗肿瘤作用。

2. 物理疗法　如液氮冷冻疗法、二氧化碳激光照射、光动力疗法等。

3. 手术治疗　怀疑恶变或已经癌变患者应尽快手术，但注意对唇红切除缘的修补。

（三）药物处方

处方①：局部用药，0.1%依沙吖啶溶液，唇部湿敷，10～20ml，每日3次。

【注意事项】

1. 见光容易分解变色，应避光保存，使用后请拧紧瓶盖，以防污染。

2．用药部位如有烧灼感、瘙痒、红肿等情况应停药，并将局部药物洗净，必要时向医师咨询。

3．对本药过敏者禁用，过敏体质者慎用。

处方②：局部用药，0.1%曲安奈德口腔软膏，涂敷，每日3次。

【注意事项】

1．对相关成分过敏者禁用。

2．本药含有皮质类固醇，禁用于口腔、咽部的真菌和细菌感染性疾病。由病毒引起的口腔疱疹，如唇疱疹、疱疹性龈口炎、疱疹性咽峡炎等也不要使用。

3．按规定剂量使用，不会对全身产生影响。长期局部过量使用也会出现异常情况，如乏力、头晕等，出现这些情况应与医师联系。

4．结核病、消化性溃疡和糖尿病患者若无医嘱不能使用皮质类固醇类药物。

5．必须牢记在患者接受皮质类固醇治疗时，口腔的正常防御反应受抑制，口腔微生物的毒株会繁殖，且不出现通常的口腔感染征兆。

处方③：局部用药，金霉素倍他米松糊剂，涂敷，每日3次。

【注意事项】

1．对相关成分过敏者禁用。

2．感染性疾病禁用。

3．长期使用可能引起局部皮肤萎缩、毛细血管扩张、色素沉着、毛囊炎、口周皮炎及继发感染。

处方④：局部用药，0.03%他克莫司软膏，涂擦患处，每日1～2次。

【注意事项】

1．禁用于免疫功能受损的成人和儿童，孕妇慎用。

2．如果症状和体征在6周内未改善，患者应由医疗服务提供者进行再次检查，并确认诊断。

3．不要长期连续应用。

4. 只在病损区域应用。

5. 外用可能会引起局部症状，如皮肤烧灼感（灼热感、刺痛、疼痛）或瘙痒。局部症状最常见于用药最初几天，通常会随病损好转而消失。

6. 在开始使用本药前，应首先消除治疗部位的感染灶。

7. 使用本药治疗可能会增加水痘－带状疱疹病毒感染（水痘或带状疱疹），以及单纯疱疹病毒感染或疱疹性湿疹发生的风险。

处方⑤：维生素类，复合维生素B，口服，每次2片，每日3次。

【注意事项】

1. 大剂量服用可出现烦躁、疲倦、食欲缺乏等。

2. 偶见皮肤潮红、瘙痒。

3. 尿液可能呈黄色。

4. 对本药过敏者禁用，过敏体质者慎用。

（卢松鹤）

二、药物过敏性口炎

（一）病情概述

药物过敏性口炎指通过外用、口服、注射等途径应用药物后，口腔黏膜出现的过敏反应，可伴有皮肤过敏症状。严重者可出现多器官损伤，口腔病损多数表现为舌背及唇部的水疱或糜烂，可有口腔烧灼感、疼痛等，皮肤病损表现为颜面部及手足等部位大小不等的椭圆形或圆形紫红色斑，也可为丘疹或水疱，皮肤瘙痒，部分患者伴有眼部炎症及外阴红斑、糜烂等，一般全身反应较轻，但也可出现严重的全身中毒症状。

（二）诊断与治疗

【诊断要点】

1. 明确的药物应用史。

2. 口腔黏膜的表现为水疱、糜烂。

3. 可伴发皮肤病损、眼部病损及外阴病损。

4．斑贴试验可明确变应原。

【鉴别诊断】

1．*疱疹性龈口炎* 由单纯疱疹病毒引起，病损局限于口腔黏膜及口周皮肤，可累及牙龈，形成密集成簇的小水疱，可破裂形成溃疡面，同时可伴有全身症状，皮肤病损仅限于口周皮肤。实验室检查可加以鉴别。

2．*寻常型天疱疮* 病因不明确，慢性病程，口腔损害炎症反应较轻，皮肤损害多为外观正常的皮肤上出现薄壁大疱，而非红斑。

3．*创伤性血疱* 多数有明确创伤史，疱内容物为血液，不伴有皮肤部位病损，无全身反应。

【治疗原则】

1．停用相关致敏药物。

2．输液或多饮水促进致敏药物的排出。

3．局部对症治疗，且禁用与可疑致敏药物相近似的药物。

4．对于皮肤、眼部或器官损伤者，及时转入相应专科治疗。

【一般治疗】

1．寻找并立刻停用可疑致敏药物为治疗要点。

2．给予抗组胺药，以抑制炎症介质释放。

3．支持治疗，如补液或多饮水。

4．局部予以消炎、镇痛、预防继发感染及促进愈合治疗。

（三）药物处方

处方①：局部用药，0.02%氯己定溶液，含漱，10～20ml，每日3次。

【注意事项】

1．偶见过敏反应或口腔黏膜浅表脱屑。

2．长期使用能使口腔黏膜表面和牙齿着色，舌苔变黑，味觉改变，咽部烧灼感，停药后可恢复。

3．避免接触眼部。

4．本药仅供含漱用，含漱后应吐出，不得咽下。

处方②：局部用药，曲安奈德软膏，涂敷，每日3次。

【注意事项】

1．过敏者禁用。

2．感染性疾病者禁用。

处方③：局部用药，金霉素倍他米松糊剂，涂敷，每日3次。

【注意事项】

1．对相关成分过敏者禁用。

2．感染性疾病禁用。

3．长期使用可能引起局部皮肤萎缩、毛细血管扩张、色素沉着、毛囊炎、口周皮炎及继发感染。

处方④：局部用药，口腔溃疡散，用消毒棉球蘸药擦患处，每日2～3次。

【注意事项】

1．不可口服。

2．一般症状在1周内未改善或加重者，应去医院就诊。

3．对本药过敏者禁用，过敏体质者慎用。

4．本药性状发生改变时禁止使用。

5．儿童必须在成人监护下使用。

处方⑤：局部用药，重组人表皮生长因子喷剂，喷涂患处，每日1次。

【注意事项】

1．注意清创、除痂。

2．感染性创面用药同时，应与其他合适的抗感染药物配合使用。

处方⑥：全身用药，氯雷他定，口服，每次10mg，每日1次。

【注意事项】

1．常见不良反应有乏力、头痛、嗜睡、口干、胃肠道不适，如恶心、胃炎及皮疹等。罕见不良反应有脱发、过敏反应、肝功能异常、心动过速及心悸等。

2．严重肝功能不全的患者须在医师指导下使用。

3．妊娠期及哺乳期妇女慎用。

4．在做皮试前约48小时应中止使用，因抗组胺药能阻止或降低皮试的阳性反应发生。

5. 对本药过敏者禁用。

6. 6岁以下儿童服用的安全性及疗效目前尚未确定。

7. 肝及肾功能不全者应减少用量，建议10mg，每2日服用1次或在医师指导下使用。

8. 因老年患者服药后血浆浓度高于健康人，故老年患者长期应用本药时须密切注意不良反应发生。

9. 成人过量服用本药（40 ~ 180mg）可发生嗜睡、心律失常、头痛。一旦发生以上症状，立即给予对症和支持疗法。治疗措施包括催吐，随后给予活性炭吸附未被吸收的药物。如果催吐不成功，则用生理盐水洗胃，进行导泻以稀释肠道内的药物浓度，血液透析不能清除氯雷他定，还未确定腹膜透析能否清除本药。

处方⑦：全身用药，泼尼松，口服，每日25 ~ 40mg，5 ~ 7天为1个疗程。

【注意事项】

1. 本药须经肝代谢活化为泼尼松龙才有效，故肝功能不良者不宜应用。

2. 肾上腺皮质功能亢进、高血压、动脉粥样硬化、心力衰竭、糖尿病、神经病、癫痫、术后及消化性溃疡和角膜溃疡、肠道疾病或慢性营养不良、肝功能不全者不宜使用。

3. 孕妇、哺乳期、婴幼儿及体弱者应慎用或禁用。

4. 如同时伴有病毒性感染应慎用。

5. 并发感染为糖皮质激素的主要不良反应。以真菌、结核分枝杆菌、葡萄球菌、变形杆菌、铜绿假单胞菌和各种疱疹病毒感染为主。多发生在中程或长程疗法时，但也可在短期用大剂量后出现。

6. 患者可出现精神症状，如欣快感、谵妄、定向力障碍，也可表现为抑制。精神症状尤易发生于患慢性消耗性疾病以往有过精神不正常者。用量达每日40mg或更多，用药数日至2周时即可出现。

7. 下丘脑－垂体－肾上腺轴受抑制为糖皮质激素治疗的重要并

发症，其发生与制剂、剂量、疗程等因素有关。每日用量20mg以上，历时3周以上，出现医源性库欣综合征时，应考虑肾上腺功能已受抑制。

处方⑧：全身用药，维生素C，口服，每次0.2g，每日3次。

【注意事项】

1. 不宜长期过量服用本药，长期大剂量服用可引起停药后坏血病，也可引起尿酸盐、半胱氨酸盐或草酸盐结石。

2. 过量服用（每日用量1g以上）可引起腹泻、皮肤红而亮、头痛、尿频（每日用量600mg以上）、恶心呕吐、胃痉挛。

3. 本药可通过胎盘并分泌入乳汁。孕妇服用过量时，可诱发新生儿发生坏血病。

4. 下列情况应慎用：①半胱氨酸尿症；②痛风；③高草酸盐尿症；④草酸盐沉积症；⑤尿酸盐性肾结石；⑥葡萄糖-6-磷酸脱氢酶缺乏症；⑦血色病；⑧铁粒幼细胞贫血或地中海贫血；⑨镰状细胞贫血；⑩糖尿病（因维生素C干扰血糖定量）。

5. 如服用过量或出现严重不良反应，应立即就医。

6. 对本药过敏者禁用，过敏体质者慎用。

（卢松鹤）

三、接触性口炎

（一）病情概述

接触性口炎指口腔黏膜直接接触一般无毒害物质后出现的局部过敏反应，多发生在超敏体质患者，常见致敏物质包括牙表面银汞合金充填物、带有金属支架的可摘局部义齿、唇膏、含有特殊成分的牙膏、食物及局部药物制剂等。口腔黏膜病损多数为直接接触部位或邻近组织，与变应原接触位置可出现红肿、水疱、糜烂等，伴有灼痛不适，也可出现类似扁平苔藓的白色条纹状病损，即苔藓样变。接触唇膏或进行文唇者也可出现唇部瘙痒、红肿、糜烂。

（二）诊断与治疗

【诊断要点】

1．明确的变应原接触史。

2．与变应原相一致或邻近变应原的病损位置。

3．去除变应原后病损即缓解或痊愈。

【鉴别诊断】

1．义齿性口炎　为真菌感染性疾病，慢性病程，与义齿材质无关，多发生于上腭及牙龈，表现为口腔黏膜的萎缩发红，而不是糜烂。

2．创伤性溃疡　多具有局部创伤因素，主要表现为口腔黏膜溃疡，而不是红肿糜烂，如由义齿引起的，在调改义齿后即可自愈。

3．扁平苔藓　为多发对称的网纹状、树枝状病损，可见糜烂、渗出，与是否存在局部致敏因素无关，即使去除局部致敏因素（如银汞合金充填体等）病变依然存在。

【治疗原则】

1．去除可疑过敏因素，如去除银汞合金、暂时停止佩戴义齿等。

2．如无法确定过敏因素，可行诊断性治疗，依次去除所有可疑过敏因素，直到病损出现好转趋势。

3．局部对症治疗。

4．局部用药避免应用刺激性较强的药物。

【一般治疗】

1．寻找并及时去除可疑变应原，避免再次接触。

2．药物治疗以局部治疗为主。

（三）药物处方

处方①：局部用药，0.02%氯己定溶液，含漱，10～20ml，每日3次。

【注意事项】

1．偶见过敏反应或口腔黏膜浅表脱屑。

2．长期使用能使口腔黏膜表面和牙齿着色，舌苔变黑，味觉改变，咽部烧灼感，停药后可恢复。

3．避免接触眼部。

4．本药仅供含漱用，含漱后应吐出，不得咽下。

处方②：局部用药，曲安奈德软膏，涂敷，每日3次。

【注意事项】

1．过敏者禁用。

2．感染性疾病者禁用。

处方③：局部用药，金霉素倍他米松糊剂，涂敷，每日3次。

【注意事项】

1．对相关成分过敏者禁用。

2．感染性疾病禁用。

3．长期使用可能引起局部皮肤萎缩、毛细血管扩张、色素沉着、毛囊炎、口周皮炎及继发感染。

处方④：局部用药，口腔溃疡散，用消毒棉球蘸药擦患处，每日2～3次。

【注意事项】

1．不可口服。

2．一般症状在1周内未改善或加重者，应去医院就诊。

3．对本药过敏者禁用，过敏体质者慎用。

4．本药性状发生改变时禁止使用。

5．儿童必须在成人监护下使用。

处方⑤：局部用药，重组人表皮生长因子喷剂，喷涂患处，每日1次。

【注意事项】

1．注意清创、除痂。

2．感染性创面用药同时，应与其他合适的抗感染药物配合使用。

处方⑥：全身用药，氯雷他定，口服，每次10mg，每日1次。

【注意事项】

1．常见不良反应有乏力、头痛、嗜睡、口干、胃肠道不适，如恶心、胃炎及皮疹等。罕见不良反应有脱发、过敏反应、肝功能异常、心动过速及心悸等。

2．严重肝功能不全的患者须在医师指导下使用。

3．妊娠期及哺乳期妇女慎用。

4．在做皮试前约48小时应中止使用，因抗组胺药能阻止或降低皮试的阳性反应发生。

5．对本药过敏者禁用。

6．6岁以下儿童服用的安全性及疗效目前尚未明确。

7．肝及肾功能不全者应减少用量，建议10mg，每2日服用1次或在医师指导下使用。

8．因老年患者服药后血药浓度高于健康人，故老年患者长期应用本药时须密切注意不良反应的发生。

9．成人过量服用本药（40～180mg）可发生嗜睡、心律失常、头痛。一旦发生以上症状，立即给予对症和支持疗法。治疗措施包括催吐，随后给予活性炭吸附未被吸收的药物。如果催吐不成功，则用生理盐水洗胃，进行导泻以稀释肠道内的药物浓度，血液透析不能清除氯雷他定，还未确定腹膜透析能否清除本药。

处方⑦：全身用药，泼尼松，口服，每日25～40mg，5～7天为1个疗程。

【注意事项】

1．本药须经肝代谢活化为泼尼松龙才有效，故肝功能不良者不宜应用。

2．肾上腺皮质功能亢进、高血压、动脉粥样硬化、心力衰竭、糖尿病、神经病、癫痫、术后及消化性溃疡和角膜溃疡、肠道疾病或慢性营养不良、肝功能不全者不宜使用。

3．孕妇、哺乳期、婴幼儿及体弱者应慎用或禁用。

4．如同时伴有病毒性感染应慎用。

5．并发感染为糖皮质激素的主要不良反应。以真菌、结核分枝杆菌、葡萄球菌、变形杆菌、铜绿假单胞菌和各种疱疹病毒感染为主。多发生在中程或长程疗法时，但也可在短期用大剂量后出现。

6．患者可出现精神症状，如欣快感、激动、不安、谵妄、定向力障碍，也可表现为抑制。精神症状尤易发生于患慢性消耗性疾病及以往有过精神失常者。用量达每日40mg或更多，用药数日至2周时即可出现。

7. 下丘脑-垂体-肾上腺轴受抑制为激素治疗的重要并发症，其发生与制剂、剂量、疗程等因素有关。每日用量20mg以上，历时3周以上，出现医源性库欣综合征时，应考虑肾上腺功能已受抑制。

处方⑧：全身用药，维生素C，口服，每次0.2g，每日3次。

【注意事项】

1. 不宜长期过量服用本药，长期大剂量服用可引起停药后坏血病，也可引起尿酸盐、半胱氨酸盐或草酸盐结石。

2. 过量服用（每日用量1g以上）可引起腹泻、皮肤红而亮、头痛、尿频（每日用量600mg以上）、恶心呕吐、胃痉挛。

3. 本药可通过胎盘并分泌入乳汁。孕妇服用过量时，可诱发新生儿发生坏血病。

4. 下列情况应慎用：①半胱氨酸尿症；②痛风；③高草酸盐尿症；④草酸盐沉积症；⑤尿酸盐性肾结石；⑥葡萄糖-6-磷酸脱氢酶缺乏症；⑦血色病；⑧铁粒幼细胞贫血或地中海贫血；⑨镰状细胞贫血；⑩糖尿病（因维生素C干扰血糖定量）。

5. 如服用过量或出现严重不良反应，应立即就医。

6. 对本药过敏者禁用，过敏体质者慎用。

（卢松鹤）

四、口　干　症

（一）病情概述

口干症是一种由多因素引起的唾液分泌减少或成分改变所致的口腔干燥的状态或主观感觉。口干症是一种临床症状，并非独立的疾病，发病率在10%以上，尤其好发于中、老年女性。常见的病因包括自身免疫性疾病、感染性疾病、腺体发育不全、内分泌疾病、药物不良反应、放射线、贫血、精神心理因素等。由于唾液腺分泌减少导致唾液减少，引起口腔干燥，黏膜变干、变红、充血，舌背干燥、舌乳头广泛萎缩、舌背可见多处浅沟纹，患者主诉口内烧灼感、味觉异常。除了对黏膜的影响外，口干症还容易引起牙体、牙周疾病如猖獗龋、牙周炎。此外，口干症患者还常常出现吞咽困难和构音障碍，给患者身心健康和生活质量带来很大影响。

（二）诊断与治疗

【诊断要点】

1. *唾液流量检测* 包括混合性唾液和单一唾液腺唾液检测。临床上常用的方式为混合性唾液检测，但不能反映单个腺体的状况。采集时间最好是清晨最后一次进食至少2小时后。采集可分为流量流速法和嚼蜡法。

（1）流量流速法：采集前先用清水漱口，静息5～10分钟，弃去最初分泌唾液，将继续分泌的唾液收集于洁净小杯内。2002年美国和欧洲提出口干症的国际诊断标准之一为非刺激性唾液总流率≤1.5ml/15min。

（2）咀嚼医用石蜡法：给予大约1g石蜡，咀嚼1分钟，第一口唾液吐掉，继续咀嚼石蜡，将5分钟内分泌的唾液吐于消毒量筒中，计算刺激性唾液总量及流率，并以ml/min表示，小于1ml/min作为口干症的诊断标准之一。

2. *腮腺造影* 向腮腺导管注射碘油1ml，拍摄腮腺X线片，观察有无腮腺腺体破坏，导管有无点球状扩张等形态改变，可较直观地反映腮腺腺体和导管结构，了解腺体排空功能状态。

3. *唇腺活检* 通常在下唇内测取唇腺2～3只，常规石蜡包埋切片，HE染色（苏木精-伊红染色），观察有无淋巴细胞浸润。

4. *唾液腺ECT（唾液腺动态显像）* 通过静脉注射示踪剂$^{99m}TcO_4$，进行双侧腮腺、下颌下腺动态影像检测，不仅能观察唾液腺形态、大小、位置，还能反映腺体摄取功能和导管排泄状态。

【鉴别诊断】

须与口腔真菌感染鉴别。口腔真菌感染多为白念珠菌感染，可表现为黏膜变红、舌背变红、舌乳头萎缩，患者会有口干、味觉异常、烧灼感等与口干症类似的症状。但口腔真菌感染可出现白色天鹅绒状斑块，可以通过唾液流量检测和真菌培养实验来进行鉴别。

【治疗原则】

1. 对症治疗　促进唾液分泌，缓解口干症症状。

2. 对因治疗　针对引起口干症的病因治疗原发病。

【一般治疗】

1. 口腔卫生指导，定期口腔牙周治疗。预防牙体疾病，适当使用氟化物。

2. 通过漱口液、人工唾液、口腔凝胶来代替唾液的部分功能。嘱患者多饮水、进食酸性食物或经常咀嚼口香糖改善唾液分泌。使用催涎剂或电刺激支配涎腺的神经促进唾液腺分泌。

3. 积极治疗原发病，如免疫系统、内分泌、心理等疾病。

（三）药物处方

处方①：局部用药，1%聚维酮碘含漱液，每日3次，每次5ml（加5ml水1∶1稀释，共10ml）。

【注意事项】

1. 本药为外用药，切忌口服。如误服中毒，应立即用淀粉糊或米汤洗胃，并送医院救治。

2. 用药部位如有烧灼感、红肿等情况应停药，并将局部药物洗净，必要时向医师咨询。

3. 对本药过敏者禁用，过敏体质者慎用。

处方②：口炎清颗粒，每次2袋，每日1～2次。

【注意事项】

1. 忌烟、酒及辛辣、油腻食物。

2. 糖尿病及高血压、心脏病、肝病、肾病等慢性病严重者应在医师指导下服用。

3. 儿童、孕妇、哺乳期妇女、年老体弱、脾虚便溏者应在医师指导下服用。

4. 服药3天后症状无缓解，应去医院就诊。

5. 对本药过敏者禁用，过敏体质者慎用。

处方③：茴三硫，口服，每次1片，每日3次。

【注意事项】

1. 黄疸、肝硬化、胆道及胆总管闭塞者禁用。

2. 孕妇或哺乳期妇女慎用。

3. 甲状腺功能亢进患者慎用。

（金婵媛）

五、口腔异味

（一）病情概述

口腔异味又称口臭，指口腔呼出的气体中令人不快的气体。口腔气体中挥发性硫化物是引起口腔异味的主要成分，其中甲基硫醇和硫化氢比例可达90%以上。口腔异味主要来源于口腔内的舌苔、牙周袋、食物嵌塞等，也可能存在全身的生理原因或病理原因。口腔异味可分为生理性口臭、病理性口臭（包括口源性口臭和非口源性口臭）及假性口臭。

（1）生理性口臭：健康人由于不良的口腔卫生习惯，食用了某些药物或刺激性食物、抽烟、饮酒等引起的口臭。

（2）病理性口臭：由口腔疾病及某些严重的系统性疾病引起的口臭。

1）口源性口臭：80%～90%的口臭来源于口腔。口腔中有未治疗的龋齿、残根、残冠、不良修复体、不正常解剖结构、牙龈炎、牙周炎及口腔黏膜病等都可以引起口臭。其中龋齿和牙周疾病又是最常见的相关疾病。

2）非口源性口臭：口腔邻近组织疾病、呼吸道和消化道疾病，以及糖尿病酮症酸中毒、尿毒症、白血病、维生素缺乏、重金属中毒等疾病引起的口臭。

3）假性口臭：患者本人自觉有口腔异味，但检查结果为阴性。

（二）诊断与治疗

【诊断要点】

口腔异味的诊断与鉴别诊断主要在于分析其产生来源。

1. 生理性口臭

（1）口腔卫生不良：舌苔，牙菌斑软垢及牙间食物嵌塞残存的食物发酵可能产生轻至中度的口臭。

（2）饮食气息：如饮酒后的酒精气味，吸烟者的烟味，食大蒜后口腔残存的大蒜臭味。

（3）生理性唾液减少：睡眠时唾液分泌量减少，晨起可有口臭。

2. 口源性口臭

（1）牙周疾病：牙周疾病患者常伴有大量的牙石、牙菌斑，牙周袋内细菌发酵产生硫化氢、吲哚和氨类，因而产生臭味。另外，牙周脓肿和牙周袋溢脓，多为金黄色葡萄球菌合并牙周致病菌感染，也会发出臭味。牙周疾病常伴随食物嵌塞，残存的食物发酵可能产生轻至中度的口臭。

（2）龋齿等牙体疾病：深龋窝洞内、不良修复体悬突下常残存食物残渣和菌斑，细菌经过发酵分解，产生臭味。牙髓坏死、慢性根尖周炎排脓等也可能引起口腔异味。

（3）坏死性病损：坏死性龈口炎、白血病、口腔恶性肿瘤、恶性肉芽肿等也可能伴发腐败性口臭。

（4）黏膜感染：球菌性口炎可能伴有轻度口臭，黏膜糜烂、溃疡伴发感染（多形性红斑、天疱疮等）可能会有中度口臭。

（5）拔牙窝内感染：拔牙后拔牙窝内感染，如干槽症等也可伴有腐败性口臭。智齿冠周炎患者口内也可伴有口臭。

（6）唾液分泌不足：先天性唾液腺发育不全、口干症、真菌感染、放疗术后等因为唾液分泌减少，对口腔的冲刷稀释缓冲作用减小而出现口臭。

3. 非口源性口臭

（1）消化系统疾病：消化不良、食管憩室伴有上腹部不适或腹泻、胃食管反流也会引起口腔异味。急慢性胃炎、消化性溃疡可出现酸臭味；幽门梗阻、晚期胃癌常出现臭鸭蛋味口臭。钡餐造影、大便常规检查有助于诊断。

（2）呼吸系统疾病：肺部疾病伴有咳嗽、痰多者，鼻腔感染流脓涕，化脓性扁桃体炎、慢性上颌窦炎、萎缩性鼻炎等，可产生脓性分泌物而发出臭味。

（3）糖尿病：糖尿病患者口腔有烂苹果味。糖尿病酮症酸中毒患者可呼出丙酮味气体。

（4）尿毒症：尿毒症患者口腔有氨味。

（5）食物和药物中毒：铅、汞、砷中毒者口腔有金属味，氰化物中毒者口腔有苦杏仁味，有机磷农药中毒者口腔有蒜臭味。

4. 假性口臭　患者本人自觉有口腔异味，但临床和实验室检查结果为阴性。

【鉴别诊断】

1. 生理性口臭　有不良的口腔卫生习惯，食用了某些药物或刺激性食物、抽烟、饮酒后等因素，但临床检查未见明确引起口臭的口腔疾病及全身系统性疾病。

2. 口源性口臭　口腔卫生检查发现口腔中有未治疗的龋齿、残根、残冠、不良修复体、不正常解剖结构、牙龈炎、重度牙周炎、干槽症、口腔黏膜病等引起口臭的口腔疾病。

3. 非口源性口臭　系统检查发现呼吸道、消化道疾病，以及糖尿病酮症酸中毒、尿毒症、重金属中毒等疾病。

4. 假性口臭　患者自觉有口腔异味，但临床和实验室检查结果为阴性。

【治疗原则】

分析引起口腔异味的原因，对原因和基础疾病进行治疗干预。

【一般治疗】

1. 生理性口臭　主要注意口腔卫生，养成良好的口腔卫生习惯，食用刺激性食物后及时漱口，戒烟。

2. 病理性口臭　须针对对应的口腔、邻近组织及系统疾病进行相关治疗，包括牙周疾病的治疗，龋齿充填、根管治疗，口腔内感染坏死性疾病的处理等，以及口腔邻近组织疾病、全身系统性疾病的相应治疗。

3. 假性口臭　可以通过解释说明和心理咨询得到改善。

（三）处方药物

无。

（胡洪成）

六、口腔白斑

（一）病情概述

口腔白斑指口腔黏膜上出现的白色病损，不能被擦除，不属于其他任何可定义的病损，属于癌前病变。发病因素可能与吸烟、物理刺激、咀嚼槟榔等相关，也有遗传性因素。本病好发于舌腹、口底等部位，根据临床症状可分为斑块型、褶皱型、颗粒型、溃疡型及疣型。

（二）诊断与治疗

【诊断要点】

1. 暂时性诊断　口腔黏膜发生的白色病损，如不能诊断为其他疾病，可暂时性诊断为白斑。

2. 肯定性诊断　当去除所有可疑因素后，病损持续存在，无好转趋势，经组织病理学检查后可进行肯定性诊断。

【鉴别诊断】

1. 白色角化病　多发生于硬腭、唇红，为灰白色病损，质地较软，无明显凸起，预后良好。组织病理学检查可明确诊断。

2. 扁平苔藓　为多发对称的网纹状、树枝状病损，可见糜烂、渗出，也可见丘疹样皮损。

3. 白色海绵状斑痣　病损表现为灰白色海绵状损害，质地柔软，部分褶皱可以去除。组织病理学检查可明确诊断。

【治疗原则】

1. 去除所有可疑刺激因素。
2. 局部和全身应用抗角化药物。
3. 预防真菌感染。
4. 手术切除。
5. 定期复查。

【一般治疗】

1. 卫生宣教　加强口腔卫生宣教是口腔白斑早期预防的重点。

2. 去除刺激因素　提倡健康生活方式，戒烟、戒酒，戒除咀嚼槟榔习惯，少食酸、辣、烫、麻等刺激性食物，去除残根、残冠、不良修复体等口腔内一切刺激因素。

3. 药物治疗　维生素A、维A酸、维生素E、番茄红素、β-胡萝卜素等。

4. 外科治疗　手术切除白斑。

5. 随访　如有临床变化可再次活检。

（三）药物处方

处方①：局部用药，0.02%氯己定溶液，含漱，10～20ml，每日3次。

【注意事项】

1. 偶见过敏反应或口腔黏膜浅表脱屑。

2. 长期使用能使口腔黏膜表面和牙齿着色，舌苔变黑，味觉改变，咽部烧灼感，停药后可恢复。

3. 避免接触眼部。

4. 本药仅供含漱用，含漱后应吐出，不得咽下。

处方②：局部用药，1%聚维酮碘溶液，含漱，每日3次。

【注意事项】

1. 本药为外用药，切忌口服。如误服中毒，应立即用淀粉糊或米汤洗胃，并送医院救治。

2. 用药部位如有烧灼感、红肿等情况应停药，并将局部药物洗净，必要时向医师咨询。

3. 对碘过敏者禁用，过敏体质者慎用。

处方③：局部用药，2%～4%碳酸氢钠溶液，含漱，每日3次。

【注意事项】

1. 不良反应少见。

2. 弱碱性，忌与酸或酸性盐类药物同时使用。

处方④：局部用药，0.1%维A酸软膏，涂敷，每日1～2次。

【注意事项】

1. 病损好转后，应逐渐减少药物用量直至停药，避免出现病损反复。

2. 充血糜烂型病损禁用，唇部病损禁用。

3. 对本药过敏者禁用，过敏体质者慎用，急性或亚急性皮炎、湿疹类皮肤病患者禁用。

4. 须进行定期复查。

处方⑤：全身用药，胸腺肽肠溶片，口服，每次20mg，每日1～2次，1个月为1个疗程。

【注意事项】

1. 个别可见恶心、发热、头晕、胸闷、无力等不良反应，少数患者偶有嗜睡。

2. 慢性乙型肝炎患者使用时可能ALT水平短暂上升，如无肝衰竭预兆出现，仍可继续使用本药。

3. 极个别患者有轻微过敏反应，停药后可消失。

处方⑥：全身用药，β-胡萝卜素胶囊，口服，每次6mg，每日1～2次。

【注意事项】

1. 药物使用期间可能出现皮肤黄染、稀便，也有出现瘀斑和关节痛者，停药后即可消失。

2. 作为辅助用药使用。

处方⑦：全身用药，复方丹参滴丸，口服或舌下含服，每次10粒，每日3次。

【注意事项】

1. 偶见胃肠道反应。

2. 孕妇慎用。

（卢松鹤）

七、灼口综合征

（一）病情概述

灼口综合征指发生在口腔黏膜，以烧灼样疼痛感觉为主要症状的一组症候群，一般不伴有明显临床病变表现，无实质性病损。其病因复杂，可能与局部刺激因素、系统性因素、精神因素等相关。以更年期或绝经期前后的妇女常见。

（二）诊断与治疗

【诊断要点】

1．患者症状与体征不符，主诉口腔黏膜症状者往往不伴有临床检查阳性体征。

2．主诉症状包括口腔黏膜灼痛感、口感、感觉迟钝、味觉改变等。

3．主诉症状一般晨起时较轻，后逐渐加重，部分患者诉进食或说话时症状减轻或消失。

4．病程长，部分患者病情迁延不愈。

5．多见于更年期女性，以更年期综合征者多见。

6．可同时伴有失眠、焦虑、烦躁等症状。

【鉴别诊断】

1．*地图舌*　偶有牙周痛感或发痒，但多数伴有明确病损，舌背乳头片状萎缩，呈不规则红斑区域，周围乳头增生隆起环绕。

2．*口腔念珠菌病*　可出现局部口腔黏膜烧灼感，但多数可见念珠菌病损。真菌培养可发现真菌感染存在。

【治疗原则】

1．针对可能的因素进行全身调理，包括控制情绪、调节作息、规律饮食等。

2．心理治疗。

3．全身药物调理。

4．去除局部刺激因素。

5．治疗系统性疾病。

6. 尽量不用或少应用局部药物，如需用药，采用温和无刺激药物。

【一般治疗】

1. *全身用药* 氯硝西泮为治疗一线药物。

2. *局部用药* 有研究表明氯硝西泮外用剂型涂抹疼痛部位可缓解疼痛。

3. *认知疗法* 应用心理学原理改变慢性疼痛患者的行为、思维方式或知觉，以减轻其精神痛苦。

4. *中医中药* 穴位注射可缓解患者症状，加味逍遥丸等中成药也可用于本病治疗。

（三）药物处方

处方①：局部用药，2%～4%碳酸氢钠溶液，含漱，每日3次。

【注意事项】

1. 不良反应少见。

2. 弱碱性，忌与酸性或酸性盐类药物同时使用。

处方②：局部用药，达克罗宁糊剂，涂敷，每日3次。

【注意事项】

相关药物成分过敏者禁用。

处方③：局部用药，维生素B_1注射液1ml＋维生素B_{12}注射液1ml与2%利多卡因注射液1ml混合，局部注射，隔日1次，5次为1个疗程。

【注意事项】

1. 对于舌部烧灼感明显者应用。

2. 忌空腹注射。

3. 相关成分过敏者禁用。

处方④：全身用药，谷维素＋维生素B_2＋维生素E联合疗法。谷维素，口服，每次10mg，每日1次；维生素B_2，口服，每次10mg，每日3次；维生素E，口服，每次100mg，每日1次。

【注意事项】

1. 服用谷维素偶有胃部不适、恶心呕吐、口干、乳房肿胀、皮疹、油脂分泌过多、脱发、体重增加等，停药或减量后可减轻或消失，消化性溃疡者慎用，过敏者慎用。

2．大量服用维生素B_2可致尿液呈黄色，正常肾功能状况下几乎不产生毒性。

3．长期大量服用维生素E（每日400～800mg），可引起视物模糊、腹泻、乳腺肿大、头晕等，超量服用（>每日800mg）影响性功能，可能出现血栓性静脉炎或栓塞。

处方⑤：全身用药，复方丹参滴丸，口服或舌下含服，每次10粒，每日3次。

【注意事项】

1．偶见胃肠道反应。

2．孕妇慎用。

处方⑥：全身用药，六味地黄丸，口服，每次6g，每日2次。

【注意事项】

1．阳虚患者不宜服用。

2．不宜长期服用。

处方⑦：全身用药，芦笋胶囊，口服，每次0.6g，每日3次。

【注意事项】

不良反应少见。

（卢松鹤）

八、氟　牙　症

（一）病情概述

氟牙症（dental fluorosis）指在牙发育形成期间，由于机体摄氟过多导致牙釉质矿化不全而引起的牙体硬组织改变，临床上肉眼可见牙釉质表面失去正常光泽，出现白垩、着色、缺损样改变，又称氟斑牙或斑釉牙（mottled enamel）。

通过大量的流行病学调查和研究显示饮水中含氟量过高是人体氟摄入量过高的主要来源，综合国内外氟牙症发病的调查报道，如果牙齿发育期间饮水中含氟高于1mg/L即可发生氟牙症。因此，得出饮水中含氟量的适宜浓度为1mg/L，既有防龋作用，又不至于产生氟牙症。除了饮水型氟中毒，机体还可以通过呼吸道摄入过多的氟，有些地区吃的鱼、虾及海盐等海产品含氟量高也可导致的氟牙症的流行。

氟牙症以恒牙多见，乳牙很少见。因为乳牙釉质形成和钙化大多在胚胎时期和哺乳期，这些时期胎儿和婴儿通过胎盘和母乳中摄入氟的量少，所以乳牙氟牙症少见。另外，氟牙症表现在同一时期发育的牙齿，成组、对称地出现釉质发育不全。

氟牙症釉质形态的表现程度各式各样，范围极广，具体取决于摄入氟的水平。

（1）轻度氟牙症表现为牙釉质上有白垩斑点、斑块或色素沉着斑块。

（2）中度和重度改变为棕黄色着色和釉质凹陷，更严重时釉质出现蜂窝状缺损。

（3）氟牙症患牙耐磨性差，但对酸蚀的抵抗力强。

（4）严重的氟中毒时，除牙齿变化外，患者常有关节炎及关节强直、骨硬化症、关节病变、贫血等。

（二）诊断与治疗

【诊断要点】

有明确的牙发育期间摄氟过量病史，结合临床检查具有以下1项，可诊断为氟牙症。

（1）白垩样变：牙表面部分或全部失去光泽，出现不透明的云雾状或粗糙似粉笔样的条纹、斑点、斑块，或整个牙面呈白色粉笔样改变。

（2）釉质着色：牙表面出现点、片状浅黄褐色、黄褐色、深褐色病变，重者呈黑褐色，着色不能被刮除。

（3）釉质缺损：牙釉质破坏、脱落，牙面出现点状甚至地图样凹坑，缺损呈浅蜂窝状，深度仅限于釉质层，严重者釉质大片缺失。

临床和流行病学调查中常用的氟牙症分类标准是Dean分类法（表2-1）。它是最早用于氟牙症流行病学调查的分类，也是WHO推荐使用的氟牙症分类标准。

表2-1 氟牙症Dean分类标准

分类（指数）	标准
正常（0）	釉质表面光滑，有光泽，通常呈浅乳白色
可疑（0.5）	釉质的半透明度有轻度改变，从少数白斑纹到偶见白色斑点，临床不能诊断为很轻型，而又不完全正常的情况
很轻（1）	小的呈纸样白色不透明区，不规则地分布在牙面上，但不超过牙面的25%
轻度（2）	牙面上的白色不透明区更广泛，但不超过牙面的50%
中度（3）	釉质表面有显著的磨损，呈黄褐或棕褐染色，外表很难看
重度（4）	釉质表面严重受累，发育不全明显，棕褐染色广泛，影响整个牙的外形

【鉴别诊断】

本病主要应与牙釉质发育不全鉴别。

（1）牙釉质发育不全白垩色斑的周界比较明确，而且其纹线与牙釉质生长发育线相平行吻合。氟牙症为长期性的损伤，故其斑块呈散在的云雾状，周界不明确，并与牙釉质生长发育线不相吻合。

（2）牙釉质发育不全可发生在单个牙或一组牙，而氟牙症发生在多数牙，尤以上颌前牙多见。

（3）氟牙症患者有在高氟地区的生活史。

【治疗原则】

1\. 牙齿釉质有轻度或较深着色而无明显缺损时，可以进行漂白治疗。

2\. 牙齿釉质着色深或有釉质缺损的情况，可采用树脂充填、贴面修复或全冠修复。

【一般治疗】

1\. 漂白治疗　1884年，Harlan发表了第一份使用过氧化氧（hydrgen peroxide，HP）漂白牙齿的病例报道，从此HP成了最主要的牙齿漂白剂。1989年，Haywood报道用10%过氧化脲（carbarinide peroxide，CP）放入托盘内进行家庭漂白的新方法，牙齿漂白进入一个崭新时代。尽管牙齿漂白药物名称和剂型多样，但均为含有HP或CP的产品，通过其对变色物质的氧化作用达到脱色目的。目前主要有诊室内漂白（in office bleaching）、家庭漂白（at home bleaching）、非处方药物漂白（over the counter）3种方式。

2．磨除着色区，树脂充填。

3．贴面修复。

4．全冠修复。

（三）药物处方

无。

（韩　怡）

九、干　槽　症

（一）病情概述

“干槽症”（dry socket）一词为Crawford于1896年首先提出。此后因对疾病特征、病因、病理的看法不同提出了多种命名。目前应用较广泛的是干槽症及纤维溶解性牙槽炎（fibrinolytic alveolitis）。

由于采用的诊断标准不一，报道的干槽症发生率不一。国外报道，全口牙拔除后干槽症的发生率为0.9%～4.4%；下颌阻生第三磨牙干槽症的发生率为0.5%～68.4%。干槽症最多见于下颌第三磨牙。

干槽症剧烈疼痛的原因有不同的解释，主要有以下观点：神经末梢暴露受各种刺激引起；激肽产生并作用于血管周围的化学感受器引起；神经炎引起。

干槽症的病因有多种学说，目前均不能全面解释干槽症的发病及临床表现。目前认为干槽症的病因是综合性的，起作用的不是单一因素，而是多因素的综合作用结果。

（二）诊断与治疗

【诊断要点】

具备第1条和第2条（或第3条）可诊断。

（1）拔牙2～3天有剧烈疼痛，并可向耳颞部、下颌区或头顶部放散，一般镇痛药不能镇痛。

（2）拔牙窝内可空虚。

（3）拔牙窝内有腐败变性的血凝块，腐臭味强烈。

【鉴别诊断】

根据典型临床表现一般可以明确诊断。

【治疗原则】

彻底地清创及隔离外界对牙槽窝的刺激，以利于迅速镇痛，促进愈合。

【一般治疗】

下颌传导阻滞麻醉下彻底清创。使用3%过氧化氢溶液棉球反复擦拭，以消除腐败坏死物质，直至牙槽窝清洁，棉球干净无臭味。用生理盐水冲洗牙槽窝，将碘仿纱条依次叠列严密填满牙槽窝，松紧适度，最后将碘仿纱条末端塞入牙槽窝深部避免松脱，可缝合两侧牙龈。经上述处理后，绝大多数可完全或基本镇痛。10天后去除碘条，此时骨壁表面有一层肉芽组织覆盖，可待其自然愈合。

（三）药物处方

处方①：阿莫西林，口服，成人每日1～4g，分3～4次给药。

【注意事项】

1．青霉素过敏者禁用。

2．传染性单核细胞增多症患者慎用或禁用。

3．不宜与避孕药同服。

4．不良反应发生率为5%～6%，常见有胃肠道反应、皮疹等。

处方②：甲硝唑，口服，0.2～0.4g，每日2～4次。

【注意事项】

1．偶尔可致严重不良反应，如严重过敏反应及神经精神症状，临床上应注意观察。

2．可抑制酒精代谢，故用药期间应戒酒。

3．不良反应：消化道反应常见，如恶心呕吐、食欲缺乏、腹痛等；过敏反应，如荨麻疹、皮肤瘙痒等；神经系统症状，如眩晕、共济失调、多发性神经炎等；可引起二重感染，如假膜性肠炎。

处方③：替硝唑，口服，每日2g，分1～2次给药。

【注意事项】

1．孕妇及哺乳期妇女禁用。

2．有血液病病史及器质性神经系统疾病者禁用。

3．服药期间禁酒。

4．不良反应：同甲硝唑。

处方④：布洛芬，口服，每次0.2～0.4g，每日3次，餐中服用可减少胃肠道反应。

【注意事项】

1．孕妇、哺乳期妇女、哮喘患者禁用。

2．高血压、肾功能不全、消化性溃疡及凝血功能障碍者慎用。

3．与抗凝药合用时，可使其游离型血药浓度增加，应注意避免。

4．不良反应：胃肠道反应发生率为30%～40%，多为轻度消化不良及胃肠道刺激症状；中枢神经系统反应常见失眠、头痛、眩晕、耳鸣等；对造血系统，可使出血时间延长，引起血细胞减少症；可引起肾病综合征、肾衰竭、肝功能减退；可引起过敏反应如皮疹、瘙痒、哮喘等；与阿司匹林有交叉过敏反应，可引起中毒性弱视；对孕妇可引起产程延长及难产。

（于　森）

十、黏液腺囊肿

（一）病情概述

黏液腺囊肿是口腔涎腺因创伤或导管阻塞等原因导致的黏液外漏或潴留，形成的黏液腺瘤样病变，常见于青少年，好发于下唇及舌尖腹部，偶见于上唇、腭、颊及口底等部位。

根据病因及病理表现的不同，可分为外渗性黏液囊肿和潴留性黏液囊肿。外渗性黏液囊肿占黏液囊肿的80%以上，青少年居多，由局部咬伤、导管破裂、黏液外渗入组织间隙导致。潴留性黏液囊肿较少见，其病因主要是微小结石、分泌物浓缩或导管系统弯曲等原因导致的导管系统部分阻塞，常见于老年人。

黏液囊肿表面仅覆盖一薄层黏膜，呈半透明、淡蓝色的类球形小疱，质软而有弹性，可有波动感。囊肿易被咬破，流出清亮黏稠液体，破裂后可自愈或反复生长。

单纯型舌下腺囊肿表现为口底区浅蓝色小疱，较大者可能使舌背抬起，影响吞咽、语言甚至呼吸功能。少数表现为口外型或哑铃型，即囊肿发展至下颌舌骨肌以下，形成下颌下区肿物，穿刺可抽出蛋清样黏稠液体。

（二）诊断与治疗

【诊断要点】

1. 多见于青少年，患者常有咬下唇、舌史。

2. 好发于下唇及舌尖腹部，偶见于上唇、腭、颊及口底部位。

3. 囊肿位于黏膜下，表面呈半透明、淡蓝色的小疱，黄豆至樱桃大小，质地软，有弹性或波动感，边界清楚。

4. 囊肿易破溃，流出清亮黏稠液体，可自行消失或有反复消长史。

5. 反复破损后，囊肿透明度减低，表现为较厚的白色瘢痕状突起。

6. 舌下腺囊肿表现为口底或下颌下区囊肿，穿刺可抽出蛋清样黏稠液体。

【鉴别诊断】

1. *单纯型舌下腺囊肿须与口底皮样囊肿鉴别* 口底皮样囊肿多位于口底正中，呈圆形或卵圆形，囊腔内含半固体状皮脂样分泌物，扪诊有面团样柔韧感，无波动感，可有压迫性凹陷，囊肿颜色与口底黏膜相似。

2. *口外型舌下腺囊肿须与下颌下区囊性水瘤鉴别* 囊性水瘤常见于婴幼儿。穿刺检查可见囊腔内容物稀薄，无黏液，淡黄清亮。涂片镜检可见淋巴细胞。

【治疗原则】

1. 对生活无影响且无手术意愿者，可随访观察。

2．初发未破溃者，可采用碘酊注射法使囊肿纤维化。

3．手术完整切除，并直接缝合。

4．根治舌下腺囊肿须切除舌下腺。

【一般治疗】

1．*手术治疗*　囊肿与黏膜无粘连者，局麻下纵向切开黏膜，包膜外钝性分离囊壁，取出囊肿，尽量减少损伤周围腺体，与囊肿粘连的腺体一并切除，以防复发。多次复发形成瘢痕与囊肿粘连者，在囊肿两侧做梭形切口，将囊肿、瘢痕及邻近组织一并切除，直接缝合创口，注意避免影响唇外观。

2．*碘酊注射治疗*　抽尽囊液后，向囊腔内注入2%碘酊0.2～0.5ml，2～3分钟后再将碘酊抽出，使囊肿纤维化；也可注射20%氯化钠，或电刀、激光烧灼去除。

（三）药物处方

无。

（刘　堃）

十一、表皮样囊肿

（一）病情概述

口腔内的表皮样囊肿是一种少见的发育性囊肿，通常被认为是畸胎瘤的良性囊性型。本病好发于婴幼儿，男性略多于女性。临床表现为口底或颏下区的橡皮样或面团样肿物，受压后常出现凹陷并维持一段时间，肿物大小不等，直径从几毫米至12cm。囊肿通常生长缓慢，无明显疼痛，但有时会突然增大。发生于颏舌骨肌上方的囊肿可导致舌下区的肿胀，抬高舌体，引起进食、讲话甚至呼吸困难。发生于颏舌骨肌下方的囊肿可导致颏下区的肿胀，出现“双下巴”的表现。偶尔，大型的囊肿可破坏下颌舌骨肌导致口内和口外都可触诊到哑铃状或分叶状的肿块。如继发感染，内容物可排入口腔或皮肤上。

组织病理学检查可见囊肿衬里上皮为过度正角化的复层鳞状上皮，有明显的颗粒层，囊腔内充满角蛋白或皮脂样物，囊壁组织内无皮肤附属器结构。

（二）诊断与治疗

【诊断要点】

1. 表皮样囊肿为先天发育性囊肿，多见于婴幼儿。

2. 临床表现为口底或颏下区的橡皮样或面团样肿物，受压后表面形成凹陷并维持一段时间。肿物大小不等，直径从几毫米至12cm。

3. 囊肿通常生长缓慢，无明显疼痛，但有时会突然增大。

4. 穿刺检查可抽出乳白色豆渣样分泌物。

【鉴别诊断】

1. *皮样囊肿*　皮样囊肿的囊壁较厚，质地稍韧，无“橡皮样或面团样”触感，囊壁内含皮肤附属器结构，标本内可见毛发、汗腺、皮脂腺等结构，中医称之为“发瘤”。

2. *甲状舌管囊肿*　好发于1～10岁儿童，多位于颈部正中线上，舌骨上下水平，质软，周界清楚。囊肿可随吞咽移动，穿刺可见透明、微混浊的黄色稀薄或黏稠性液体。若囊肿感染破溃，可形成甲状舌管瘘。

3. *舌下腺囊肿*　多见于青少年，临床表现为口底区浅蓝色小疱，多偏单侧，也可向下发展至下颌舌骨肌以下，形成同侧颌下区肿块，质地柔软。囊肿易破溃，常有反复消长史。穿刺可见蛋清样黏稠液体。

【治疗原则】

1. 影响言语、吞咽及呼吸功能者，应手术摘除。

2. 婴幼儿难以配合手术者，可密切观察，择期手术。

【一般治疗】

1. 位于口底区域的表皮样囊肿，特别是颏舌骨肌或颏舌肌以上的囊肿，应在口底黏膜上做弧形切口，切开黏膜，暴露囊壁，可用手指或钝性器械分离囊肿，完整摘除。术中须注意积极止血以避免口底血肿。

2. 位于下颌舌骨肌以下的表皮样囊肿，应在囊肿表面的颏下部皮肤沿皮纹做切口，切开皮肤及皮下组织，暴露囊壁，将囊肿与周围组织钝性分离，完整摘除囊肿，分层缝合伤口。术后局部加压包扎以消除无效腔，避免产生积液或感染。

（三）药物处方

无。

（刘　堃）

十二、根端囊肿

（一）病情概述

根端囊肿为最常见的颌骨囊肿，是由根尖肉芽肿慢性炎症刺激引起牙周膜内的上皮残余增生所致，又称根尖周囊肿。

（二）诊断与治疗

【诊断要点】

多发生于成人，以20～29岁居多，男性多于女性。上前牙和下磨牙区为好发部位。有病灶牙存在是诊断的主要依据。有时囊肿因感染破溃或切开引流可在相应的口腔黏膜上留下瘘管。囊肿内含的囊液为草黄色透明液体，涂片镜检可见胆固醇结晶。X线片可见根尖区一清晰圆形或卵圆形的透明阴影，边缘整齐，周围常呈现一清晰白色骨质反应线；病灶牙的根尖不同程度地位于其中，其周围的牙周膜及硬骨板影像消失。

【鉴别诊断】

与其他颌骨囊肿鉴别。有病灶牙可以鉴别。

【治疗原则】

手术治疗。

【一般治疗】

囊肿刮治术。病灶牙如能进行根管治疗，且还有一定的骨壁支持作用，应争取保留。手术在口内进行，切口设计考虑以下3个因素：能暴露囊肿、黏骨膜瓣有充足的血供、瓣缝合处有足够的骨壁支持。一般采用弧形或梯形切口，黏膜瓣的底部须宽于瓣的游离端。切透黏骨膜，在骨壁上翻瓣，于囊肿骨壁最薄处凿开或用电钻磨开一开口，然后根据囊肿大小用咬骨钳去除囊肿表面的骨壁，显露骨壁；提起囊壁，用骨膜分离器或刮匙在骨壁上将囊肿刮除。刮除囊肿后可用苯酚等处理骨壁，止血后缝合。

（三）药物处方

无。

（王　智）

十三、始基囊肿

（一）病情概述

始基囊肿发生于成釉器发育的早期阶段，在牙釉质和牙本质形成之前，由于炎症和损伤刺激后，成釉器的星形网状变性，并有液体渗出，蓄积其中而形成囊肿。

（二）诊断与治疗

【诊断要点】

本病多发生于替牙期，即10～18岁的青少年，好发于下颌第三磨牙区及升支部，伴有感染时可有疼痛，感染消退后可留下瘘管。如囊肿源于正常位置的牙胚，则引起缺牙；如源于多生牙或牙板的残余，则不缺牙。穿刺可见草黄色囊液，在显微镜下可见胆固醇晶体。X线片可见圆形或椭圆形的透明阴影，边缘整齐，周围也可有白色骨质反应线，多为单囊。

【鉴别诊断】

特殊的发病年龄可以鉴别。

【治疗原则】

手术治疗。

【一般治疗】

囊肿刮治术。

（三）药物处方

无。

（王　智）

十四、含牙囊肿

（一）病情概述

含牙囊肿又称滤泡囊肿。发生于牙冠或牙根形成之后，在缩余釉上皮与牙冠之间出现液体渗出而形成含牙囊肿，多来自单个牙胚，也可来自多个牙胚。在替牙期，恒牙基本形成即将萌出时形成的含牙囊肿也称萌出囊肿。

（二）诊断与治疗

【诊断要点】

含牙囊肿发病年龄高峰在10～39岁，男性多于女性。发病部位和年龄有关：10岁以内患者多发生于下颌前磨牙，10～20岁患者病变多位于上颌恒尖牙、下颌第三磨牙和下颌第二前磨牙，20岁以上患者病变多位于第三磨牙。X线表现为圆形或椭圆形透射区，边缘清晰整齐，囊腔内含有牙冠，多为单房性，少数为多房性。

【鉴别诊断】

与其他颌骨囊肿鉴别，因囊内含有牙冠及特殊的发病年龄和位置可鉴别。

【治疗原则】

手术治疗。

【一般治疗】

囊肿刮治术。

（三）药物处方

无。

（王 智）

十五、角化囊肿

（一）病情概述

角化囊肿源于原始的牙胚或牙板残余，可以含牙，内容物为白色或黄色的油脂样角化物质。生物学行为具有局部侵袭性，较易复发；组织学上衬里上皮增殖较为活跃。

（二）诊断与治疗

【诊断要点】

本病多见于青壮年，好发于下颌第三磨牙及下颌升支部，发生于上颌者多位于上颌结节。囊肿生长缓慢，常沿颌骨长轴扩展，囊液为皮脂样角化物质。多发性比例较高。多发性角化囊肿如同时伴发皮肤基底细胞痣、分叉肋、眶距增宽、颅骨异常、小脑镰钙化、脊柱畸形等，称为痣样基底细胞癌综合征。如仅为多发性角化囊肿并无基底细胞痣（癌）等症状时，则称为角化囊肿综合征。

角化囊肿容易有一定的复发性和癌变能力。

【鉴别诊断】

与成釉细胞瘤鉴别。成釉细胞瘤多为多房状改变，有侵袭性，周围边界常不整齐，牙根吸收为锯齿状或截根状，颌骨常膨隆。囊液多呈褐色。牙源性角化囊肿有单囊和多囊之分，单囊多见。常沿颌骨长轴生长，膨胀不明显，牙根吸收少见，多呈斜面状。

【治疗原则】

手术治疗。

【一般治疗】

囊肿刮治术。角化囊肿容易复发，甚至可以发生恶变，因此手术刮除要求更彻底；在刮除囊壁后用苯酚或硝酸银等腐蚀剂涂抹骨创伤面，或加用冷冻疗法，以消灭子囊，减少复发，必要时可以在囊肿周围切除部分骨质。如病变范围太大或多次复发的角化囊肿，可以考虑将颌骨连同病变的软组织一起切除，并立即植骨。

对于大型角化囊肿（包括其他大型囊肿）也可行成型性囊肿切开。即从口内打开囊肿，切除部分囊壁及黏膜，并将黏膜与囊膜相互缝合，使囊腔与口腔相通，引流自如。压力减小，囊肿可自行减小、变浅，以后再用手术时将剩余的囊膜摘除。

（三）药物处方

无。

（王　智）

十六、面裂囊肿

（一）病情概述

面裂囊肿是由胚胎发育过程中残存于面突联合处的上皮发展而来，又称非牙源性外胚叶上皮囊肿。

（二）诊断与治疗

【诊断要点】

面裂囊肿多见于青少年，可发生于不同面突融合部位。其症状与牙源性囊肿大致相似，根据不同胚裂的部位可出现相应的症状。

1. 球上颌窦囊肿　发生于上颌侧切牙与尖牙之间（胚胎时球状突与上颌突之间），牙常被推挤移位。X线表现为囊肿位于牙根之间，不在根尖部位。

2. 鼻腭囊肿　位于切牙管内或附近（来自切牙管残余上皮）。X线片上可见切牙管扩大的囊肿阴影。

3. 正中囊肿　位于切牙孔之后，腭中缝的任何部位（胚胎时两侧腭突之间）。X线片上可见缝间有圆形囊肿阴影，也可发生于下颌正中线处（胚胎时下颌突之间）。

4. 鼻唇囊肿　位于上唇底和鼻前庭内（胚胎时球状突、侧壁突及上颌突联结处）囊肿在骨质的表面。X线片上骨质无破坏现象。在口腔前庭外侧可扪及囊肿的存在。

【鉴别诊断】

面裂囊肿主要依据特定的部位及与牙的位置关系和牙源性囊肿鉴别，但发生于这些特定部位的牙源性囊肿可能误诊为面裂囊肿。

【治疗原则】

手术治疗。

【一般治疗】

囊肿刮治术，一般选择口内入路。

（三）药物处方

无。

（王　智）

十七、血外渗性囊肿

（一）病情概述

血外渗性囊肿与牙体组织本身无关，可能为损伤后引起骨髓内出血、机化、渗出后而形成，又称损伤性骨囊肿、孤立性囊肿。

（二）诊断与治疗

【诊断要点】

较为少见，多发生于青壮年，女性多见，好发于下颌骨体部与正中联合部位。患者有明显损伤史，咬合创伤也有可能引起。牙齿数目正常，无移位现象。血友病患者也可引起颌面骨的血外渗性囊肿。X线片上边缘常不清晰。

【鉴别诊断】

有明确损伤史，与牙齿无关。

【治疗原则】

手术治疗。

【一般治疗】

囊肿刮治术。

（三）药物处方

无。

（王　智）

十八、唇　　癌

（一）病情概述

唇癌指唇红（唇自然闭合状态下外显的唇红黏膜组织）黏膜和口角联合黏膜（从口裂向后1cm范围）发生的癌。发生在唇内侧黏膜的癌属于颊黏膜癌范畴。唇红部发生的癌几乎为鳞癌，且大多数分化良好，也见基底细胞癌，系从唇的皮肤发生侵入所致。腺癌很少见。唇癌好发于男性，男女之比约为4∶1。绝大多数患者年龄在40岁以上。易发生于户外工作者。

唇癌上下唇均可发生，以下唇多见。最常见于唇红中外1/3部分。病程较长，生长较缓慢。本病表现为外突型或溃疡型，有些病例在白斑等癌前病变基础上恶变而来，癌周可见到癌前病变。病变早期表浅，随着病程进展可同时伴有增生和溃疡，可伴发感染。癌瘤表面常有血痂及炎性渗出。晚期病变累及全唇及周围邻近组织。

唇癌的颈淋巴结转移率较低，且发生转移时间较迟，初诊时伴淋巴结转移者不到10%。上唇癌转移率高于下唇。转移淋巴结多为颏下、下颌下及颈深上淋巴结，上唇癌还可能出现腮腺淋巴结转移。

（二）诊断与治疗

【诊断要点】

明确诊断依靠活体组织病检，其他诊断要点如下。

（1）病史：特别是有唇黏膜白斑、唇乳头状瘤、血管瘤等病史，加之长期吸烟病史。

（2）症状：如有唇部肿块，继而破溃呈菜花状，蔓延扩大到邻近组织等。

（3）辅助检查：晚期颌下淋巴结转移可累及骨膜，进而累及下颌骨，头部X线片或CT有助于判断转移情况。

【鉴别诊断】

1. 白斑系黏膜上皮增生并过度角化所形成略高于黏膜表面的白色斑块，本病呈无明显肿瘤状的、无规则的外生肿块突起，也无溃破或呈菜花状，取组织做病理学检查仅见上皮高度增生与过度角化，不见鳞状细胞癌或基底细胞癌之癌细胞是其重要鉴别点。

2. 乳头状瘤瘤体表面有细小乳头，边界清楚，一般仅数毫米大小，无基底部浸润，做活检病理学检查无癌细胞。

3. 慢性唇炎常表现为下唇之暗红色肿胀，表面干燥，也可有细小纵裂而出血，在唇吻部可发生糜烂，常持续数年不愈。取活体组织病理学检查可助鉴别。

【治疗原则】

早期唇癌可采用外科手术、放射治疗、激光治疗或低温治疗，均可获得良好效果。

【一般治疗】

手术切除。切除后，唇缺损在1/3以内时可直接拉拢缝合；缺损1/2或更多时可用邻近组织瓣即刻整复。早期唇癌的颈淋巴结不做选择性治疗，可严密观察。病变范围较大者（T3/T4）考虑行选择性颈淋巴清除术或放射治疗，临床诊断为颈淋巴结转移者应行治疗性颈淋巴清除术。

唇癌的预后较好，Ⅰ期和Ⅱ期唇癌5年治愈率在90%以上，唇癌的预后与发生部位有一定关系，下唇癌较上唇癌预后好。总的5年生存率为70%左右。

（三）药物处方

无。

（巩 玺）

十九、舌　　癌

（一）病情概述

舌癌是最常见的口腔癌。以轮廓乳头为界，舌前2/3癌属于口腔癌范畴，舌后1/3为口咽癌范畴。舌癌绝大多数为鳞癌，腺癌、淋巴上皮癌等较少见。

临床可表现为溃疡型、外生型和浸润型。溃疡型和外生型较易发现，浸润型早期因表面无明显改变不易发现。舌癌早期可无症状或有轻度疼痛，有些患者疼痛明显可放散至耳颞部。舌肌广泛受累时，大多疼痛明显，舌体运动受限，语言、进食及吞咽等功能受影响。晚期舌癌可侵犯口底、下颌骨、舌根及扁桃体等结构。

因舌体具有丰富的淋巴及血液循环，加之舌体活动频繁等因素，舌癌易发生淋巴结转移。转移淋巴结常发生在一侧，当舌癌侵及对侧或发生在中线附近时可发生双侧转移。位于舌前部癌多向颌下及颈深上、中区淋巴结转移，舌尖部癌可转移至颏下或颈深中区淋巴结，舌根部癌可出现颌下、颈深淋巴结转移，也可见颈突后及咽后部淋巴结转移。舌癌晚期可发生远处转移，一般多转移至肺部。

（二）诊断与治疗

【诊断要点】

1. 病史 舌癌一般逐渐增大，生长可较迅速，也可由长期慢性刺激引起，若溃疡长期不愈合应警惕癌变可能。

2. 临床检查 表面呈菜花样或红白相间颗粒，边缘可隆起呈火山口样，基底质硬，周围浸润。侵犯神经时可出现伸舌偏斜、舌体运动受限、舌麻木等异常。单侧或双侧颌下和颈部可扪及肿大淋巴结，质硬，突破包膜时触诊固定。

3. X线表现 增强CT中表现为强化影像，可显示肿瘤与周围组织结构的关系，以及颌骨受侵情况，也可检查颈部淋巴结转移情况。

4. 病理检查 对于可疑舌癌患者术前应行活检，这是最为准确可靠的诊断方法。

【鉴别诊断】

1. 重型复发性阿弗他溃疡 又称腺周口疮。溃疡大而深，周缘红肿隆起，基底较硬，但边缘整齐、清晰。常单个发生，也可在大溃疡周围有数个小溃疡，初始好发于口角，之后有向后部发作趋势。发作具有规律性、自限性。愈后可留瘢痕。

2. 创伤性溃疡 能发现明显的理化刺激因素，如残根残冠、不良修复体等，溃疡部位形态往往与刺激因子相契合，去除刺激因素后，溃疡很快明显好转或痊愈。长期不愈合有恶变可能。

【治疗原则】

强调综合治疗，提高患者治愈率、生存率及生活质量。结合肿瘤大小、浸润深度、组织病理学表现、切缘情况、颈部及全身检查结果等制订治疗方案。

【一般治疗】

对于早期病变（T1），可采用局部扩大切除或放射治疗。中等大小病变（T2 ～ T3）应根据病变部位做半侧或全舌切除及颈淋巴结清扫术，可同期修复重建。波及口底及下颌骨者，应施行舌、下颌骨、颈淋巴结联合根治术。

对于有不良预后因素的患者，如T3 ～ T4、切缘阳性、高度恶性、颈淋巴结转移等，术后须辅助放射治疗。

（三）药物处方

无。

（朱　俏）

二十、牙　龈　瘤

（一）病情概述

牙龈瘤为牙龈上生长的局限性反应性增生物，是较常见的瘤样病损（具有肿瘤外形，但不具备肿瘤的生物学特性）。肉芽肿性牙龈瘤又称化脓性肉芽肿。

病因一般认为由残根、牙石、不良修复体等局部因素引起，与机械性刺激和慢性炎症有关系。

（二）诊断与治疗

【诊断要点】

牙龈瘤好发于龈乳头。通常呈圆形、椭圆形、有时呈分叶状。大小不一，从数毫米至1～2cm。有的有蒂，如息肉状，有的无蒂，基底宽广。血管性和肉芽肿性者质软、色红；纤维性者质地较硬而韧，色粉红。一般无痛，肿物表面发生溃疡时可感觉疼痛。长期存在的较大的牙龈瘤可压迫牙槽骨使之吸收，X线片示局部牙周膜增宽。

牙龈瘤根据病理变化可分为3型：①肉芽肿性，似炎性肉芽组织，有许多新生的毛细血管及成纤维细胞，有许多的炎性细胞浸润，主要是淋巴细胞和浆细胞，纤维成分少，龈黏膜上皮往往呈上皮瘤样增生。②纤维性，肉芽组织发生纤维化，细胞及血管成分减少，而纤维组织增多。粗大的胶原纤维束间有少量的慢性炎性细胞浸润。纤维束内可有钙化或骨化发生。③血管性，血管多，似血管瘤。血管间的纤维组织可有水肿及黏液样变，并有炎性细胞浸润。

【鉴别诊断】

与牙龈鳞癌鉴别。临床上不易区别。尤其当牙龈瘤呈结节状生长，或牙龈瘤表面有溃疡时，常易混淆。鳞癌大多表现为菜花状、结节状或溃疡时。溃疡表面凹凸不平，边缘外翻似肉芽，可有恶臭。牙松动或脱落，或已拔除。X线片表现可见牙槽骨破坏，局部淋巴结肿大。据文献报道，牙龈癌的发病年龄明显高于牙龈瘤，男性多于女性，而牙龈瘤则女性多于男性，龈癌好发于后牙区，龈瘤好发于前牙及前磨牙区。前者病期短，一般几个月，肿瘤生长迅速，后者病期长，一般数年。

妊娠瘤在妇女妊娠期间易发生（第4～9个月），分娩后可退缩。

【治疗原则】

去除刺激因素如菌斑、牙石和不良修复体，手术切除牙龈瘤，切除应达骨面（包括骨膜），凿去瘤体相应处的少量牙槽骨，并刮除该处的牙周膜，以免复发。

【一般治疗】

手术切除。

（三）药物处方

无。

（王 智）

二十一、牙龈退缩

（一）病情概述

牙龈退缩指牙龈缘位于釉牙骨质界的根方，或同时有龈乳头的退缩，致使牙根暴露，该处也发生牙槽骨相应的吸收，说明有附着丧失。在临床上相当多见，尤其在老年人更为普遍。很多人认为，牙龈退缩是年龄大出现的自然现象，但是有证据表明一些牙龈健康的高龄者并不发生牙龈退缩。因此，如果牙龈退缩导致牙根暴露，多半是病理性牙龈退缩，主要由以下几个因素造成。

（1）刷牙不当：使用过硬的牙刷、牙膏中摩擦剂的颗粒太粗、拉锯式的横刷法。

（2）不良修复体：如低位卡环、基托边缘压迫牙龈缘。

（3）解剖因素：牙齿的唇颊向错位使唇侧牙槽骨很薄，在受到咬合创伤或正畸力时，骨板很容易吸收，并随即发生牙龈退缩。

（4）正畸力与咬合力：在牙齿受到过度的咬合力时或正畸治疗中使牙齿向唇向移动时，常易发生牙龈退缩，这也是与唇侧骨板和牙龈组织较薄有关。

（5）牙周治疗后：患牙周炎时有牙周袋壁的炎症和牙槽骨吸收及附着丧失，经过治疗后，炎症消除或牙周手术切除牙周袋，使牙根暴露。

（二）诊断与治疗

临床表现及后果：牙龈退缩既可发生在单个牙或多个牙位，也可发生于全口牙；牙龈既可以有炎症、肿胀，也可以健康无炎症；既可以有症状，也可以无症状。临床出现的常见问题如下。

（1）影响美观：当病损位于个别前牙，使牙根暴露、龈缘高低不齐，则影响美观，患者常为此寻求治疗。

（2）牙根敏感：牙周刮治过程中，常将根面的牙骨质刮除，治疗后牙龈退缩，使牙本质直接暴露于口腔内，会使温度、机械或化学刺激等直接通过牙本质小管传入牙髓，产生牙根敏感症状。

（3）食物嵌塞和根面龋：当伴有牙龈乳头的退缩时，牙间隙增大，常导致水平型食物嵌塞。如果不及时取出食物或患者未进行适当的邻面菌斑控制，则暴露的牙根面容易发根面龋，多发生于口腔卫生不良的老年牙周炎患者。

【诊断要点】

Miller对牙龈退缩的程度（主要为前牙）提出了分度法（1995）。

（1）1度：龈缘退缩未达到膜龈联合处，邻面无牙槽骨或龈乳头的丧失。

（2）2度：龈缘退缩达到或超过膜龈联合处，但邻面无牙槽骨或龈乳头的丧失。

（3）3度：龈缘退缩达到或超过膜龈联合处，邻面无牙槽骨或龈乳头有丧失，位于釉牙骨质界的根方，但仍位于唇侧退缩龈缘的冠方。

（4）4度：龈缘退缩超过膜龈联合处，邻面骨丧失已达到唇侧龈退缩的水平。

【鉴别诊断】

根据典型临床表现，容易与其他疾病鉴别。

【治疗原则】

少量、均匀的牙龈退缩一般无症状，无须处理。如牙龈退缩持续进展，则应仔细寻找原因，并针对原因进行治疗，如改变刷牙习惯、改正不良修复体、调整咬合力或正畸力等。无论有无明确的原因，一旦发生较广泛的牙龈退缩，较难使其再生而恢复原有的高度，治疗主要是防止其加重。

【一般治疗】

一般情况下，牙周治疗后一次性的牙根敏感无须特殊处理，应向患者解释清楚；少数症状严重，影响进食者，可用氟化钠糊剂或含硝酸钾等成分的制剂等局部涂布或用含氟矿化液含漱等，尽量避免使用烈性脱敏药物。

水平型的食物嵌塞没有特殊疗法，主要指导患者及时清除食物，保持局部清洁，防止发炎和病情加重。根面龋的预防主要是良好的菌斑控制，可建议使用牙间隙刷、牙线、牙签等工具。此外，医师在对深牙周袋治疗时应尽量采用保留牙龈高度、促使牙周组织再生的方法，减少牙根面的暴露，尤其是前牙。

对于个别或少数前牙的牙龈退缩而影响美观者，可用侧向转位瓣移植术、结缔组织瓣移植等手术来覆盖暴露的牙根面。牙槽骨板太薄或骨裂开者，也可用引导性骨再生手术来治疗。

（三）药物处方

无。

（朴牧子）

二十二、颞下颌关节紊乱病

（一）病情概述

颞下颌关节紊乱病（temporomandibular disorders，TMD）指一类病因尚未完全清楚又有相同或相似临床症状的一组疾病的总称。

TMD在任何年龄都可发病，临床就诊女性患者多于男性，青壮年期为发病高峰。TMD一般认为与𬌗因素、肌群功能紊乱、精神心理、创伤、关节负荷过重、炎症免疫、关节解剖、不良习惯等因素有关。询问病史时应注意有无夜磨牙、紧咬牙、偏侧咀嚼、精神紧张、抑郁、颈椎姿势不良、外伤史等。

一般表现为开口和/或咀嚼时颞下颌关节区或咀嚼肌疼痛、关节弹响、关节杂音、下颌运动异常等。开始发生于一侧，可两侧均受累。TMD一般有自愈性或自限性，通常不发生关节强直。X线检查包括许勒位片、髁突经咽侧位片、锥形束CT（cone beam CT，CBCT）等，可见关节间隙改变和骨质改变，如硬化、骨破坏和增生、囊样变等。

（二）诊断与治疗

【诊断要点】

1. 肌筋膜疼痛

（1）主诉颞面部、耳前区疼痛，下颌功能运动时疼痛加重。

（2）临床触压左右颞肌及咬肌部位，有局部疼痛或远处牵涉痛。

2. 可复性关节盘前移位

（1）患者开闭口时关节弹响。

（2）临床检查开闭口运动或前伸侧方运动有关节弹响，连续检查3次出现2次以上。

（3）X线检查显示闭口位关节前间隙增大，开口位恢复正常。关节间隙磁共振成像（magnetic resonance imaging，MRI）检查可见闭口位关节盘前下移位，开口时恢复正常盘-髁突位置关系。

3. 关节盘绞锁

（1）患者开口时自觉关节卡住，活动关节后可张开，多见于晨起或咀嚼时。

（2）检查有关节弹响，有时病变侧关节开口受限，晃动下颌或用手推按后可以充分大张口。

4. 不可复性关节盘前移位，伴有张口受限。

（1）患者一般曾有典型的关节弹响史，继而有间断性关节绞锁史，进一步发展则弹响消失，开口受限。

（2）开口受限，但有一定的被动开口，开口或前伸时下颌偏向患侧，触诊患侧髁突滑动明显减低。

（3）有或无关节弹响，但完全不同于可复性前移位诊断的关节弹响。

（4）MRI检查可见闭口位有关节盘前移位，开口位关节盘仍位于髁突的前方。

5. 不可复性关节盘前移位，无张口受限

（1）患者曾有典型的关节弹响史，有突然的弹响消失和开口受限史。

（2）临床检查开口度基本正常，下颌运动也基本正常，但触诊可以感觉到患侧髁突滑动度降低。一般无关节弹响，有时可闻及关节弹响，但不符合可复性前移位的诊断标准。

（3）影像学检查符合不可复性盘前移位诊断。

6. 滑膜炎

（1）主诉关节区疼痛，下颌运动时或咀嚼时疼痛加重。

（2）髁突外侧或后方有明显的压痛，或推压下颌向后时关节区疼痛，被动开口时关节痛加重。

7. 骨关节病、骨关节炎

（1）主诉关节区杂音，可伴有颞下颌关节或颌面部肌肉疼痛或僵硬，下颌运动受限和偏斜。

（2）临床检查开闭口、前伸或侧方运动有关节破碎音、摩擦音等杂音。

（3）影像学表现皮质骨破坏、骨质缺损、关节面磨平、骨质硬化、骨质增生等。

【鉴别诊断】

1. 肿瘤　颌面深部肿瘤可引起开口困难或牙关紧闭，当开口困难、关节区痛，尤其有自发痛、夜间痛，并伴有其他神经症状时应除外肿瘤可能，如颞下颌关节良性或恶性肿瘤、颞下窝肿瘤、上颌窦后壁癌、鼻咽癌等。

2. 颞下颌关节区感染或类风湿关节炎　发病急，关节区痛并伴有肿胀，关节区压痛明显，由于关节腔内积液可致后牙开殆、错殆等关系改变。许勒位片上显示关节间隙明显增宽有助于诊断，关节腔内穿刺可抽吸出脓性积液。类风湿颞下颌关节炎常伴有全身游走性、多发性关节炎，尤以四肢小关节最常受累，晚期可发生关节强直。

3. 耳源性疾病　外耳道疖和中耳炎症也常表现为关节区疼痛并影响开口和咀嚼，但下颌静止时也会有疼痛，仔细进行耳科检查不难鉴别。

4. 颈椎病　可引起颈、肩、背、耳后区及面侧部疼痛，容易误诊。但疼痛与开口和咀嚼无关，而通常与颈部活动和姿势有关。

5. 茎突过长症　除了吞咽时咽部疼痛和感觉异常外，通常在开口、咀嚼时引起髁突后区疼痛及耳后区和颈部牵涉痛。X线片检查容易确诊。

【治疗原则】

1. 尽可能找出各种致病因素。

2. 制订针对消除或减弱致病因素和对症治疗相结合的综合性程序性的治疗方案。

3. 以非侵入型、可逆性、保守治疗为主，遵循逐步升级的治疗程序：可逆性保守治疗→不可逆性保守治疗→关节镜治疗→开放式手术治疗。

4. 根据疾病不同类型和患者个人情况选择好适应证，组合好不同的治疗方法进行综合治疗。

5. 对患者的健康教育及积极的心理支持和临床治疗同等重要。

【一般治疗】

1. 自我保健指导　指导患者避免大张口，限制下颌运动，进食软食，关节区热敷或冷敷或两者交替使用，受累肌肉的自我按摩及开口训练，纠正不良颈椎姿势等。

2. 药物治疗　可以减轻或消除关节肌肉疼痛，改善功能，包括镇痛药、非甾体抗炎药、肾上腺皮质激素类药物、肌肉松弛药、抗抑郁药等。

3. 垫治疗　主要有稳定型殆垫和再定位殆垫。稳定型殆垫主要用于治疗疼痛、肌痉挛和夜磨牙症。再定位殆垫可减轻关节的不良负荷，改变盘–髁突的位置关系，临床用于治疗关节弹响。

4. *治疗* 当现存的殆关系不适合TMD患者的颅颌结构，或TMD症状改善后缺乏一个稳定的殆关系，并直接与TMD的症状加重和复发有关，这两种情况可考虑殆治疗。殆治疗包括调殆、修复和正畸。需要的话，还包括正颌外科手术。对于明确关节症状由智齿引起的须拔除智齿。

5. *关节腔灌洗治疗* 在清除炎症因子、松解粘连、恢复关节腔正常压力等方面有良好效果，是一种微创、有效的治疗手段。

6. *手术治疗* 是一种有效的治疗手段，但手术创伤产生的问题可能更麻烦，且复发率较高，因此要严格掌握适应证。手术治疗前应先实施非手术治疗，根据患者实际改善程度，功能丧失程度及患者对治疗的顺从性与预期结果，来确定手术治疗的方案和治疗时间。

7. *关节镜手术治疗* 适应证：关节内结构紊乱（伴有张口受限的或伴疼痛的关节盘移位），骨关节病；关节过度运动（髁突脱位或疼痛性的半脱位），纤维强直（囊内纤维粘连），顽固性疼痛。但是国际上共识是除某些病例外，如急性外伤性结构紊乱、呈进行性发展的退行性关节病等，通常经恰当的非手术治疗并被证明是无效的患者可考虑关节镜手术。

（三）药物处方

处方①：美洛昔康，每日7.5mg，口服，必要时可加至15mg。

【注意事项】

1. 与其他非甾体抗炎药一样，本药可引起多种胃肠道反应，甚至出现出血、穿孔。

2. 有鼻炎史的哮喘患者和服用阿司匹林或其他NSAID后出现过严重支气管痉挛的患者常有过敏表现。

3. 不推荐孕妇和哺乳期妇女使用。

4. 儿童和年龄小于15岁的青少年禁用。

5. 一般不推荐两种NSAID合用，以免增加不良反应。

6. 据报道NSAID能够降低ACE抑制药的降压作用。

7. 合用考来烯胺（消胆胺）4天后发现美洛昔康清除率增加约

50%。

8. 美洛昔康能减少服用呋塞米（速尿）和噻嗪类利尿药患者的尿钠排泄。

9. 同时接受华法林等抗凝药或溶栓药治疗的患者应当监测凝血功能指标，尤其是开始使用或调整美洛昔康治疗剂量的前几天。

处方②：双氯芬酸钠，每日75mg，口服。

【注意事项】

1. 药片须整片吞服，用液体送下，不可分割或咀嚼。宜与食物同服。

2. 常见并发症有头痛、头晕、恶心呕吐、腹泻、消化不良、腹痛、胃气胀、食欲缺乏、皮疹、眩晕、转氨酶升高等。

3. 避免与其他非甾体抗炎药，包括选择性COX-2抑制剂合并用药。

4. 根据控制症状的需要，在最短治疗时间内使用最低有效剂量，可以使不良反应降到最低。

5. 在用药过程中的任何时候都可能出现胃肠道出血、溃疡和穿孔的不良反应。

6. 有高血压和/或心力衰竭病史的患者应慎用。

处方③：透明质酸，一般单侧关节上腔的透明质酸钠注射剂量为1ml，或关节上、下腔分别注射0.5ml。每周1次，5周为1个疗程。

【注意事项】

1. 仅关节腔内给药，如注入其他部位（软组织、滑膜、韧带）易引起疼痛或局部肿胀。

2. 严格无菌操作。

3. 有关节积液时，应先将积液抽出，再注入药物。

（朱　俏）

二十三、贝尔面瘫

（一）病情概述

贝尔面瘫（又称贝尔麻痹）指临床上不能肯定病因，不伴有其他体征或症状的单纯性周围面神经麻痹。其起病急骤，发病前可无任何自觉症状，患者常在晨起盥洗时因不能喝水和含漱而发现，或者自己并无感觉而被他人首先发现。它是一种常见病、多发病，不受年龄限制。患者往往连最基本的抬眉、闭眼、鼓嘴等动作都无法完成。

临床表现为完全性面瘫症状：患侧口角下垂，上、下唇因口轮匝肌瘫痪而不能紧密闭合，故发生饮水漏水，不能鼓腮、吹气等功能障碍。上、下眼睑不能闭合的原因是由于眼轮匝肌瘫痪后，失去了受动眼神经支配的上睑提肌保持平衡协调的随意动作，致睑裂扩大、闭合不全，漏出结膜，用力紧闭时，则眼球转向外上方，此称贝尔征（Bell sign）。由于不能闭眼，易患结膜炎；在下结膜囊内，常有泪液积滞或溢出，这种泪液运行障碍，一般是由于泪囊肌瘫痪与结膜炎等原因所引起。前额皱纹消失与不能皱眉是贝尔面瘫或周围性面瘫的重要临床表现，也是与中枢性面瘫鉴别的主要依据。

表情肌的瘫痪症状，在功能状态时最为突出，因此，评价治疗效果或恢复程度的标准，也必须在功能状态下进行。

（二）诊断与治疗

【诊断要点】

贝尔面瘫的诊断并不困难，但为了确定神经损伤的部位、程度、预后和手术疗法的适应证等，各种新技术、新方法层出不穷。

对贝尔面瘫的外周神经功能检查类似一般的周围性面瘫的方法，包括面神经功能的评价分级及神经电诊断技术的应用。目前认为对面神经的神经兴奋性试验（NET）、最大刺激试验（MST）和面神经电图（ENoG）或诱发肌电图（EEMG）等几项检查手段有较大的实用价值，有利于预测其预后。特别是近年来ENoG在贝尔面瘫患者的损伤程度判断和预后评价方面备受重视。其他还有用于损伤定位辅助诊断的味觉试验、听觉试验及泪液试验（Schirmer test）等方法也为临床常用的检查手段。

【鉴别诊断】

应与核上性面神经麻痹、核性面神经麻痹、小脑脑桥角病变，一些影响面神经功能的综合征如亨特（Hunt）综合征、梅克松

（Melkersson）综合征等，以及听神经瘤、中耳炎及创伤性面神经损伤鉴别。

【治疗原则】

贝尔面瘫的治疗在急性期、恢复期、后遗症期3个阶段有不同的治疗方法。治疗原则是改善局部微循环，消除充血和水肿，促进神经功能的恢复。

【一般治疗】

1. 急性期　以控制炎症水肿、改善局部血液循环、减少神经受压为原则。由于患者不能闭眼，应嘱其注意保护患眼部，入睡后以眼罩掩盖患侧眼部，不宜吹风或持续用眼，减少户外活动，以防引起暴露性结膜炎。

（1）大剂量激素冲击疗法：起病后立即给药，初起3天可每日给予地塞米松10mg静脉滴注，以后改用泼尼松口服，每次10mg，每日3次，2～3天后逐渐减量至10天停药。

（2）配合以扩血管药物：水杨酸钠口服，每次0.3～0.6mg，每日3次。

（3）配合以神经营养药物：维生素B_1 100mg，维生素B_{12} 500μg肌内注射，每日1次；或在1周后用B族维生素进行相关穴位注射。

（4）辅助以抗病毒治疗：对于明显有病毒感染因素存在病例，应使用利巴韦林或金刚烷胺等抗病毒药物；对于可疑有病毒感染病例应给予中药抗病毒制剂，如板蓝根冲剂等。

（5）理疗：可用红外线、短超波治疗，并应注意发病初期禁用热敷及强刺激的理疗。

（6）其他：发病后即应注意保护患眼，给予眼药，并应注意该期不宜给予过强的针刺或电针疗法，以免导致继发性面肌痉挛。另外，对贝尔面瘫的早期手术治疗应采取慎重态度。据文献报道，手术治疗的效果与自然恢复无明显差异。

2. 恢复期　治疗原则为尽快使神经传导功能恢复和加强面部表情肌功能的训练。具体治疗方法可参照创伤性周围性面瘫的治疗方法。可配合应用一些肌肉兴奋药，如新斯的明、呋喃硫胺及加兰他敏等。

3. 后遗症期　此时面瘫仍不能恢复则按永久性面神经麻痹处理。此期治疗方法主要以整形手术治疗为主，其中主要有筋膜悬吊法、带蒂肌瓣移植悬吊法及应用颞肌腱和筋膜条混用法等。

4. 预后　贝尔面瘫大多数预后良好，其预后与病情的严重程度，治疗是否及时、恰当，以及患者的年龄等因素有关。多数患者可在2～3个月内完全恢复。症状轻者可无神经变性，2～3周即开始恢复，1～2个月即可恢复正常；有神经变性者，常需3～6个月才能恢复，这类患者面肌功能训练可明显改变预后。严重者面瘫恢复时间很长甚至不能完全恢复。因此，发病急性期及时正确的治疗及缓解期的表情肌功能训练非常重要。目前判断面瘫预后较好的方法是采用神经电图（ENoG）检查，大量研究认为神经电图检查对预后的判定在发病后3周进行最为准确。

（三）药物处方

处方①：泼尼松，口服，1mg/kg，初始剂量持续6天，接下来4天依次递减。

【注意事项】

1. 已长期应用本药的患者，在手术时及术后3～4天内常须酌增用量，以防泼尼松引起肾上腺皮质功能不全。一般外科患者应尽量不用，以免影响伤口的愈合。

2. 本药及可的松均须经肝代谢活化为泼尼松龙或氢化可的松才有效，故肝功能不良者不宜应用。

3. 本药因其盐皮质激素活性很弱，故不适用于原发性肾上腺皮质功能不全症。

4. 肾上腺皮质功能亢进、高血压病、动脉粥样硬化、心力衰竭、糖尿病、神经病、癫痫、术后及消化性溃疡和角膜溃疡、肠道疾病或慢性营养不良、肝功能不全者不宜使用；孕妇应慎用或禁用；对病毒性感染者应慎用。

处方②：阿昔洛韦，口服，每日1000mg。

【注意事项】

1. 对阿昔洛韦过敏者也可能对本药过敏。

2. 生殖器复发性疱疹感染以间歇短程疗法给药有效。由于动物实验曾发现本药对生育的影响及致突变，因此口服剂量与疗程不应超过推荐标准。生殖器复发性疱疹的长程疗法也不应超过6个月。

3. 大剂量注射剂可致动物睾丸萎缩和精子数量减少，然而研究表明人体每日口服400mg和1000mg连续6个月未见类似情况。药物能通过胎盘，动物实验证实对胚胎无影响。

4. 药物在哺乳期妇女乳汁中的浓度为血药浓度的0.6～4.1倍，但未发现哺乳儿异常。儿童中也未发现特殊不良反应。

5. 成人急性或慢性肾功能不全者不宜用本药静脉滴注，因滴速过快时可引起肾衰竭。

6. 老年人由于生理性肾功能的衰退，本药剂量须调整。

7. 以下情况须考虑用药利弊：脱水或已有肾功能不全者，本药剂量应减少。严重肝功能不全、对本药不能承受、精神异常或以往对细胞毒性药物出现精神反应者，静脉应用本药易产生精神症状，须慎用。

8. 严重免疫功能缺陷者长期或多次应用本药治疗后可能引起单纯疱疹病毒和水痘-带状疱疹病毒对本药耐药。如单纯疱疹患者应用阿昔洛韦后皮损不见改善者，应测试单纯疱疹病毒对本药的敏感性。

9. 对诊断的干扰：静脉给药可引起肾小管阻塞，使血肌酐和尿素氮增高。如果剂量恰当、水分充足则不会引起。

10. 随访检查：女性生殖器疱疹患者大多易患宫颈癌，因此，患者至少每年应检查1次，以早期发现。静脉用药可能引起肾毒性，用药前或用药期间应检查肾功能。

（李　丹）

二十四、三叉神经痛

（一）疾病概述

三叉神经痛是脑神经疾病中最常见的一种，主要表现为在三叉神经支配区域内出现阵发性电击样剧烈疼痛，历时数秒或数分钟，然后自行缓解。疼痛可由颌面部任何刺激引发，临床检查没有神经损害的异常体征。虽然疾病的发生和发展并不危及身体各个器官的功能，但是长期、剧烈的疼痛对患者的心理健康和生活质量有非常显著的影响。

（二）诊断与治疗

【诊断要点】

国际头痛学会分类委员会2004年《头痛的国际分类（第2版）》（International Classification of Headache Disorder 2nd Edition）中关于经典性三叉神经痛的诊断标准如下。

（1）疼痛突然发作，持续1秒至2分钟，侵犯1条或多条神经分支支配区，并符合（2）和（3）的标准。

（2）疼痛至少具备下列特征之一：①剧烈的、尖锐的、表浅的或刺戳样疼痛；②从扳机区或因扳机因素而突然发作（扳机区：在头面部软、硬组织的某个或几个部位，虽然局部组织未见到任何异常，但是对轻微刺激的反应却异常敏感，即使是日常生活中的动作，也可引发剧烈疼痛的发作。这些刺激和动作也被称为扳机因素，包括说话、洗脸、刷牙、大张口、舌尖舔及牙或牙龈、剃须，甚至风吹、较响亮的声音、突然的光亮等）。

（3）每个患者疼痛的发作方式是固定不变的。

（4）临床无神经系统异常的体征。

（5）不能归于其他疾病和功能紊乱。

【鉴别诊断】

1. 牙源性疾病　约50%三叉神经痛患者有牙痛表现，最常见，须与牙髓炎鉴别。牙髓炎疼痛的病史一般较短，疼痛为阵发性，在发作的起、消时段和持续时间都较长，具有夜间疼痛加重或冷热刺激疼痛的特点，没有扳机区。可检查出引起疼痛的相应患牙。

2. 恶性肿瘤　颌面部深部的恶性肿瘤侵犯三叉神经干时可出现类似三叉神经痛的症状，疼痛多为持续性，程度较轻，没有扳机区。影像学检查可显示相应部位的破坏性病变。

3. 鼻窦炎　上颌窦炎、额窦炎等多在流行性感冒后发生，疼痛性质多为持续性，疼痛程度远小于三叉神经痛，持续时间长，无扳机区。局部可有炎症表现，另有发热、白细胞计数增加等。X线检查可见患侧鼻窦密度增高，偶见脓性液平面。

4. *偏头痛* 是血管性头痛的一种，患者常有头痛史，疼痛发作前有预兆，如视物模糊及眼前暗点，疼痛性质常为钝痛，可持续数小时，并逐渐达到高峰，疼痛范围超出三叉神经分布区域，可伴有恶心呕吐。

5. *舌咽神经痛* 为舌咽神经分布区域的疼痛，症状类似于三叉神经痛，但发作部位常在咽后壁、舌根、软腭、扁桃体、咽侧壁及外耳道、颌下区等，当用1%～2%丁卡因喷射于上述部位时可缓解疼痛。须注意的是，舌咽神经痛与三叉神经痛可同时发病，文献报道三叉神经痛的患者中约有1%的患者同时合并有舌咽神经痛，可分别麻醉来进行鉴别。

【治疗原则】

遵循先保守后外科治疗，先易后难，循序渐进的治疗原则。

【一般治疗】

1. *外科治疗*

（1）三叉神经干水平：用物理或化学的方式，通过破坏神经干的组织结构，阻断神经冲动的传导通路，达到镇痛的效果。

（2）半月神经节水平：治疗的性质大多为损毁治疗，损毁的作用主要发生在三叉神经半月节，由于神经节的节细胞受到某种程度的破坏，因此治疗的效果确切，复发率与破坏的程度有关。

（3）三叉神经根及脑干水平：包括微血管减压术、感觉根部分切断术、经延髓三叉神经脊髓束切断术及立体定向放射外科手术等。

2. *其他治疗*

（1）药物治疗：多为抗癫痫药，具有长期用药的特点，应注意药物用量个体化及规范用药的问题。用药应从小剂量开始，逐渐增至镇痛量。

卡马西平为目前控制三叉神经痛的一线药物，用药初期疼痛的缓解率可达80%～90%。其他药物还有苯妥英钠、氯硝西泮、加巴喷丁、巴氯芬等。

（2）封闭：最常用的药物是1%～2%普鲁卡因或利多卡因

1.0～1.5ml与维生素B_{12} 0.5mg配伍后进行神经干的封闭治疗。根据疼痛的区域每次选择2～3个注射点，每周注射1～2次。注射部位应选择在罹患的神经干的近中枢端。①第一支痛的注射点选择眶上神经及滑车上神经。同时还可以配合穴位封闭，扳机区可视为阿是穴（痛点）进行封闭。②第二支痛的注射点选择上颌神经、眶下神经、腭神经、鼻腭神经和上牙槽前、中、后神经。③第三支痛的注射点选择下颌神经、下牙槽神经、舌神经、颊神经和颏神经。

（3）激光治疗：激光缓解神经痛的机制不十分清楚。用低频率激光在穴位上照射，可出现与针灸同样的镇痛作用。方法为根据疼痛的部位选择若干个穴位，逐个进行照射，每次治疗的累计时间为10～15分钟，每日1次，20次为1个疗程。

（三）药物处方

处方①：卡马西平，初始剂量为0.1g，口服，每日2次。以每日0.1g的速度逐渐增加用量至疼痛缓解，最大剂量为每日1.2g，增加至镇痛药剂量后，持续用药最少2周，以逐渐减量方式达到维持量或停药，缓解率达95%。

【注意事项】

1. 不良反应：头晕、嗜睡、共济失调、过敏、白细胞计数减少、损害造血系统、肝功能损伤等，须定期复查。

2. 与三环类抗抑郁药有交叉过敏反应。

3. 用药期间注意检查：全血细胞检查（包括血小板、网织红细胞及血清铁，应经常复查达2～3年），尿常规，肝功能，眼科检查；卡马西平血药浓度测定。

4. 糖尿病患者可能引起尿糖增加，应注意。

5. 已使用其他抗癫痫药的患者，本药用量应逐渐递增，治疗4周后可能需要增加剂量，避免自身诱导所致血药浓度下降。

6. 下列情况应停药：出现肝中毒或骨髓抑制症状，出现心血管系统不良反应或皮疹。

7. 用于特异性疼痛综合征镇痛时，如果疼痛完全缓解，应每月减量至停药。

8. 饭后服用可减少胃肠道反应，漏服时应尽快补服，不可一次服双倍量，可一日内分次补足。

9．下列情况应慎用：乙醇中毒，心脏损害，冠心病，糖尿病，青光眼，对其他药物有血液反应史（易诱发骨髓抑制），肝病，抗利尿激素分泌异常或其他内分泌紊乱，尿潴留，肾病。

处方②：加巴喷丁，初始剂量为每日0.3g，口服，以后逐渐增加至能够缓解疼痛的剂量，一般能够达到镇痛的常用剂量为每日1.2～1.8g。

【注意事项】

1．不良反应有头晕、嗜睡、共济失调、疲乏等。

2．加巴喷丁的效果逊于卡马西平，但不良反应相对较小。

（周　晨）

二十五、唇　　裂

（一）病情概述

唇裂是口腔颌面部常见的先天性畸形，发生率约为1∶1000。正常的胎儿，在第5周以后开始由一些胚胎突起逐渐互相融合形成面部，如未能正常发育便可发生畸形，其中包括唇裂。

唇裂的主要表现为上唇部裂开。根据裂隙的部位和裂开的程度可分为3度。

（1）Ⅰ度唇裂仅为红唇裂开。

（2）Ⅱ度为裂隙超过红唇但未达鼻底。

（3）Ⅲ度为裂隙由红唇至鼻底全部裂开，前两者又称不完全唇裂，最后者又称完全唇裂。

（二）诊断与治疗

【诊断要点】

出生后即伴有上唇部裂开，裂隙的部位可从唇红延伸至鼻底部。

【鉴别诊断】

外伤性唇裂：非先天性唇裂，有明确的外伤史。

【治疗原则】

手术治疗。唇裂修复术的目的包括：①恢复正常上唇形态，单侧唇裂的患者要使修复后的患侧同正常侧对称，双侧唇裂的患者不仅要两侧对称，而且要尽量符合正常的上唇解剖形态。②恢复口轮匝肌的连续性，使上唇在行使功能时具有正常形态。③尽量恢复患侧鼻部的正常解剖形态。④对于初次修复手术不能完全矫正的畸形，要为下一次继发畸形矫治留有余地。

【一般治疗】

1. *手术治疗*　一般认为，单侧唇裂在3～6个月手术为宜。手术的基本步骤为定点设计、切开、唇鼻部裂开肌肉的复位和连续性的重建及皮肤的缝合。术后处理注意：①麻醉恢复期的护理。该阶段一般为术后4～6小时，主要监测各项生命体征，而局部的护理只是沾除伤口的渗血。②患儿清醒后及时进食，以牛奶及清水为主。③唇部伤口的减张。对于不完全唇裂，或裂隙不大的完全性唇裂，减张似乎不是非常重要的问题；但是对于裂隙宽的患儿或双侧完全性唇裂的患儿，则需要进行适当的减张，主要应用减张胶条，但应及时观察是否有皮肤过敏现象。④唇部伤口的局部清洁。术后的伤口应在术后24～48小时进行清洁，不宜过早。如伤口无明显渗血，分泌物不多，无须进行特殊清洗。⑤全身抗生素的应用。在患儿进食状况良好的情况下，可从术后第1天起应用口服抗生素，直至拆线。⑥伤口局部药物应用。伤口局部可以应用抗菌及除瘢痕的药物。⑦拆线时间一般为术后5天，对于手术年龄稍大或裂隙过宽、张力过大的患儿也可间断拆线或6天拆线。

2. *术后序列治疗*　尽管在婴幼儿期进行了唇裂的修复手术，但随着患儿生长和发育，鼻唇部仍会出现不同程度的畸形，需要在学龄前进一步整形。

（三）药物处方

无。

（巩　玺）

二十六、腭　　裂

（一）病情概述

腭裂指口腔颌面部组织在发育过程中没有正确的联合而导致的先天缺陷性疾病，腭裂较为常见，可单独发生，也可并发唇裂。腭裂不仅有软组织的缺陷和畸形，大多数还伴有不同程度的骨组织缺陷和畸形，造成严重生理功能障碍，特别是语言功能障碍和咬合紊乱等，并对患者的心理健康造成负面影响。

腭裂发生的原因尚不完全清楚，其中主要的危险因素包括妊娠期间吸烟、糖尿病、肥胖、高龄生育、孕期服用某些药物等。

唇腭裂通常可以在妊娠期间通过超声检查以发现和明确诊断。患儿出生后也可以通过手术整复为主的多学科联合治疗，以恢复生理功能和保护心理健康。

（二）诊断与治疗

【诊断要点】

1. 软腭裂

（1）仅软腭裂开，有时只限于腭垂。

（2）不分左右，一般不伴有唇裂。

（3）以女性比较多见。

2. 不完全性腭裂

（1）软腭完全裂开伴部分硬腭裂；有时伴发单侧不完全唇裂，但牙槽突常完整。

（2）本型也无左右之分。

3. 单侧完全性腭裂

（1）裂隙自腭垂至切牙孔完全裂开，并斜向外侧直抵牙槽突，与牙槽裂相连。

（2）健侧裂隙缘与鼻中隔相连。

（3）牙槽突裂有时裂隙消失仅存裂缝，有时裂隙很宽。

（4）常伴发同侧唇裂。

4. 双侧完全性腭裂

（1）常与双侧唇裂同时发生，裂隙在前颌骨部分，各向两侧斜裂，直达牙槽突。

（2）鼻中隔、前颌突及前唇部分孤立于中央。

除上述各类型外，还可以见到少数非典型的情况：如一侧完全，另一侧不完全；腭垂缺失；黏膜下裂（隐裂）；硬腭部分裂孔等。除此之外，国内有些单位还有一种常用的腭裂分类法，即将其分为Ⅰ、Ⅱ、Ⅲ度。

【鉴别诊断】

腭裂通过常规体格检查即可明确诊断，无相关鉴别诊断。

【治疗原则】

腭裂的治疗是一个复杂的过程，需要口腔颌面外科、整形外科、口腔正畸科、语音训练科、精神科及心理科等多方面的专家共同协作才能取得满意的效果。

（1）手术最佳年龄：在腭裂手术时间方面，尽可能做到在2岁前完成腭裂修复术。对于裂隙较窄，手术后可不暴露或少暴露硬腭裸露骨面的患者，以1岁内完成腭裂整复手术为好。而对于裂隙严重，术后有可能遗留较大面积裸露骨面时，则可将手术时间适当延迟。

（2）腭裂手术方式：原则上是选用既可有效恢复腭裂患者语音功能，又对上颌骨生长影响作用轻的手术方法。

【一般治疗】

腭裂的治疗主要以手术治疗为主。

手术整复5～6岁以前为宜。手术不仅闭合腭部裂隙，还为患儿发音提供正确条件。术后患儿应进行发音训练。修复腭裂手术的基本原则是延长软腭、闭合腭咽、恢复正常吞咽和发音功能。目前常用手术如下。

（1）改良兰氏手术。

（2）梨骨黏膜膜瓣手术。

（3）动脉岛腭瓣手术。

（4）咽后壁黏膜膜肌瓣移植手术。

腭裂整复手术的基本原则是利用裂隙邻近的组织瓣封闭裂隙，延长软腭，将错位的组织结构复位，以恢复软腭的生理功能；利用咽后壁组织瓣增加软腭长度，利用咽侧组织瓣缩小咽腔宽度，以改善腭咽闭合。

2. 除手术治疗外还应注意以下两方面

（1）为了避免呛奶，喂奶时可让小儿取坐位，或用滴管喂乳，喂半流质或固体食物较流质容易。

（2）腭裂常合并扁桃体炎及腺样体肥大、中耳炎、慢性鼻咽炎等，应及时应用抗生素治疗。

3. 术后需注意的事项

（1）不要喂食过烫食物。

（2）喂食后应进食少量温开水以清洁口腔。

（3）避免残渣及过硬食物的刺激。

（4）保持伤口局部清洁、干燥。

（5）避免过度哭闹及抓挠，碰撞伤口部位。

（三）药物处方

一般无须药物治疗。

（杨　生）

二十七、牙周牙髓联合病变

（一）病情概述

牙周牙髓联合病变指同一患牙同时存在牙周病变和牙髓病变，且互相融合交通，感染可起源于牙周组织或牙体组织，属于牙周炎的伴发病变，并非独立的疾病。

病因包括：①牙周组织与牙髓组织在解剖结构上存在很多交通，如牙本质小管、侧支根管、副根管及根尖孔等；②解剖结构变异导致的牙周牙髓联合感染，如畸形舌侧沟；③外伤导致的牙根折裂也可造成牙周牙髓联合感染；④治疗造成根管侧壁穿通；⑤牙髓失活剂外漏导致牙周组织灼伤。

（二）诊断与治疗

【诊断要点】

1. *牙髓感染来源的牙周牙髓联合病变*　慢性根尖周感染急性发作形成脓肿，短期内通过牙周组织（如阻力较小的牙周韧带或骨膜）进行排脓，表现为窄而深的牙周袋，患牙往往无明显牙槽骨吸收，甚至有时能从X线片上看到牙槽嵴顶硬骨板的存在，牙齿周围的低密度影像呈“烧瓶状”，即根尖区宽大，牙周组织阴影窄而深。患牙多为死髓牙，口腔内其余牙的牙周病变可以不明显。此时若进行完善的根管治疗，牙周病变可以很快愈合，因为仅仅是排脓途径。

对于牙髓治疗过程中使用的失活药物，一旦渗漏到牙周组织中，会造成较为严重的灼伤。临床表现为患牙有明显的烧灼感和钝痛，牙龈反复肿胀，极易出血，严重者可形成牙龈瘤样表现。X线片示患牙局部牙槽骨不规则吸收，牙体组织有明显开髓孔。

根管治疗还有可能造成根管侧壁穿通或牙根折裂，表现为患牙钝痛，牙周存在局限的窄而深的牙周袋，咬合疼痛明显。X线片可见侧穿或折裂区周围牙槽骨局限性吸收，如为牙根纵裂，常可看到患牙根尖孔区影像变宽。

综合而言，此类病变的共同临床表现为牙髓无活力或活力异常，牙周病变局限于个别患牙或患牙的某个部位。X线片常可看到“烧瓶状”低密度阴影。

2. *牙周感染来源的牙周牙髓联合病变*　针对牙周组织疾病是不是导致牙髓组织萎缩和坏死的病因之一这一问题，不同学者存在不同观点。一般认为牙周炎对牙髓的影响不如牙髓对牙周组织的影响显著。

（1）逆行性牙髓炎：较为常见，由于深牙周袋内的细菌通过根尖孔或根尖区的侧支根管感染牙髓，导致牙髓充血和发炎，进而引发急性牙髓炎的症状，即自发痛、夜间痛、冷热刺激痛，伴有或不伴有咬合痛，牙齿松动明显，可有明显的牙龈退缩或附着丧失。牙髓活力测试可迟缓或坏死，早期病变患者牙髓可有活力。X线片示患牙牙周炎症侵犯到根尖区，牙槽骨吸收明显，磨牙可表现为某个牙根周围骨质全部吸收破坏，根尖区阴影。

（2）牙周基础治疗对牙髓的影响：牙周基础治疗后，去除牙根表面的牙石的同时也会去除表面的牙骨质，使牙本质小管暴露造成牙本质敏感和牙髓的修复性反应，但除非发生牙髓坏死或牙髓炎的症状需要进行根管治疗，一般这种情况不做牙周牙髓联合病变的诊断。

3. *牙周感染与牙髓感染并存* 牙周感染和牙髓感染可同时发生在同一牙齿上，共同进展，如患牙既有深牙周袋，明显的附着丧失和牙槽骨吸收，又存在龋坏或不良修复体，不完善的牙体治疗或牙根折裂等。此时临床上就要根据各自的病情分别进行诊断。当两者都非常严重而互相交通、交互影响时，则成为真正的牙周牙髓联合病变。

【鉴别诊断】

牙周组织作为排脓通道的牙髓感染来源的联合病变易被误诊为牙周脓肿，但这种情况通常病程较短。X线片上显示不出明显的牙槽骨吸收影像，邻牙一般也无严重的牙周炎表现。有的患牙可发现瘘管的存在。

【治疗原则】

对于牙周牙髓联合病变的患牙，首先应找到最主要的病因，治疗原发病变，彻底消除感染源。对于牙髓病及根尖周病应尽早完善根管治疗，而牙周疾病侵犯到根尖者可选择截根术、牙半切除术等处理感染的牙根，针对预后差的患牙则应向患者详尽交代病情，必要时拔除。

【一般治疗】

1. 病程短、牙周组织仅作为排脓通道者，单纯进行根管治疗通常就可以达到很好的治疗效果。

2. 病程长、牙周组织破坏严重者，应在根管治疗同期进行牙周基础治疗，联合消除感染灶，必要时进行翻瓣术或根尖手术。

3. 如果是医源性的根管侧壁穿通或髓底穿通，可以尽早修补，无法修补时则需要拔除。如果是失活剂外漏，则须尽快取出失活药物，对于灼伤的组织进行彻底清创。

4. 对于逆行性牙髓炎，首先告知患者预后情况、治疗方案及费用，对于磨牙仅某个牙根受累的情况，可以选择根管治疗与截根术或半切除术配合治疗，并对所有牙周患牙进行完善的牙周治疗。

5. 对于两种疾病并存的情况，首先判断预后，有保留价值的患牙可同期进行牙周和牙体的治疗。

（三）药物处方

无。

（葛　瑶）

二十八、牙齿感觉过敏

（一）病情概述

牙齿感觉过敏指牙齿上暴露的牙本质部分受机械、化学或温度刺激时，产生的一种特殊的酸、软、疼痛症状。牙齿感觉过敏不是一种独立的疾病，而是多种牙体疾病共有的一种症状。许多患者以该症状为主诉就诊。因磨损、酸蚀、楔状缺损、牙周刮治及外伤均会产生牙齿感觉过敏的症状。

（二）诊断与治疗

【诊断要点】

1. 临床表现为激发痛，以机械刺激最为显著，其次为冷、酸、甜等化学刺激和温度刺激，刺激去除后疼痛立即消失。

2. 用尖探针在牙面上可以探及一个或数个敏感点或敏感区，引起患者特殊的酸、软、疼痛症状。

3. 敏感点多发现在咬合面釉牙本质界、牙本质暴露处或牙颈部釉牙骨质界处，可出现在一颗或多颗牙上。

【鉴别诊断】

1. 牙本质过敏与龋病

（1）龋病的临床症状：包括牙齿色、形、质的变化和患者感觉的变化。患者常常以牙齿颜色发黑、食物嵌塞、冷热敏感为主诉就诊。

（2）口内检查：包括牙齿色、形、质的变化。牙齿表面色泽改变成白垩色或墨浸样变；牙体组织发生实质性缺损，探针可以探查到，或者X线片可以发现病变部位的密度较周围正常组织明显降低；龋洞中充满感染脱矿的牙体组织和食物碎屑，质地松软；探针探查时患者可有疼痛反应；温度测试时反应同对照牙，冰水入洞后可引起疼痛。

2. 牙本质过敏与牙髓炎

（1）牙髓炎的临床症状：主要是疼痛，往往出现自发痛、阵发痛，夜间发作时疼痛剧烈，疼痛可放射至同侧颌面部的区域，遇冷热刺激时可以激发明显的疼痛。

（2）口内检查：牙髓炎应查及可疑患牙具备导致牙髓炎的病因。温度测试是区分牙本质过敏和牙髓炎的有效手段。牙髓炎时温度测试可以表现为剧痛，且疼痛持续，热、痛、冷缓解；反应迟钝等。

【治疗原则】

牙齿感觉过敏的治疗根据其发生部位、面积大小，采用不同的办法处理。必须重视产生该症状的牙体疾病的治疗。

【一般治疗】

1. 症状较轻、敏感区广泛或位于龈下者，可首选自行脱敏治疗，如抗牙本质过敏牙膏或漱口液等。

2. 中至重度患者可由医师针对病因进行牙齿充填修复治疗、使用药物脱敏治疗或激光治疗。

3. 长期不愈的重症患者，必要时采取有创性的治疗，如根管治疗。

（三）药物处方

无。

（张　雪）

二十九、牙龈息肉

（一）病情概述

牙龈息肉是由于食物长期嵌塞或患牙缺损处粗糙边缘的局部刺

激导致牙龈增生所形成的赘生物，多发生于患牙出现邻殆面龋洞、牙结石、牙齿错位拥挤等情况时，又称肥大性牙龈炎或牙龈瘤。

牙龈息肉内血管丰富，触之易出血、疼痛，且患者因为疼痛不敢刷牙清洁患处，常伴随有炎症浸润、口臭及牙垢的积累，好发于机体恢复能力强的年轻人，牙龈息肉常填充满龋洞，甚至突出于龋洞。

（二）诊断与治疗

【诊断要点】

（1）发生于牙龈上的息肉样凸起。

（2）好发于青少年。

（3）局部刺激因素明显，如邻殆面龋洞、牙结石、牙齿错位拥挤等。

（4）常伴有出血、疼痛、口臭。

【鉴别诊断】

1. *牙髓息肉*　是炎性牙髓组织增生呈息肉状突出于髓室而形成的病变，属于慢性增生性牙髓炎。外观及症状与牙龈息肉极其相似，可通过切除活检分辨组织来源。

2. *药物性牙龈增生*　因长期服用抗癫痫药和免疫抑制剂等药物所致的牙龈纤维性增生和体积增大，通常有特殊服药史，且增生为全口广泛性的。

3. *急性龈乳头炎*　龈乳头受刺激产生的急性炎症，红肿、充血，触痛明显，去除刺激因素配以消炎药物治疗可使肿胀自行消退。

4. *遗传性牙龈纤维瘤*　为牙龈组织的弥漫性纤维结缔组织增生疾病，一般有家族史。增生的牙龈组织致密且硬，色泽正常略白，不仅限于龈乳头，可累及全口的牙龈缘、龈乳头和附着龈。

【治疗原则】

去除刺激因素，消炎药物治疗，必要时手术切除。

【一般治疗】

1. *消除局部刺激因素*　做洁治术以消除牙菌斑和牙石；行粘接修复术充填龋洞；重新修复牙体或正畸，以消除食物嵌塞的间隙。

2. *局部药物治疗* 对于一些牙龈有明显炎症的患者，可先用3%过氧化氢液冲洗龈袋，并在袋内放入碘甘油，并给予抗菌含漱液，服用消炎药物，待炎症减轻后再做进一步治疗。

3. *手术切除* 当去除刺激因素和消炎药物治疗后，牙龈仍无法完全恢复到健康形态者，可选择手术切除息肉，修整牙龈形态，可根据情况选用牙周刀、手术刀、金刚石车针、电烙器、激光等方式。但手术要选择在患者全身病情稳定时进行，术后若不保持良好的口腔卫生习惯，仍有复发可能。

（三）药物处方

处方①：甲硝唑，口服，每次0.2g，每日3次，连用3天。

【注意事项】

1. 部分患者有恶心、胃肠道不适、腹泻、皮疹、口腔金属味等不良反应。一般使用不超过7天。

2. 妊娠及哺乳期妇女禁用，有血液病或肾功能不全者慎用。

3. 服药期间忌酒，不与抗凝药（华法林）、巴比妥类药物、锂制剂同用。

处方②：替硝唑，首日顿服2g，以后每次0.5g，每日2次，连用4天。

【注意事项】

1. 主要不良反应有胃肠道不适、头痛等，与甲硝唑相似。

2. 将首日顿服2g，改为分2次，每次1g，可取得同样效果，并减少不良反应。

3. 相比甲硝唑，替硝唑具有疗效更高、半衰期更长、疗程更短等优点，但是不良反应发生率较高。

处方③：奥硝唑，口服，成人每次500mg，每日2次；儿童每次10mg/kg，每日2次。

【注意事项】

1. 奥硝唑是继甲硝唑、替硝唑之后的第三代新型硝基咪唑类衍生物，具有良好的抗厌氧菌和抗滴虫作用。

2. 服药期间会出现轻度胃部不适、口腔异味、胃痛、头痛及困倦，偶尔会出现眩晕、颤抖、四肢麻木、痉挛、皮疹和精神错乱，但极罕见。

3．对本药及硝基咪唑类药物过敏、脑和脊髓发生病变、癫痫及各种器官硬化症患者禁用。

4．妊娠早期和哺乳期妇女慎用。肝损伤患者每次服药剂量与正常用量相同，但服药间隔时间要加倍。

处方④：复方氯己定含漱液，每瓶200ml，每次10～20ml，含漱1分钟，每日2次，5～10天为1个疗程。

【注意事项】

1．本药为复方制剂，每500毫升含葡萄糖酸氯己定0.6g，甲硝唑0.1g。

2．氯己定为双胍类化合物，为广谱抗菌药，对G^+菌、G^-菌、真菌均具有很强的抗菌性，含漱后可吸附于口腔黏膜和牙面，并于8～12小时缓慢释放，作用时间长，能有效地抗菌和抑制牙菌斑形成。

3．主要用于牙周维护治疗、牙周手术后及某些特殊原因不能行使口腔卫生措施者。

4．不良反应：偶见过敏反应或口腔黏膜浅表脱屑，长期使用能使口腔黏膜表面与牙齿着色，舌苔发黄，味觉改变。停药后可自行缓解，牙石色素可洁治除去。

（杨　生）

三十、牙列不齐

（一）病情概述

牙列不齐又称牙列拥挤，在错殆畸形患者中最为常见，60%～70%的错殆畸形患者中可见拥挤的存在。造成牙列拥挤的原因为牙量和骨量不调，牙量（牙齿总宽度）相对大，骨量（齿槽弓总长度）相对小，牙弓长度不足以容纳牙弓上的全数牙齿。牙列不齐可能造成患者的咀嚼功能异常，影响牙周组织健康、面容美观及心理健康。

1. 牙列不齐的病因

（1）遗传因素：①种族演化，颅面比例和形态因生存环境变迁而发生改变，颌骨逐渐退化缩小；咀嚼器官因食物结构变化而出现退化；咀嚼器官的退化呈现出不平衡现象，肌肉居先，颌骨次之，出现牙量骨量不调，导致牙列拥挤。②个体发育，较少数的牙列不齐父母双亲可能将畸形特征遗传给子女，具有多基因遗传特点。

（2）环境因素：①先天因素，常见有发育障碍及缺陷，如多生牙、先天缺牙、牙齿大小和形态异常、舌形态异常、唇系带异常。②后天因素，全身性疾病，如某些慢性疾病、内分泌功能异常、营养不良；乳牙及替牙期的局部障碍，包括乳牙早失、乳牙滞留、乳牙下沉、乳尖牙磨耗不足、恒牙早失、恒牙早萌、恒牙萌出顺序紊乱、恒牙异位萌出；功能因素，包括吮吸功能异常、咀嚼功能异常、呼吸功能异常、异常吞咽、肌功能异常；口腔不良习惯，包括吮指习惯、舌习惯、唇习惯、偏侧咀嚼习惯、咬物习惯、睡眠习惯等。

2. 牙列不齐的典型症状

（1）牙列拥挤：是最常见的牙列不齐，它可单独存在，也可伴随其他错𬌗畸形。轻度的牙列拥挤因牙弓内间隙不足而表现为不同程度的牙唇（颊）舌向错位或扭转，一般不伴有上下颌骨及牙弓间关系不调，多为安氏Ⅰ类错𬌗畸形。严重的牙列拥挤除了因牙量骨量造成的牙列拥挤外，还伴随有上下颌骨及牙弓间关系不调，磨牙关系为近中或远中，侧面型多为异常。

（2）牙列间隙：也是牙列不齐的一种，主要表现为牙齿之间存在间隙，往往伴随某些牙齿形态过小、融合或先天缺牙等。唇系带过低的患者常见中切牙间间隙，不良舌习惯的患者常见下前牙间隙。

（3）个别牙错位：不伴有其他可归类的错𬌗畸形，如不伴有骨性畸形也不存在牙列拥挤的个别牙位置异常。一般错位表现有舌向、唇（颊）向、近中、远中、高位、低位、转位等情况。有时几种情况同时出现。

（二）诊断与治疗

【诊断要点】

1. *牙列拥挤的分度*　牙列拥挤根据其严重程度分为3度。

（1）轻度拥挤（Ⅰ度拥挤）：牙弓中存在2～4mm的拥挤。

（2）中度拥挤（Ⅱ度拥挤）：牙弓拥挤在4～8mm。

（3）重度拥挤（Ⅲ度拥挤）：牙弓拥挤超过8mm。

2. *牙列拥挤度的确定*　牙列拥挤程度的确定依赖模型测量，替牙列使用牙片法或Moyers预测法，恒牙列直接由牙冠宽度与牙弓弧长之差得出。

3. *后牙段牙弓拥挤的测量*　后段牙弓常常因间隙不足发生第三磨牙，甚至第二磨牙阻生、萌出错位，因此必须重视后段牙弓间隙的测量分析。后段牙弓间隙测量分析在X线头颅定位侧位片上进行：沿合平面测量下颌第一恒磨牙远中至升支前缘的距离，为后段牙弓可利用间隙；必需间隙为下颌第二和第三磨牙冠近远中径宽度之和。两者之差为后段牙弓拥挤度。应当注意的是，后段牙弓可利用间隙随着年龄增长而增大，女性14岁前、男性16岁前，每年每侧平均增大1.5mm。后段牙弓拥挤常需要拔除后部牙齿，其中最常拔除的是第三磨牙。

【鉴别诊断】

1. *深覆盖*　上颌切牙切缘到下切牙唇面的水平距离大于3mm。

2. *深覆殆*　上切牙切缘盖过下切牙切缘超过1/3。

【治疗原则】

1. 替牙期牙列不齐的治疗是正畸专业预防性矫治和阻断性矫治的内容，治疗的重点在于对乳-恒牙的替换过程进行监控，促进牙列和殆的正常发育。

2. 恒牙期牙列拥挤主要通过矫治解决牙列不齐。

【一般治疗】

1. *替牙期牙列不齐的矫治*

（1）乳牙龋病的预防和治疗。

（2）口腔不良习惯的破除。

（3）暂时性错殆，包括前牙暂时性拥挤的观察。

（4）多生牙、埋伏牙、外伤牙的处置。

（5）乳牙早失的间隙保持。

（6）乳牙滞留的适时拔牙。

（7）第一恒磨牙前移时的间隙恢复。

（8）严重拥挤时的序列拔牙。

（9）影响颌骨发育的错䯅（如前牙反䯅）的早期矫治，防止拥挤的发生。

2. 恒牙期牙列不齐的矫治

（1）单纯拥挤时错䯅仅涉及牙槽骨，拔牙的目的主要是解决拥挤，拔牙与否主要根据拥挤的严重程度。

（2）复杂拥挤时，拔牙的目的除解决牙列拥挤之外，还要改善上下牙弓之间矢状不调和垂直不调，掩饰可能存在的颌骨畸形，在诊断中应对牙模型和X线头颅定位片进行全面的测量分析。

（三）药物处方

无。

（朱晔丹）

三十一、牙槽突不齐（骨性错䯅畸形）

（一）病情概述

牙槽突不齐在口腔医学领域称为骨性错䯅畸形，骨性错䯅畸形表现为上下颌骨关系不协调，可从矢状向、垂直向和横向进行分类。

（1）矢状向分类：骨性Ⅰ类为双颌前突；骨性Ⅱ类为上颌明显前突，下颌伴有后缩；骨性Ⅲ类即是反䯅，俗称“地包天”。

（2）垂直向分类：患者方面型，面下部1/3短，覆䯅深，属于低角型的错䯅畸形或严重的深覆䯅；患者面下部1/3长，前牙开䯅，称为骨性反䯅。

（3）横向分类：部分患者面部发育不对称，下颌偏向某一侧，临床上称为偏颌。

牙槽突不齐会严重影响䯅面软硬组织的发育、口腔的健康及功能，对容貌外观也有很大的影响，并且可能因此造成患者不同程度的心理和精神障碍。

（二）诊断与治疗

【诊断要点】

Steiner是基于口腔正畸头影测量分析的骨性错𬌗畸形诊断标准。

（1）骨性Ⅰ类：ANB角为0°～4°。主要表现为双颌前突或者牙列拥挤。

（2）骨性Ⅱ类：ANB角大于4°，下颌骨相对于上颌骨偏后缩位置，主要表现为上颌前突，下颌后缩或者两者兼有。

（3）骨性Ⅲ类：ANB角小于0°，下颌骨相对于上颌骨位偏前伸位，主要表现为上颌发育不足，下颌发育过度或者两者兼有，其中下颌发育过度引起的错𬌗畸形更为常见。大多数骨性Ⅲ类错𬌗畸形表现为常染色体显性遗传。

【鉴别诊断】

1. 功能性错𬌗畸形　功能性错𬌗畸形指因儿童因长期口腔不良习惯或牙齿早接触等问题引起的𬌗面肌肉功能异常，导致患者的吞咽、咀嚼、呼吸等功能变化，从而造成的错𬌗畸形。不良习惯包括吮指、咬唇、张口呼吸、异常下颌闭口运动、异常吞咽习惯等，可引起上牙弓缩窄、前牙开𬌗、下颌后缩等各类畸形。

2. 牙性错𬌗畸形　主要表现为牙齿与牙槽骨的相对位置异常，如牙齿错位萌出、排列不整齐和牙齿拥挤等。此类患者仅有牙齿的大小、形态、数目、位置异常，而不伴随明显颌骨关系的异常，因此侧貌正常。

【治疗原则】

1. 合适的治疗时机　骨性Ⅲ类，一般在5岁前（儿童可以配合的前提下）进行早期矫治。骨性Ⅱ类比较好的治疗时机是替牙晚期，女童在10～11岁，此时还有部分乳牙未替换，男童比女童晚1年左右，此时功能矫治效果往往更好。总之，如被确诊为骨性错𬌗畸形，越早治疗效果越好，但特殊的骨性错𬌗，如具有家族遗传的严重反𬌗或开𬌗，则最好在下颌骨发育完成后治疗，避免下颌骨的持续生长造成复发。

2. 根据骨性错骀畸形的严重程度选择合适的治疗方法　轻度的骨性错骀畸形可通过正畸治疗纠正，排齐牙列；中、重度的骨性错骀仅通过正骀手术或正畸治疗，均难以达到理想效果，须联合治疗，缺一不可。

【一般治疗】

1. 骨性Ⅰ类　前突严重的成年患者只能通过正颌（双颌手术）联合正畸治疗改变面部侧貌，畸形较轻的儿童和青少年患者可选择正畸掩饰治疗，拔除第一前磨牙、内收上下前牙。

2. 骨性Ⅱ类　矫治方法有常规治疗、矫形治疗和正畸正颌联合治疗。

（1）常规治疗指通过拔牙减数排齐牙齿，达到正常的磨牙和切牙覆骀覆盖关系，以此掩饰上下颌骨关系的不协调。

（2）对于生长发育期的Ⅱ类骨性错骀畸形患者采用矫形治疗可以取得较好的效果。矫形治疗在牙弓、牙槽、颌骨骨缝及整个上下颌骨施加较大（一般600g左右）的力量，达到骨缝内或颞下颌关节的组织改建，牙槽骨及颌骨重塑及颌骨结构、位置、方向改变的目的。功能性正畸矫治通过利用生长发育期青少年口腔颌面部肌肉的力量，干预上颌骨缝及下颌骨髁突的发育，以达到改善颌骨矢状向位置关系的目的。

（3）对于严重的骨性Ⅱ类，待生长发育停止后，可通过正畸正骀联合治疗。治疗机制是通过手术改变颌骨位置、修整颌骨轮廓和恢复关节结构。

3. 骨性Ⅲ类　通常表现为前牙反骀。乳牙反骀中颌骨畸形一般少见，少数颌骨畸形比较明显的病例治疗比较复杂，需配合使用口外力，疗程较长；替牙期具有骨性反骀趋势的患者，要解除上、下前牙的代偿。需要分清楚是上颌还是下颌出现问题：上颌发育不足则前方牵引；下颌发育过度时可利用颏兜抑制下颌过度向前生长，必要时辅助上颌前方牵引。恒牙早期轻度骨性Ⅲ类畸形的可采用正畸掩饰性治疗，少数骨骼畸形严重的患儿须生长和发育停止后开始正畸正骀联合治疗。

（三）药物处方

针对营养不良、缺乏维生素D造成的儿童颌骨畸形。

处方①：维生素D，口服，每日400～800U。

【注意事项】

1. 有维生素D过敏史者禁用。

2. 吸收障碍综合征、维生素D过多症、高钙血症、高磷血症伴有肾性佝偻病患者，不能使用本药。

3. 针对非营养因素造成的儿童颌骨畸形，无特效药，须遵从前述的一般治疗原则。

（叶青松　贺　燕　王　奔　苟廷伟）

三十二、牙　缺　失

（一）病情概述

牙缺失指患者在上颌或下颌牙列中缺失牙齿，当上、下颌均余留不同数目的天然牙，称为牙列缺损；当上颌或下颌全部牙缺失称为牙列缺失；当全口天然牙缺失称为无牙颌。牙缺失的常见原因包括龋病、牙周病、根尖周病或外伤等，其他缺牙原因还有牙齿萌出受阻、先天缺牙等。

牙缺失以中、老年人居多，影响口腔健康及颜面美观，缺失的牙位常见于中切牙、前磨牙及第三磨牙。最常发生萌出受阻的牙是上尖牙、前磨牙及第三磨牙。先天缺牙患者中，恒牙缺失较乳牙缺失更多见。恒牙先天缺失的发生率为2.3%～9.6%（不包括第三磨牙），乳牙为0.1%～0.7%。发生率最高的是第三磨牙，约为30%，其次为下颌第二前磨牙（0.8%～6.4%），再次为上颌侧切牙（1.1%～3.2%）。

牙缺失的临床表现为部分天然牙缺失、邻牙歪斜、对颌牙伸长、咬合紊乱、牙齿磨损等，还会影响咀嚼、语言等功能，如果前牙缺失，将严重影响患者颜面美观。

（二）诊断与治疗

【诊断要点】

牙缺失的诊断主要依靠病史、临床表现、辅助检查。

（1）病史：龋齿、牙髓病、牙周病、牙创伤等。

（2）临床表现：部分牙齿缺失，其他牙齿歪斜、咬合不良、牙齿磨损等。

（3）X线检查：可见牙齿缺失等异常影像。

【鉴别诊断】

应与无牙症相鉴别。

（1）病史：一般是先天性的，虽然其分为全口及局部缺牙，但一般皆指全口缺牙，与无牙颌患者相比，没有确切的牙缺失病因及病史。

（2）症状：由于无牙症与外胚层发育不良有关，因而时常伴发皮肤及神经方面的相关疾病。

【治疗原则】

牙缺失的治疗原则是恢复咀嚼功能，保持良好的咬合关系。如果发现乳牙或恒牙缺失，应及早就医。牙缺失最常见的修复方法有3种，即可摘义齿、固定义齿、种植义齿，它们各有其优点和不足。

【一般治疗】

1. 可摘局部义齿修复　可摘局部义齿由卡环、基托、人工牙、支托组成，利用天然牙、基托下黏膜和骨组织作支持，依靠义齿的固位体和基托固位，用人工牙恢复缺失牙的形态和功能，用基托材料恢复缺损的牙槽嵴、颌骨及其周围软组织形态，患者能够自行摘戴。卡环与基托是附加结构，影响美观、发音，有异物感，且可摘局部义齿每日必须取下清洁，否则食物残渣进入义齿与牙龈之间，或黏附于义齿表面，可能引发口腔疾病。

2. 固定局部义齿修复　固定局部义齿用于修复牙列中一个或几个缺失牙，也称固定桥。由固位体、桥体和连接体3部分组成。将缺失牙位邻近的天然牙作为基牙，将固定桥固定于两边预备好的基牙上，为缺失牙提供固位。与可摘局部义齿相比较，固定桥基牙的牙体磨除量较大，少数患者难以接受；固定桥制作的难度较大；固定桥修复有更为严格的适应证，并非所有牙列缺损患者都适合固定桥修复，若缺失牙位临近的天然牙因某种原因需要做修复冠，则此种方式有独特优势。修复前必须对牙列缺损患者的口腔局部环境进行全面检查，并结合患者的个体特点和全身情况进行综合分析，确认能否达到预期效果。

3. *种植义齿修复*　种植义齿是将替代天然牙根的种植体植入颌骨，得到类似于牙固位支持的修复体。种植义齿的结构主要分3部分，即种植体、基台和上部结构。种植体、基台及修复体共同承担固位、支持、牙䶮力传导和恢复咀嚼功能。目前，种植义齿已成为牙列缺损或缺失的主要修复方式之一，可以很好地恢复咀嚼、美观及发音功能，有效保护了天然牙。

4. *正畸治疗*　若缺牙患者为青少年、年轻人，且缺牙数量较少，还可通过正畸治疗关闭缺牙空隙，恢复咬合稳定。这种方式修复牙缺失可以在不借助外来修复体的情况下，利用天然牙恢复正常的牙齿排列和功能；缺点则是治疗周期较长，且适应证较严格。

（三）药物处方

一般无须药物治疗。

（杨　生）

三十三、牙列缺失

（一）病情概述

牙列缺失指上、下颌牙弓上不存在任何天然牙或牙根，通常又称无牙颌。造成牙列缺失最主要的原因是龋病和牙周病，同时外伤、不良修复体和发育异常等因素也会造成牙列缺失。

牙列缺失是口颌系统中较为常见且多发的一类疾病，普遍发生在老年人群体中。第三次全国口腔健康流行病学调查报告显示，在65～74岁年龄组中，牙列缺失患者占6.8%。随着口腔医疗与保健水平的提高，使得牙列缺损的病因得到了一定程度的控制，但是伴随社会老龄化进程的进一步深入，牙列缺失仍将在人群中保持一定的比例。

由于牙齿具有切割和研磨食物的作用，全口牙列缺失的患者缺乏食物的初步消化过程，导致胃肠道消化负担增加，长时间的影响会出现胃肠道功能紊乱，使人体不能有效吸收营养物质，有碍身体健康；由于牙齿可以作为舌定位的标志，牙齿的缺失使气流经过的路线中缺少了一道控制的关口，产生类似齿音和唇齿音发音不准确的问题；由于牙齿对面下1/3高度的维持和对唇颊软组织的支持具有重要作用，牙齿的缺失在面型上观察尤为明显，易出现面下1/3高度变短、软组织塌陷、皱纹加深、口角下垂等面容苍老的改变。长期的牙齿缺失使患者的牙槽嵴、口腔黏膜、颞下颌关节和肌肉神经系统等都会发生退行性或病理性改变。尽管许多患者都能正确对待牙齿缺失对工作生活带来的影响，克服其带来的不便，正常工作、学习、生活，但牙列缺失势必会不同程度地影响患者的心理状态，甚至社交活动。

（二）诊断与治疗

【诊断要点】

1．口内无余留牙或残留牙根，牙槽嵴低平。

2．出现苍老面容。

【鉴别诊断】

1．牙列缺损

（1）症状表现为咀嚼效率降低、发音不准确及美观问题等。

（2）口内检查可见牙弓中存在缺牙间隙，且因长期缺牙导致的余留牙向缺牙侧倾斜，或对颌牙向缺牙间隙伸长。缺牙区黏膜表层增厚，牙槽骨吸收明显。

2．先天性缺牙

（1）患者年龄普遍较小。

（2）症状表现为先天性多数牙缺失，极为严重的患者可表现为全口无牙。

（3）口内检查可见多数牙缺失，多数牙正常萌出后呈矮小或锥形形态。

（4）该疾病为遗传病，多伴有家族史。

【治疗原则】

1．改善发音，恢复咀嚼及颞下颌关节的正常功能。

2．恢复正常面容，重建颌面美学。

3．选择生物相容性良好的修复材料，避免因材料的毒副作用对身体产生负面影响。

4．制作舒适且易于清洁的修复体，避免因清洁不当造成并发症。

【一般治疗】

1．*全口活动义齿修复*　是无牙颌患者的常规修复治疗方法。全口义齿是通过人工材料替代缺失的上颌或下颌完整牙列及相关组织的可摘义齿修复体，主要由人工牙和基托两部分组成，靠义齿基托与无牙颌黏膜组织紧密贴合及边缘封闭产生的吸附力和大气压力，将义齿吸附在上下颌牙槽嵴上，恢复患者的缺损组织和面部外观，恢复咀嚼和发音功能，使义齿基托下的黏骨膜和骨组织承担义齿的咬合压力。

2．*种植全口义齿修复*　通过在缺牙区的牙槽骨内植入种植体，种植体与牙槽骨之间经过一段时间以形成稳定的骨结合，最后在其上端制作最终修复体，完成种植修复。目前，种植全口义齿修复主要采用固定支架式全口义齿和覆盖式全口义齿两种方式。固定支架式全口义齿通过将金属支架承托的固定修复体固定在种植基台的方式，来支持上颌或下颌的全口义齿，通常需要4～6个种植体。该类义齿的特点是相对无牙颌患者而言，可以提供良好的固位和稳定的义齿，显著地提高了咀嚼效率，比较接近天然牙；且义齿体积相对较小。但是这类义齿存在一定的局限性，如对设计、手术、制作要求较高，过程复杂，价格相对昂贵。一部分无牙颌患者更适合覆盖式全口义齿，主要原因是颌骨条件差，不能容纳足够数量的种植体；患者不能承受长时间的外科手术和多次复诊；患者维护口腔卫生的能力差；经济上不能担负固定支架式全口义齿等。覆盖式全口义齿的设计相对复杂，在上颌至少需要4颗种植体，下颌要求相对较低，可以使用2～4颗种植体。种植全口义齿修复史一种以种植体为基础，结合各种附着体的上部结构进行覆盖义齿修复的修复方式，其特点是有效改善了义齿的固位和稳定，制作简单，价格合理，患者可自行取戴，易于清洁。

（三）药物处方

一般无须药物治疗。

（杨　生）

三十四、残留齿根

（一）病情概述

残留齿根是第10版国际疾病分类（ICD-10）中被列为K08.3的诊断。当牙冠在拔牙过程中或由于龋病而缺失时，就会出现仅剩牙根的情况，此时牙根可能全部位于骨内或在临床口腔检查时可见。在ICD-10编码系统中，诊断为残留齿根的编码K08.3，并没有对两种类型的残留齿根进行区分，即拔牙后骨内的残留齿根和患龋后暴露于口腔中的残留齿根。残留齿根的最常见位置是上颌或下颌的磨牙区域，尤其是第三磨牙，这可能是由于拔除第三磨牙具有一定的挑战性。

残留齿根在天然牙患者中很常见，它们的存在可能对临床医师在制订基于患者个性化需求的治疗计划时产生影响，所以口腔科医师通常对是否应该拔除这些残根有着不同的看法。从历史上来看，在20世纪20年代，普遍的观点是拔牙不彻底会对患者造成伤害，如导致疼痛、感染、囊肿发生和发展等，因此应拔除所有残留牙根。然而对残留齿根的患病率的研究表明，大多数残留的牙根碎片并不会对患者造成伤害。在残留齿根存在对拔牙窝愈合的影响的组织学研究中发现，某些情况下，牙根碎片保留在原位时，在拔牙窝正常愈合的同时，牙根碎片上会形成牙骨质层，进而引起骨沉积，将牙根碎片封闭在骨内。这些认识推动了牙根潜没概念进一步的发展，即以保留牙根而保存牙槽骨以供未来修复的治疗理念。此外，其还促进了牙冠切除术的研究和实践，即在拔除智齿时，选择合适的患者，从智齿牙颈部（健康牙齿）仅去除牙冠，保留牙根以避免拔除智齿造成的下牙槽神经功能损伤。

然而，残留的牙根也容易给患者带来疼痛和不适，并且可能发展为感染原，尤其是在非活髓牙齿拔除过程中发生折断的情况下。而且，保留的牙根会使全口义齿的制作复杂化，因为当义齿进行功能活动时，如果义齿基托或组织面凸缘撞击到牙根碎片附近，义齿撞击的残留牙根可能会导致神经受压，从而导致疼痛和麻木。

在考虑是否拔除残留齿根时，临床医师应为每位患者进行风险收益分析。如果决定将残留的牙根碎片保留在原位，口腔科医师有义务向患者建议定期复查，并确保定期进行临床和影像学随访。

（二）诊断与治疗

【诊断要点】

1. 病史　可有龋病史、拔牙史等。

2. 症状　伴有或不伴有明显的自觉症状或疼痛。

3. 检查　患牙牙冠缺失，可见牙槽窝，有时牙槽窝内可以探及牙根断面，牙根松动或不松动。

4. 影像学检查　牙槽骨内残留齿根影像，患牙冠方无牙冠影像，多见于上、下颌第三磨牙区。

【鉴别诊断】

应与残冠鉴别。根据牙体缺损程度可以区分残冠、残留齿根，牙冠大部分缺损但仍有余留牙冠的情况称为残冠；当牙冠缺失仅有余留牙根时称为残留齿根。根据病因区分，残冠多是由于龋病等导致，残留齿根多是由于拔牙不完全而导致牙根残留在牙槽骨中。

【治疗原则】

应综合考虑分析患者状况、残留齿根及根周情况、创伤大小、可能的并发症等多个因素后，决定拔除或保留残留齿根。

【一般治疗】

1. 评估患牙情况，对于以下情况的残留齿根不能保留，及时予以拔除，并择期修复

（1）根尖周组织有病变者。

（2）遗留牙根可能妨碍拔牙创口的愈合，引起疼痛和炎症，或成为慢性病灶，造成局部感染，引起疼痛、溢脓、瘘管等症状。

（3）残留齿根进入下颌管或上颌窦者。

2. 评估牙根情况，对于以下情况的残留齿根可考虑暂缓拔除残留齿根，并建议患者定期复查。

（1）牙根短小（小于5mm），无根尖周病变。

（2）取牙根时可能会导致牙根移位到周围的解剖结构中，如上

颌窦、下颌神经管，从而导致神经损伤、上颌窦穿孔等并发症。

（3）当在具有挑战性的拔牙过程中根尖断裂时，延长手术时间可能会增加患牙槽骨炎的风险。

（4）全身状况不良、耐受性差者。

保留残留齿根可以保持牙槽骨的宽度和高度，以便将来植入种植体。已有研究证明种植体可以与残留齿根周围沉积的牙骨质完美结合。另外，对于下颌第三磨牙采用冠切除术而保留牙根，可以避免损伤下颌神经。

（三）药物处方

一般无须药物治疗。

（杨　生）

三十五、乳牙滞留

（一）病情概述

乳牙滞留指继承恒牙已经萌出，未能按时脱落的乳牙，或者恒牙未萌出，保留在恒牙列中的乳牙。临床上常见下颌乳中切牙滞留，恒中切牙于舌侧萌出，呈现双排牙现象。第一乳磨牙的残冠或残根滞留于继承前磨牙的颊侧。第二乳磨牙常因继承恒牙先天缺失而滞留。上颌牙齿在滞留乳牙腭侧萌出，可能会造成反𬌗。

1. 乳牙滞留的病因

（1）继承恒牙萌出方向异常，使乳牙牙根未吸收或吸收不完全。

（2）先天缺失恒牙可使乳牙根吸收缓慢造成滞留。

（3）乳牙根尖周病变破坏牙槽骨使恒牙早萌，而乳牙也可滞留不脱落。

（4）继承恒牙萌出无力，乳牙根不被吸收。

（5）恒牙牙胚位置远离乳牙牙根也可能使乳牙滞留。

（6）某些遗传因素致多个乳牙滞留。

（7）部分乳牙滞留原因不清。

2. 乳牙滞留的诱发因素

（1）个人习惯：饮食较为精细，牙齿使用不够导致牙齿脱落延缓，造成乳牙滞留。

（2）颌骨发育不足：乳牙间没有缝隙或拥挤，而恒牙体积通常比乳牙大（尤其在前牙区）。恒牙胚在狭小的颌骨内无法排列在乳牙牙根正下方，使得萌出时不能完全挤压乳牙牙根吸收，造成乳牙滞留。

3. *乳牙滞留的危害*　乳牙滞留占据了恒牙萌出的正常位置，恒牙可能会异位萌出，影响牙列正常咬合关系的发育。尤其滞留的乳牙或残根可以导致牙菌斑滞留，食物嵌塞，会影响口腔卫生，使邻牙增加患龋齿机会。由于慢性根尖周炎造成滞留的乳牙残根，可以刺伤周围黏膜软组织，严重者可以造成压疮性溃疡。如果因为先天缺失继承恒牙造成的乳牙滞留，这颗牙齿的牙根仍然会吸收，只是吸收缓慢，有时可能会出现乳牙下沉、低于咬合平面，也会影响咬合关系。

（二）诊断与治疗

【诊断要点】

1. *临床检查*

（1）视诊：观察全口牙列发育状态，未脱落乳牙情况及继承恒牙萌出情况等。

（2）触诊：用手指按压乳牙周围牙龈，判断恒牙是否即将萌出。

（3）松动度：检查乳牙是否松动及松动程度。

2. *影像学检查*　口腔X线检查：当乳牙替换显著迟于患儿发育状态，恒牙无萌出迹象或恒牙萌出位置显著异常时，医师根据病情需要通过X线检查全口或特定乳牙及恒牙胚发育情况和位置，以及周围组织情况，以确定进一步治疗方案。

【鉴别诊断】

1. *多生牙*　多生牙的大小和形态可能与其所属的磨牙、前磨牙或前牙组中的牙齿极为相像，也可能与邻近的牙齿外形相差甚远。多生牙与邻近牙齿同为恒牙或乳牙。鉴别要点首先通过视诊初步判断新萌出牙齿的状态，最终需要通过X线片或CBCT明确诊断。

2. *牙列拥挤*　部分患儿因颌骨发育不足或恒牙体积较大，导致萌出顺序靠后的恒牙在相应乳牙脱落后间隙仍严重不足而排列于牙弓之外，也会形成“双排牙”的现象。出现这种情况后应请医师判断，通常无须额外处置。

【治疗原则】

根据继承恒牙的萌出情况选择拔除或不予处理。

【一般治疗】

1. *继承恒牙已经萌出，滞留的乳牙应拔除* 上颌滞留的乳牙一定要尽早拔除，以免造成恒牙反殆。如果已经出现反殆现象，一定要密切监测，在前牙萌出后尽早进行矫正。

下颌滞留乳牙拔除后，长在后面的恒牙会自行调整到正常位置，如果因为拥挤牙齿排列不齐，应该观察，牙齿替换后根据牙列情况进行择期矫正。

下颌滞留乳牙由于牙根吸收不足，在拔除的过程中可能会出现牙根断裂现象，由于残留牙根距离继承恒牙牙根较近，因此可以不做处理，残留牙根会自行吸收或随恒牙萌出排出体外。

2. *因先天缺失继承恒牙导致的滞留乳牙可不予处理* 但是要密切观察滞留乳牙，积极预防龋齿的发生，尽量延后牙齿脱落时间。如果牙齿脱落，要根据牙齿排列情况进行间隙管理。

【注意事项】

在换牙期间，松动牙齿可能会造成儿童不适，家长要告诫儿童不要用手拽、晃牙齿，要定期带儿童到医院检查，出现乳牙滞留要尽快拔除滞留乳牙，以免使恒牙萌出位置异常。家长也要告诫儿童不要用舌舔或用手指掰动位置不对的恒牙，以免形成其他口腔不良习惯，对咬合关系的建立造成不利的影响。家长可以给予儿童能咀嚼的食物，并加强口腔卫生管理，以利于儿童换牙。

（三）药物处方

无。

（朱晔丹）

三十六、残　　根

（一）病情概述

由于外伤、龋坏等原因造成牙齿冠部组织基本缺失，患牙位点残存的牙根部分称为残根。残根形成后，牙齿的髓腔、根管由于牙冠部分的缺失将直接暴露于有菌的口腔环境中，暴露的根管为细菌提供了到达根尖的通道，患牙更容易形成根尖周炎而成为病灶牙，并随着感染的扩大引起全身的其他疾病。残根的外形往往不规则，边缘锐利，对口腔黏膜长期的刺激不仅可以引起溃疡、糜烂等口腔黏膜病变，还是口腔癌的危险因素。乳牙的残根对继承恒牙的牙胚发育、萌出的时间和位置都有直接影响，如果处理不当，就可能导致恒牙牙釉质发育不全或萌出异常，影响牙列的功能和稳定。

当牙体缺损较大形成残根时，进行患牙的修复就必须要考虑残根是否保留及保留的方式和价值，采取适当的方法保留有价值的残根，对提高修复效果，改善患者生活质量有一定帮助。首先，残根的有效保留通过保留牙齿周围的牙周膜保持了牙齿承受咀嚼压力的生理功能。咀嚼运动中的力学刺激有助于减缓牙槽骨的吸收，维持牙槽骨的高度。缺少咀嚼刺激部位的牙槽骨往往吸收较多，形态低平，不利于义齿的固位和稳定。牙根周围感受咀嚼压力的感受器可以引导咀嚼运动，为我们提供咀嚼食物的“快感”。残根的保留为患者保留了这种快感，有利于提高咀嚼效率。其次，通过保留残根进行的修复比种植义齿修复的时间短、创伤小、费用低。通过根管治疗、桩核冠修复等方式利用残根恢复牙齿外形和功能，减少了缺牙豁齿的时间，有利于牙列的稳定，为患者规避了手术的风险，降低了修复费用。此外，对于一些患有糖尿病、心脏病、高血压等全身疾病或处于放射治疗期间而不能拔牙的患者，通过根管治疗严密的封闭细菌感染路径、调磨锐利边缘等处理保留残根将最大限度地避免残根成为病灶牙，保证其生活质量。

（二）诊断与治疗

【诊断要点】

1. 病史　可有牙体硬组织损伤史、外伤史、根管治疗史等。

2. 症状　无明显的自觉症状或疼痛。

3. 检查　患牙牙冠缺失，患牙位点可见牙槽窝，牙槽窝处可以探及牙根断面，牙根松动或不松动。

4. 影像学检查　牙槽骨内残留牙根影像，患牙冠方无牙冠影像，伴有或不伴有根管内高密度影像和根尖周低密度影像。

【鉴别诊断】

根据牙体缺损的严重程度可以区分残冠、残根。由于牙折裂等各种原因导致牙冠大部分缺损，但仍有余留牙冠的情况称为残冠；当牙冠缺失仅有余留牙根时称为残根。

【治疗原则】

1. 根据残根断面所在位置、根尖周是否有炎症、周围牙槽骨吸收程度等情况，确定残根是否可以保留。

2. 符合残根保存修复治疗适应证时，应先进行彻底的根管治疗，确认根尖周炎症已控制后再通过桩核冠修复、覆盖义齿修复等方式恢复患牙功能和外形。

3. 无法保留者应尽早拔除并择期修复。

【一般治疗】

1. 评估患牙情况，对于较完整的牙列，牙周情况较好，根尖周炎症可控制，牙根长度及直径尚可的残根，可以先行彻底的根管治疗，然后再通过根管打桩、牙冠延长术等方法改善基牙的固位和抗力，随后进行全冠修复恢复其外形和功能，或进行残根保存修复后的联冠修复。此治疗方案可以满足患者的固定修复需求，还可以预防固定桥损伤健康牙齿的现象。

2. 评估患牙情况，对于牙周情况较好，根尖周病损范围不大的残根，可以先进行彻底的根管治疗，最后进行桩核冠修复。若患者存在较多的缺失牙，可保留残根进行覆盖义齿修复，残根利用附着体作用成为基牙，提供给活动义齿支持与固位作用，并获取实用效果与美观效果。

3. 评估患牙情况，对于以下情况的残根不能保留，应及时予以拔除并择期修复

（1）骨内根长较短且断面位于龈下，无法利用的残根。

（2）存在大面积根面龋坏、根尖周病无法治愈的残根。

（3）牙周病晚期、牙槽骨严重吸收、松动严重的残根。

（4）引起骨髓炎、囊肿的残根。

（5）已有纵裂、根裂、折断或牙根内外吸收的残根。

（6）肿瘤或肿块波及邻牙或恶性肿瘤放疗前要求拔除的残根。

（7）疑为风湿病、肾炎、视神经炎等疾病的病灶残根。

4. 评估患牙情况，对于以下情况的残根不能保留，应及时予以拔除

（1）智齿的残根。

（2）乳牙的残根。

（三）药物处方

无。

（杨　生）

三十七、地　图　舌

（一）病情概述

地图舌是一种舌部浅表性肺感染疾病，多见于儿童，随着年龄增长，部分患儿症状自行消失，常伴有沟纹舌。其病因可能与营养不良、精神因素等有关，表现为舌背乳头片状萎缩呈现不规则的发红区域，周围舌乳头增生呈白色微隆起的边缘环绕红色病损区，病损位置和形态可变化，多数无自觉症状，少数有灼痛感。

（二）诊断与治疗

【诊断要点】

1. 好发于儿童，舌背前1/3多见。

2. 典型病损为白色微隆起边缘环绕红色舌乳头萎缩区。

3. 病损形状、位置可变化。

【鉴别诊断】

1. *扁平苔藓* 扁平苔藓的舌乳头萎缩区可呈现珠光白色斑块，伴有细小角化白纹，病损位置不会变化。组织病理学检查可加以鉴别。

2. *口腔念珠菌病* 舌乳头萎缩病损多伴有烧灼感，真菌培养可加以鉴别。

【治疗原则】

1. 局部对症治疗。

2. 增强免疫、补充营养。

3. 心理治疗。

4. 无症状者无须用药。

【一般治疗】

1. 患者无不适，可不用治疗。

2. 若进食刺激性食物有不适，嘱尽量避免，局部可用漱口水缓解症状。

3. 伴有念珠菌感染者，应辅以局部抗真菌治疗。

（三）药物处方

处方①：局部用药，伴有真菌感染者，2%～4%碳酸氢钠溶液，含漱，每日3次；同时制霉菌素糊剂，涂敷，每日3次。

【注意事项】

1. 制霉菌素气味难闻，可出现胃肠道反应，个别出现过敏现象。

2. 制霉菌素胃肠道不易吸收，片剂须含化或制成糊剂涂敷患处。

3. 针对急性感染疗程不用太长，应用7～10天即可。

处方②：局部用药，伴有疼痛症状者，5%金霉素甘油糊剂，涂擦患处，每日3次。

【注意事项】

1. 偶见皮肤红肿、皮疹等过敏反应。

2. 对其他四环素类抗生素过敏者禁用。

3. 孕妇、哺乳期妇女和小儿避免使用。

4．避免接触眼睛和其他黏膜（如口、鼻等）。

5．用药部位如有烧灼感、瘙痒、红肿等情况应停药，并将局部药物洗净，必要时向医师咨询。

6．久用易产生耐药性。使用不宜超过7天，如未见好转，应咨询医师。

处方③：全身用药，体质差或免疫功能低下者，胸腺素肠溶片，口服，每次20mg，每日1～2次。

【注意事项】

1．个别可见恶心、发热、头晕、胸闷、无力等不良反应，少数患者偶有嗜睡感。

2．慢性乙型肝炎患者使用时可能ALT水平短暂上升，如无肝衰竭预兆出现，仍可继续使用本药。

3．极个别患者有轻微过敏反应，停药后可消失。

处方④：全身用药，营养不良者，多维元素片，每次1片，每日1次。

【注意事项】

慢性肾衰竭、高钙血症、高磷血症伴有肾性佝偻病患者禁用。

处方⑤：全身用药，复合维生素B，口服，每次2片，每日3次。

【注意事项】

1．大剂量服用可出现烦躁、疲倦、食欲缺乏等。

2．偶见皮肤潮红、瘙痒。

3．尿液可呈黄色。

4．对本药过敏者禁用，过敏体质者慎用。

处方⑥：全身用药，维生素C，口服，每次0.2g，每日3次。

【注意事项】

1．不宜长期过量服用本药，长期大剂量服用可引起停药后坏血病，也可引起尿酸盐、半胱氨酸盐或草酸盐结石。

2．过量服用（每日用量1g以上）可引起腹泻、皮肤红而亮、头痛、尿频（每日用量600mg以上）、恶心呕吐、胃痉挛。

3．本药可通过胎盘并分泌入乳汁。孕妇服用过量时，可诱发新生儿产生坏血病。

4．下列情况应慎用：①半胱氨酸尿症；②痛风；③高草酸盐尿症；④草酸盐沉积症；⑤尿酸盐性肾结石；⑥葡萄糖-6-磷酸脱氢酶缺乏症；⑦血色病；⑧铁粒幼细胞性贫血或地中海贫血；⑨镰状细胞贫血；⑩糖尿病（因维生素C干扰血糖定量）。

5．如服用过量或出现严重不良反应，应立即就医。

6．对本药过敏者禁用，过敏体质者慎用。

（卢松鹤）

第三章　损伤性疾病

一、创伤性溃疡

（一）病情概述

创伤性溃疡指机械、物理、化学等局部刺激引起的溃疡，是具有明确刺激因素引起的，去除刺激因素后溃疡可愈合。刺激因素包括口内的残根残冠、不良修复体、不良咬合关系、不良口腔习惯、进食尖锐过硬或刺激性食物等。临床表现为口腭出现与刺激因素部位相吻合的溃疡面，多呈不规则形态，根据刺激因素不同，可出现不同表现，由于活动义齿不贴合造成的溃疡又称压疮性溃疡，表面灰白色，边缘隆起，中心凹陷，溃疡深在。婴幼儿吮吸材质过硬的奶嘴造成的溃疡称为Bednar溃疡，多出现在硬腭相应部位，表浅且对称分布。婴幼儿舌系带过短导致新萌出下颌乳中切牙损伤舌系带出现的溃疡称为Riga Fede溃疡。创伤性溃疡一般不伴有全身反应，易愈合，不复发。

（二）诊断与治疗

【诊断要点】

1．明确的局部刺激因素或创伤史。

2．病损面与刺激因素位置相对应吻合。

3．去除刺激因素后，病损好转或痊愈，且不再复发。

4．无明显全身症状。

【鉴别诊断】

1．*复发性口腔溃疡*　一般无明显刺激因素，溃疡分布位置不固定，散在分布，呈规则圆形，愈合后可复发。

2．*癌性溃疡*　多数无明显刺激因素，呈进行性发展，长期不愈，可出现基底部硬结或浸润。组织病理学检查提示癌变。

3. 腺周口疮　溃疡深大，常伴发小溃疡，有反复发作史，无创伤史和自伤性不良习惯，口内无机械性刺激因素存在。口内检查：急性牙髓炎应可查及可疑患牙具备发生牙髓炎的病因。

4. 结核性溃疡　溃疡深凹，边缘呈鼠噬状，基底高低不平，呈粟粒状小结节，有红色肉芽组织。

5. 化脓性肉芽肿　好发于牙根，表现为深红色半球形肿块，有时表面形成溃疡。组织病理学特征为血管增生性肉芽肿。

【治疗原则】

1. 去除局部刺激因素。

2. 局部药物对症治疗。

3. 物理治疗。

4. 同一位置经久不愈者须进行组织病理学检查，排除癌变可能性。

【一般治疗】

创伤性溃疡的治疗首先应尽快去除刺激因素，包括拔除残根、残冠，磨改或用复合树脂覆盖过锐的牙尖和边缘嵴，修改不良修复体，纠正咬唇、咬颊不良习惯等。对于Bednar溃疡，应改变婴儿喂养方式，可更换为质软奶嘴、不用奶瓶改用小匙喂食，或扩大奶嘴头的出孔孔径。对于Riga Fede溃疡，除改变婴儿喂养方式（改用小匙喂食）外，可手术矫正舌系带过短，病变严重且保守治疗无效时可采取拔牙或手术切除溃疡。

（三）药物处方

处方①：局部用药，0.02%氯己定溶液，含漱，10～20ml，每日3次。

【注意事项】

1. 偶见过敏反应或口腔黏膜浅表脱屑。

2. 长期使用能使口腔黏膜表面和牙齿着色，舌苔变黑，味觉改变，咽部烧灼感，停药后可恢复。

3. 避免接触眼睛。

4. 本药仅供含漱用，含漱后应吐出，不得咽下。

处方②：局部用药，曲安奈德软膏，涂敷，每日3次。

【注意事项】

1. 过敏者禁用。

2. 感染性疾病者禁用。

处方③：局部用药，金霉素倍他米松糊剂，涂敷，每日3次。

【注意事项】

1. 对相关成分过敏者禁用。

2. 感染性疾病禁用。

3. 长期使用可能引起局部皮肤萎缩、毛细血管扩张、色素沉着、毛囊炎、口周皮炎及继发感染。

处方④：局部用药，口腔溃疡散，用消毒棉球蘸药擦患处，每日2～3次。

【注意事项】

1. 不可口服。

2. 一般症状在1周内未改善或加重者，应去医院就诊。

3. 对本药过敏者禁用，过敏体质者慎用。

4. 本药性状发生改变时禁止使用。

5. 儿童必须在成人监护下使用。

处方⑤：局部用药，重组人表皮生长因子喷剂，喷涂患处，每日1次。

【注意事项】

1. 注意清创、除痂。

2. 感染性创面用药同时，应与其他合适的抗感染药物配合使用。

处方⑥：全身用药，复合维生素B，口服，每次2片，每日3次。

【注意事项】

1. 大剂量服用可出现烦躁、疲倦、食欲缺乏等。

2. 偶见皮肤潮红、瘙痒。

3. 尿液可呈黄色。

4. 对本药过敏者禁用，过敏体质者慎用。

处方⑦：全身用药，维生素B_2，口服，每次10mg，每日3次；

复合维生素B，口服，每次2片，每日3次；维生素C，口服，每次100mg，每日3次。

【注意事项】

1．维生素B_2摄取过多，可能引起瘙痒、麻痹、流鼻血、灼热感、刺痛等。对于正在服用抗癌药者（如甲氨蝶呤），过量的维生素B_2会减低这些抗癌药的效用。

2．复合维生素B大剂量服用可出现烦躁、疲倦、食欲缺乏等，偶见皮肤潮红、瘙痒，尿液可呈黄色。

3．对本药过敏者禁用，过敏体质者慎用。

4．维生素C不宜长期过量服用，长期大剂量可引起停药后坏血病，也可引起尿酸盐、半胱氨酸盐或草酸盐结石，过量服用（每日用量1g以上）可引起腹泻、皮肤红而亮、头痛、尿频（每日用量600mg以上）、恶心呕吐、胃痉挛。

5．本药可通过胎盘并分泌入乳汁。孕妇服用过量时，可诱发新生儿发生坏血病。

6．下列情况应慎用：①半胱氨酸尿症；②痛风；③高草酸盐尿症；④草酸盐沉积症；⑤尿酸盐性肾结石；⑥葡萄糖-6-磷酸脱氢酶缺乏症；⑦血色病；⑧铁粒幼细胞性贫血或地中海贫血；⑨镰状细胞贫血；⑩糖尿病（因维生素C干扰血糖定量）。

（卢松鹤　杨　生）

二、创伤性牙折断

（一）病情概述

创伤性牙折断指牙受机械外力后发生的牙体硬组织的急剧损伤，伴有或不伴有软组织与牙槽骨损伤。常见的致病因素包括突然摔倒时与硬物相撞、剧烈碰撞、交通意外伤害等。

创伤性牙折断是口腔科常见疾病之一。有统计表明，上颌前突或上前牙前突缺乏上唇保护的患者发生上前牙外伤是正常咬合关系者的2倍。另外，儿童较成人更易发生牙外伤。

本病的临床表现主要是牙体硬组织在外伤中发生急剧损伤，可累及或不累及牙髓。

（二）诊断与治疗

【诊断要点】

1. 冠折未露髓

（1）有外伤史。

（2）仅限于冠部釉质或釉质和牙本质折断，多见于上中切牙近中切角或切缘水平折断，偶见折断面涉及大部分唇面或舌面。

（3）牙齿一般无明显松动。

（4）冠折局限在釉质温度测试一般不敏感，冠折牙本质暴露会出现牙齿敏感。

（5）牙髓电活力测试有反应。

2. 冠折露髓

（1）有外伤史。

（2）牙冠折断达髓腔，可见牙髓暴露呈粉红色。

（3）牙齿一般无明显松动。

（4）探诊牙髓疼痛明显，冷热刺激极其敏感。

3. 冠根折未露髓

（1）有外伤史

（2）牙冠牙根同时折断，损伤釉质、牙本质和牙骨质，没有累及牙髓。

（3）折断线位于龈缘根方。

（4）冠状碎片可移动。

（5）探诊敏感，温度测验敏感。

（6）一般牙髓电活力测试有反应。

4. 冠根折露髓

（1）有外伤史。

（2）牙冠牙根同时折断，损伤釉质、牙本质和牙骨质，累及牙髓暴露。

（3）牙髓暴露呈粉红色，血液溢出。

（4）探诊疼痛明显，不能咬合，叩诊疼痛。

（5）牙折裂片松动、移位，可附着于牙体或牙龈上。

5. 根折

（1）有外伤史。

（2）包括根部的牙本质、牙骨质折断，根折平面的牙髓和牙周韧带受损。

（3）根折的部位不同，表现的松动度和叩痛不一：根折发生在根尖1/3处，无或轻度叩痛，有轻度松动或不松动；如果根中1/3或近龈1/3根折，则叩痛明显，2～3度松动。

（4）龈沟内可见出血。

（5）有些牙齿外伤后可能因牙髓“休克”导致牙髓活力测试无反应，但这是暂时的表现，须定期监测牙髓活力。

（6）可能会出现短暂的牙冠变色（红色或灰色）。

（7）X线片表现为牙根不同部位有X线投射的折断线。

【治疗原则】

1. 少量釉质折断无症状者及少量釉质、牙本质折断者，追踪观察牙髓情况，调磨锐利边缘或复合树脂修复。

2. 牙本质折断近髓者，年轻恒牙应间接盖髓，6～8周后再进行树脂修复，断冠粘接复位也是冠折最常选择的治疗方法。成人可酌情做间接盖髓或根管治疗。

3. 牙髓已经暴露的冠折要根据牙根发育阶段、牙髓暴露后污染程度、牙髓暴露后延迟的就诊时间来决定治疗方案。年轻恒牙尽可能保存活髓，进行直接盖髓术或活髓切断术，待根尖形成后再做根管治疗或直接做牙冠修复；对于根尖孔已经形成的恒牙或牙髓增龄性改变的老年人牙齿，仍须进行牙髓治疗，根管永久充填。恒牙牙髓暴露未及时就诊时，造成污染，应摘除牙髓，行根管治疗，择期牙冠修复。

4. 根折的治疗原则是减少根折断端的移位，使其固定不动。可借助X线检查根折部位，不同折断位置，采取不同的治疗方法，测定并记录牙髓活动情况。活力尚存的患牙应定期复查，若日后发生牙髓坏死，再做根管治疗。

【一般治疗】

1. 调磨　少量釉质缺损，可将锐利的釉质边缘调磨抛光。

2. 复合树脂修复　釉质缺损较大或伴有牙本质缺损但未累及

牙髓时，使用牙色复合树脂材料进行美学修复，恢复牙冠解剖形态和咬合关系，表面精细抛光。

3. 断冠粘接　若冠折后保存牙折裂片，尽量将折裂片准确复位到患牙上。一般使用氢氧化钙垫底以保护牙髓，树脂水门汀粘接断冠，精细抛光。

4. 盖髓术　将盖髓剂覆盖在接近牙髓的牙本质表面或暴露牙髓处，以保存活髓的方法。主要外伤导致的0.5mm左右点状牙髓暴露。术后如仍有冷热刺激的一过性敏感，可继续观察数周，待症状消失后再行充填。如观察期出现自发痛、夜间痛等明确的牙髓炎症状，应改行根管治疗。

5. 活髓切断术　在冠折露髓孔大于1mm的年轻恒牙中，就诊时间在24～72小时，应在局部麻醉下行活髓切断术。常规消毒、铺巾，开髓揭顶，去除冠髓达釉质牙骨质界处，生理盐水棉球止血，无活动性出血，牙髓表面覆盖三氧矿物聚合物（MTA），玻璃离子暂封充填，抛光。MTA用于部分活髓切断术，具有优良的组织相容性和诱导作用。

6. 根管治疗　通过机械清创和化学消毒的方法预备根管，将髓腔及根管内的病源刺激物全部清除，经过根管的清理、成形、消毒，严密充填，达到消除感染原，封闭根管空腔，防止再感染的目的。

7. 根折位于根中1/3和根颈1/3的患牙，一般在局麻下手法复位，使用牙周夹板固定3～4个月，调𬌗，观察情况。

8. 拔除患牙　冠根折及根折折断线与口腔相通者，牙齿较松动时，多数情况下应拔除患牙。

9. 冠根折保留患牙　如折断线距龈缘近或剩余牙根长且不松动，摘除断冠后做根管治疗后行冠延长术或正畸牵引牙根后做桩冠修复。

（三）药物处方

一般无须全身用药。

（寇玉倩）

三、创伤性血疱

（一）病情概述

创伤性血疱为机械、物理等局部刺激因素所导致的口腔黏膜创伤性疾病，常见因素包括残根、残冠、不良修复体、自伤、进食过硬食物、外伤等，表现为口腔黏膜内大小不等的紫红色血疱，血疱破溃后遗留鲜红色溃疡面。

（二）诊断与治疗

【诊断要点】

1．有明确的创伤史或口腔内有明确的刺激因素。

2．血疱位置与创伤因素位置对应。

3．一般不伴有全身症状。

【鉴别诊断】

1．*复发性口腔溃疡* 一般无明显刺激因素，病损初期即表现为溃疡，分布位置不固定，散在分布，呈规则圆形，愈合后可复发。

2．*寻常型天疱疮* 病因不明确，慢性病程，口腔损害炎症反应较轻，疱多为透明，易破溃，可出现皮肤损害，多为外观正常的皮肤上出现薄壁大疱。

【治疗原则】

1．去除局部刺激因素。

2．局部药物对症治疗。

【一般治疗】

1．口腔黏膜创伤性血疱可自行破溃。

2．未破溃血疱可用无菌注射器抽取疱液，或刺破血疱。

3．局部应用镇痛、防腐、促进愈合外用药。

（三）药物处方

处方①：局部用药，0.02%氯己定溶液，含漱，每次20～30ml，每日3次。

【注意事项】

1．偶见过敏反应或口腔黏膜浅表脱屑。

2．长期使用能使口腔黏膜表面和牙齿着色，舌苔变黑，味觉改变，咽部烧灼感，停药后可恢复。

3．避免接触眼睛。

4．本药仅供含漱用，含漱后应吐出，不得咽下。

处方②：局部用药，曲安奈德软膏，涂敷，每日3次。

【注意事项】

1．过敏者禁用。

2．感染性疾病者禁用。

处方③：局部用药，金霉素倍他米松糊剂，涂敷，每日3次。

【注意事项】

1．对相关成分过敏者禁用。

2．感染性疾病者禁用。

3．长期使用可能引起局部皮肤萎缩、毛细血管扩张、色素沉着、毛囊炎、口周皮炎及继发感染。

处方④：局部用药，口腔溃疡散，用消毒棉球蘸药擦患处，每日2～3次。

【注意事项】

1．本药为外用药，不可口服。

2．一般症状在1周内未改善或加重者，应去医院就诊。

3．对本药过敏者禁用，过敏体质者慎用。

4．本药性状发生改变时禁止使用。

5．儿童必须在成人监护下使用。

处方⑤：局部用药，重组人表皮生长因子喷剂，喷涂患处，每日1次。

【注意事项】

1．注意清创、除痂。

2．感染性创面用药同时，应与其他合适的抗感染药物配合使用。

（卢松鹤）

四、牙龈出血

（一）病情概述

牙龈出血分为被动出血和主动出血。被动出血是当牙龈受机械刺激（如刷牙、吸吮、咬硬物、食物嵌塞等）时出血，可自行停止；而主动出血是在无任何刺激时即自动流血，无自限性，且出血多。

牙龈出血的原因很多，一般分为局部和全身两种。局部原因引起的牙龈出血，常见于牙龈炎和牙周炎患者。这部分患者由于口腔卫生控制不佳，细菌可附着在牙龈边缘及龈沟内，使局部的毛细血管扩张和充血，此时微小刺激即引起毛细血管的破裂和出血。因此在刷牙或咬硬物时可表现为牙龈出血，大多数患者同时伴有口腔炎症。全身原因则主要是血液系统及肝脏问题，此时牙龈可表现自发出血，且不易止住。这时要检查有无血液疾病，如白血病、血小板减少等，同时也要询问患者有无长期服用抗凝药物。

如何知道牙龈出血是牙周病引起的，还是全身疾病的口腔表现呢？首先查血及全面检查，必要时请相关科室的医师会诊，排除全身性疾病。同时进行口腔检查，观察患者牙石多少，牙龈及出血情况，有无牙排列拥挤或其他𬌗畸形，有无不良修复体及食物嵌塞等情况。仔细分析后方能确定是什么原因引起的。

（二）诊断与治疗

【诊断要点】

1．出血的诱因，出血与刷牙、进食硬物、食物嵌塞、吸吮等有关系。

2．出血持续时间，能否自行停止。

3．妊娠史及全身健康状况，有无血液病及肝、脾功能情况等，如缺铁性贫血、溶血性贫血、再生障碍性贫血、白血病、血小板减少性紫癜、血友病、慢性肝炎及肝硬化、脾功能亢进、高血压等。

4．是否有长期服用抗凝血药物史。

5．口腔卫生习惯。

【鉴别诊断】

1. 牙龈的慢性炎症　是造成牙龈出血最常见的原因，如慢性牙周炎、龈乳头炎、炎症性龈增生等。出血部位的龈乳头红肿、松软，局部有牙石、软垢，口腔卫生差。检查可见有不良修复体、悬突的充填体或嵌塞的食物，一般在刷牙、吮吸或有机械刺激时引起出血，量不多，能自行止住。去除这些刺激物，出血即可止住。

2. 妊娠期牙龈炎和妊娠瘤　患者正处在妊娠期，牙龈鲜红而松软，轻触极易出血，有时自动出血。分娩后出血停止或减轻。当肥大的龈乳头继续向两侧生长即形成有蒂或无蒂的妊娠瘤，颜色呈鲜红或暗紫色，质地松软，极易出血。分娩后，大多数妊娠期牙龈炎消退，影响咀嚼功能的大妊娠瘤可在妊娠4～6个月时切除。

3. 血液系统疾病　出血范围广泛，自动出血，量多不易止住。常见的引起牙龈和口腔黏膜出血的血液病有急性白血病、血小板减少性紫癜、血友病、再生障碍性贫血、粒细胞减少症等。应及时做血液学检查并请内科医师诊治排除。

局部因素造成的牙龈出血，行之有效的方法就是洁治（洗牙），以去除局部不良刺激因素，达到消炎止血的目的，适当配合局部用药如碘甘油、漱口水等效果更佳。另外，还应治疗食物嵌塞，去除不良修复体。

还有一种情况是牙龈急性大量出血，此时患者必须在第一时间就诊，检查牙龈是否有外伤，有无急性炎症，除去局部因素引起的牙龈出血后，就要考虑全身性疾病了。急性牙龈出血的治疗应在排除全身因素后，首先去除局部不良因素，是牙面光滑，用棉条压迫止血，也可以配合使用吸收性明胶海绵、止血粉等药物，出血被止住后，立即敷上牙周塞治剂。如果是出血点，隔湿后可用碘酚烧灼止血。如果是牙龈撕裂伤，则应在局麻下缝合，至于全身疾病引起的牙龈出血，则应请内科医师会诊治疗。

【治疗原则】

一般而言，牙龈的慢性炎症是牙龈出血的常见原因。治疗时须注意区分是慢性牙龈炎症原因造成的牙龈出血，还是全身其他因素引起的牙龈出血，需要找出病因，对症治疗。

【一般治疗】

1. 对于急性牙龈出血，首先应应急止血，如填塞、压迫出血部位、缝扎龈乳头、牙周塞治等，必要时短期全身应用止血药，但应严格控制适应证。

2. 鉴于牙龈出血多由局部因素引起，应及时去除局部刺激因素，包括龈上洁治、龈下刮治去除牙菌斑、牙石等致病因子；治疗食物嵌塞；去除不良修复体、充填体、矫治器；纠正口腔不良习惯等。口腔卫生宣教，控制牙菌斑，培养良好的口腔卫生习惯，包括早晚正确刷牙、牙线、牙签的合理使用、定期的牙周检查及牙周支持治疗；戒烟、增加蔬果摄入等。

3. 对于可疑与全身健康状况有关的牙龈出血，要给予足够的重视，及时行相关检查，如血常规、血象、肝肾功能等，针对系统疾病采取治疗措施。

（三）药物处方

无。

（朴牧子）

五、舌　出　血

（一）病情概述

舌出血一般为咬伤导致。癫痫发作时、自残、自杀时的舌咬伤；生活中的撞伤、坠落、跌倒，也可造成舌外伤；牙科治疗时高速涡轮机误伤也会导致舌出血；下颌舌侧尖锐牙尖或锐利边缘也可导致舌体摩擦出血。

中医学中舌体出血称为“舌衄”。舌尖主心，舌衄病机多为心火旺盛，热盛迫血，但有虚实之别。实证者病程短，正午阳气旺盛时出血加重，伴有口苦口干、小便短赤、大便干结、舌苔黄腻、舌红、脉沉弦等症状；虚证者病程长，夜间出血可能加重，腰膝酸软、口干乏力，伴有头晕耳鸣、舌苔花剥、舌红嫩、脉弦细等肝肾阴亏症状。

（二）诊断与治疗

【诊断要点】

舌外伤

1. 症状有舌部明显创面、渗血。

2. 可查及导致舌外伤的原因。

【鉴别诊断】

一般根据临床症状和病史容易诊断，如出现舌轻微外伤，而常规止血效果不佳，延迟性持续缓慢渗血，则考虑凝血功能障碍，须详细询问家族遗传史，进行血液相关检查排除血友病等血液系统疾病。

【治疗原则】

1. 首选口腔科就诊。详细询问患者病史及家族遗传史，检查舌部有无创伤，根据伤口大小、深浅、位置等采取压迫止血、缝合等外科操作。如无明显创口、止血效果不佳考虑血液系统疾病，可进行血液相关检查。出血量大者可进行输血治疗。

2. 中医治疗。对于舌衄，虚者滋肝肾之阴，实者泻心肝之火。无论何法，均须凉血止血。

【一般治疗】

1. *局部用药*　小而浅的舌外伤导致的舌出血，可用棉签蘸取0.5%活力碘涂抹伤口或用复方硼砂溶液含漱。

2. *压迫止血*　出血严重者，采取坐姿，头前倾朝向伤侧，避免误吸，纱布压迫10～20分钟即可止血。应注意伤口维护，24小时内不漱口，24小时后氯已定含漱液含漱，避免热食和辛辣刺激食物，以软质食物为主，避免伤口再次破裂。

3. *缝合止血*

（1）舌组织有缺损时，力求保证舌的长度，按前后纵行方向进行缝合。

（2）如伴有口腔其他部位损伤，应分别进行缝合。如不能拉拢关闭所有创面，优先关闭舌的创口。

（3）采用较粗的丝线（4-0以上缝线）进行缝合，进针多带些组织，进针距创缘至少5mm，可加用褥式缝合，防止舌体组织肿胀后撕裂。

4. 药物治疗　通常舌体组织血供丰富，无须抗生素抗感染治疗，如患者抵抗力差或伤口深，血供差，则需要应用广谱抗生素。如疼痛严重，可对症口服镇痛药，某些生长因子制剂可以缩短伤口愈合时间。

（三）药物处方

处方①：布洛芬

【注意事项】

1. 本药为非甾体抗炎药，具有解热、镇痛及抗炎功效，仅对症治疗，不宜长期服用。

2. 用药期间避免饮酒。

3. 患有出血性疾病、高血压、消化性疾病、心血管疾病患者慎用。

处方②：贝复新（重组牛碱性成纤维细胞生长因子外用凝胶），300U/cm^2，每日涂抹3次，餐后清洁口腔后涂抹。

【注意事项】

1. 本药低温保存，避免破坏生长因子活性。

2. 本药过敏者禁用，孕妇及哺乳期妇女应用安全性尚未明确。

处方③：黄柏散。黄柏2两（涂蜜，慢火烤，研成粉末），每天取2钱匕，温米汤调服。

处方④：紫霜丸。紫金砂粉1两，芦荟粉3钱，去心贝母4钱，炼蜜成药丸。每天1丸，加水后煎服。

（叶青松　邱志利　王　奔　贺　燕）

六、牙槽出血

（一）病情概述

牙槽窝出血一般为拔牙后并发症，发生率为0.44%，可分为原发性和继发性。原发性出血为拔牙压迫止血30分钟后去除纱球，创内仍有活动性出血，可能原因是拔牙时牙龈撕裂、牙槽窝内炎性渗出等局部因素和系统疾病或抗凝药物导致凝血功能障碍等全身性因素。局部因素引起出血占93%，全身因素占比7%。继发性出血为拔牙当时已经止血，48小时后因术后护理不当致牙槽窝内血凝块遭受损伤或伤口感染等其他原因再次出血，如反复漱口或吸吮拔牙区、过热饮食、干槽症等。

（二）诊断与治疗

【诊断要点】

1. 临床表现为牙槽窝正中渗血或血凝块高于牙槽窝，有血液渗出。

2. 有明确的拔牙史。

【鉴别诊断】

牙槽出血应与牙龈出血鉴别。牙龈出血多发生于颊舌侧龈沟或牙龈乳头，伴有牙龈红肿，可探及牙结石或深牙周袋，牙槽窝出血位于正中。如出血严重不易区分出血来自拔牙窝还是邻近天然牙牙龈时，可先用浸有肾上腺素的棉球置于出血创面，使出血量减少便于查明出血部位。

【治疗原则】

1. *询问病史*　详细采集系统疾病史、有无用药史、家族遗传史及出血时间等，以确定是否全身性因素导致牙槽出血。

2. *检查拔牙创*　局麻下探查拔牙窝，寻找引起牙槽出血的原因，如暴力拔牙致牙槽骨骨折、牙槽内的小血管破裂；炎症重，搔刮不彻底致牙槽窝内残留异物和炎性肉芽肿；拔牙前牙龈分离不彻底导致牙龈撕裂；血凝块脱落等因素。另外，须注意患者的全身状况，面色苍白、心率加快者须进行血液检查。

3. *局部处理*　根据出血原因，进行相应处理。牙龈撕裂者拉拢缝合即可止血；拔牙窝内有污秽血性渗出物者，用外科挖匙搔刮炎性肉芽组织、异物及死骨，生理盐水冲洗后纱球压迫止血；拔牙创口血凝块脱落时清理牙槽窝后重新压迫止血；拔牙3～4天后出血，牙槽窝内血凝块形成不良，有脓性分泌物，牙槽骨裸露（干槽症）者，局麻下搔刮牙槽窝骨壁直至新鲜血液冒出，用2%过氧化氢溶液及生理盐水交替冲洗，吸收性明胶海绵填塞止血。

4. *全身治疗*　对于全身性因素或药物因素造成的牙槽出血，

局部止血同时应采取全身治疗。高血压患者应在心内科医师指导下，应用降压药、镇静药和止血药，抗凝治疗者应延长压迫止血时间，必要时咨询专科医师暂时停药。出血量大致全身状况不佳者根据血液检查结果进行输血。

【一般治疗】

1. 压迫止血 搔刮清理拔牙创后紧咬纱球45～60分钟。

2. 缝合止血 软组织撕裂者缝合两侧黏膜瓣。

3. 药物止血 如出血不止且明确出血来自拔牙窝内，可在拔牙窝内填塞吸收性明胶海绵、胶原蛋白海绵、止血粉、云南白药或紧密填塞碘仿纱条，1周内更换碘仿纱条保护创面直至伤口愈合。

4. 预防继发感染 出血量大者可渗入皮下形成瘀斑，渗入颌面部间隙形成血肿，一般不做特殊处理，48小时内冰敷减少出血，48小时后热敷促进血肿吸收，另应用抗菌药物预防感染。

（三）药物处方

1. 局部用药

处方①：巴曲酶（立止血）。局部应用。蘸取巴曲酶溶液于牙槽窝壁，酌情填塞敷料压迫止血。

【注意事项】

（1）贮法为避光、冷暗处保存。

（2）偶尔出现过敏反应。

处方②：云南白药，局部应用，0.125g粉剂放置于纱球上，咬紧纱球压迫止血。

处方③：吸收性明胶海绵，取大小合适的吸收性明胶海绵填塞于牙槽窝利于血液凝固。

2. 全身用药

处方①：卡巴克洛（安络血）。片剂，口服，每次2.5～5.0mg，每日3次；肌内注射，每次5～10mg（0.5%溶液1～2ml）。

【注意事项】

有癫痫史和精神病史者慎用。

处方②：酚磺乙胺（止血敏）。静脉或肌内注射，每次0.25～0.75g，每日2～3次。

处方③：阿莫西林。口服，成人每次0.5g，每日3～4次，每日剂量不超过4g。儿童30mg/（kg·d），分早、中、晚3次服用。静脉滴注，每日1.5～3.0g。

【注意事项】

1. 用药前须皮试，皮试阳性不能使用本药。青霉素过敏者禁用。

2. 如发生过敏性休克，应及时抢救。

3. 阿莫西林注射液现配现用，不宜久置。与其他药物（如氨基糖苷类）联用时须注意配伍禁忌。

4. 阿莫西林口服制剂建议在餐后服用，以减轻胃肠道刺激。

5. 传染性单核细胞增多症患者慎用。

6. 常见不良反应有肠胃不适、恶心呕吐、腹痛腹泻等消化道症状。偶伴有皮疹、哮喘、药物热、转氨酶升高、中性粒细胞减少等。用药后出现严重持续腹泻时，立刻停药。

处方④：甲硝唑，口服，每次0.2～0.4g，每日2～4次。

【注意事项】

1. 偶尔可致严重不良反应，如神经精神症状及严重过敏反应，临床应注意观察。

2. 可抑制酒精代谢，用药期间需要戒酒。

3. 不良反应：恶心、呕吐、食欲缺乏、腹痛、腹泻等胃肠道不适；引起全身过敏，产生皮肤瘙痒、荨麻疹等；引起头晕、眩晕、多发性神经炎等神经系统症状；引起持续性腹泻。

（叶青松　贺　燕　王　奔　方　菊）

七、牙外伤

（一）病情概述

牙外伤指在受到各种机械外力作用下，牙体硬组织、牙周组织和牙髓组织发生的急剧损伤，可伴有软组织与牙槽骨损伤。这些损伤可单独发生，也可同时发生。牙外伤依其损伤部位可分为牙震荡、牙折、牙脱位和牙脱臼等。牙外伤多为急症患者，治疗前首先应详细询问病史和主诉，在此基础上应注意患者的全身情况，检查是否有骨折和颅脑损伤等重大问题，然后进行详细临床检查。

（二）诊断与治疗

【诊断要点】

1. *牙震荡* 指在突然外力作用下，牙周膜的轻度损伤，无牙体硬组织的损伤，牙齿未发生移位。临床表现为牙齿轻微受力时酸痛或麻木，有垂直向或水平向轻微叩痛，无明显松动和移位，可有对冷刺激一过性敏感症状。X线片表现为正常或根尖牙周膜增宽。

2. *牙折* 分为冠折、根折和冠根折。

（1）冠折为冠部的釉质折断或釉质和牙本质同时折断，多见于上颌切牙，分为露髓和不露髓两种。

（2）根折如果发生在根尖1/3处，则无叩痛或有轻度叩痛，无松动或有轻度松动。根折如果发生在根中1/3或近龈1/3，则叩痛明显，2～3度松动。X线片表现为牙根不同部位有X线透射的折断线，可以明确诊断。由于解剖学因素，有时无法分辨，需要变换角度拍摄X线片帮助诊断，必要时可拍摄CBCT明确诊断。

（3）冠根折可为横折或斜折，折断线累及牙冠和根部，与口腔相通，多数患者牙髓暴露。患牙断片动度大，触痛明显。

3. *牙脱位* 分为挫入性脱位和脱出性脱位。

（1）挫入性脱位临床表现为牙齿受到外力撞击后，患牙嵌入牙槽窝中，牙冠明显短于正常邻牙，此时有根尖部牙髓损伤，牙周膜撕裂，有的有牙槽骨壁的折断。X线片可见患牙根尖的牙周膜间隙消失。年轻恒牙牙根尚未形成，牙髓常能保存活力，牙根继续发育完成。牙根发育完成的恒牙常造成牙髓坏。

（2）脱出性脱位临床表现为患牙松动3度，较邻牙长。X线片见根尖部牙周膜间隙明显增宽。

4. *牙脱臼* 临床表现为患牙从牙槽窝中完全脱出，常见患者手拿牙齿就诊，有些患者则将患牙遗弃。

【鉴别诊断】

根据临床典型表现，可以明确诊断。

【治疗原则】

保存活髓，保留患牙，通过充填修复、全冠或桩冠修复牙体缺损。

【一般治疗】

1. 牙震荡的患牙应减少使用，避免刺激，必要时适当调整咬合。4周、8周、6个月、12个月复查，测定并记录患牙牙髓活力，如发生牙髓坏死则根管治疗。

2. 冠折未露髓者，断面近髓处可用氢氧化钙类制剂护髓，用复合树脂粘接修复，定期复查，测定并记录患牙牙髓活力，如发生牙髓坏死则根管治疗。冠折露髓者，年轻恒牙应做直接盖髓或活髓切断术，待根尖形成后再做根管治疗或直接做冠修复，成人需要做根管治疗后牙冠修复。

3. 根折的患牙需要根据牙髓活力情况决定是否根管治疗。根尖1/3处根折的患牙，一般不做特殊处理，如牙髓状况良好，可调合后观察。必要时可以做根管治疗或根尖手术。根中1/3处根折的患牙，可局部麻醉下复位、固定，然后进行根管治疗。根冠1/3处根折的患牙，折断线与口腔相通者，一般应拔除。若牙根有足够长度，可在局部麻醉下取出冠方部分，剩余牙根做根管治疗，然后做牙龈切除术或冠延长术，或用正畸方法将牙根牵引出牙槽骨，再以桩核冠修复。

4. 冠根折。当根部折断面较深时，患牙须拔除。当折断线距龈缘近或剩余牙根较长，则可在根管治疗后行冠延长术，或用正畸方法牵引牙根后做桩核冠修复。

5. 牙脱位。嵌入性脱位的年轻恒牙不必干预，自然萌出，成人应在局部麻醉下通过牵引复位、固定，或正畸牵引复位，若发现牙髓坏死可行根管治疗。脱出性脱位的牙齿应在局部麻醉下复位、恢复正常咬合关系，固定2周，若牙髓出现坏死症状则根管治疗。2周、4周、8周、6个月、12个月复查。

6. 牙脱臼。用生理盐水冲洗患牙和槽窝，将患牙植入牙槽窝内。若有牙槽突骨折应先复位牙槽突后植入患牙。可采用强力纤维和树脂固定，也可采用托槽等方式固定。应尽快做再植术，脱臼后

2小时内再植效果最好。再植术后1周做根管治疗，根管内封氢氧化钙制剂3～6个月可预防外吸收的发生。在此期间可更换氢氧化钙制剂1～3次，然后行根管充填。

（三）药物处方

无。

（姚　娜）

八、咬合创伤

（一）病情概述

咬合创伤指由于咬合力超越牙周组织本身所能承受的适应能力，而对其造成的损伤和破坏。1999年世界牙周病分类研讨会提出咬合创伤的定义指咬合力造成的损害所导致的牙周附着装置内的组织改变。咬合创伤分为急性咬合创伤和慢性咬合创伤。急性咬合创伤指突发的过大咬合力引起的牙周创伤，而慢性咬合创伤指持续的异常咬合力造成的牙周组织损害。

（二）诊断与治疗

【诊断要点】

1．持续性咬合不适、牙齿松动、移位。

2．咬合关系检查有异常

（1）正中𬌗及正中关系𬌗、𬌗类型、上下前牙中线的一致、覆𬌗及覆盖、反𬌗及锁𬌗。

（2）牙齿拥挤、倾斜、移位及局部咬合紊乱。

（3）咬合时可检出牙齿震颤，即医师将示指放在患者上颌牙颊面，令患者做咬合动作时，牙齿有震颤。

（4）早接触及咬合干扰包括前伸时后牙有接触和侧方咬合时非工作侧有接触等。

（5）牙面有磨耗。

3．X线片可见牙周膜间隙楔形增宽及骨硬板模糊或消失。

【鉴别诊断】

1．慢性牙周炎　咬合创伤造成的牙齿松动须与慢性牙周炎造成的牙齿松动鉴别，后者主要是局部刺激因素造成的牙槽骨吸收，咬合检查时无明显异常，且X线片无明显牙周膜增宽或骨硬板消失情况。

2. 牙周牙髓联合征　咬合创伤时需要对患牙进行牙髓活力测试，排除因为牙髓病变引起的牙齿松动，根周膜增宽及骨硬板消失。如咬合创伤同时伴有创伤性根尖周炎，牙髓的治疗需要同时进行。

【治疗原则】

控制菌斑的情况下，进行殆治疗。殆治疗方法主要包括选磨法、咬合垫、正畸治疗和牙周夹板等。不支持预防性的咬合调整。

【一般治疗】

临床上牙周炎患者松动牙处理的程序：综合治疗计划建立后，在确定拔除无保留价值的患牙后，首先应控制牙菌斑、牙石及牙菌斑滞留因素，控制牙周组织炎症。这些措施可使患牙松动度得到不同程度的改善。医师在治疗后3～6个月的复查时，根据情况对松动牙处理。

（1）牙齿松动增加，牙周膜间隙增宽，但牙槽骨高度正常：找出早接触点，通过选磨法进行咬合调整，建立平衡的咬合关系，使牙周膜间隙逐渐正常，牙齿松动度降低。

（2）牙齿松动度增加，牙周膜间隙增宽，牙槽骨高度降低：找出早接触点，通过选磨法调整咬合建立平衡的咬合关系，牙周膜间隙可恢复正常，松动度可减低。

3. 牙齿松动度增加，牙槽骨高度降低，而牙周膜间隙正常　此时牙齿松动是因为牙槽骨高度降低所致，如松动牙不影响咬合，一般不需要咬合调整；如松动牙影响咀嚼，可考虑制作良好便于牙菌斑控制的夹板固定。

4. 牙齿松动度持续性增加，牙周膜间隙不断增宽　这是进展性松动是病理性的，要仔细检查明确病因，确定进一步治疗方案。可在牙菌斑控制良好的前提下调殆或进行夹板固定等殆治疗。

（三）药物处方

无。

（李　蓬）

九、上唇贯通伤

（一）病情概述

上唇贯通伤指上唇部皮肤、口轮匝肌、疏松结缔组织和黏膜的全层破裂的损伤；唇区正面遭受暴力时，由于骨组织和牙齿的衬垫，可一次形成唇部穿透创。上唇贯通伤可由碰撞或跌伤而发生，也可由交通事故所引起。

（二）诊断与治疗

【诊断要点】

1．外伤史。

2．上唇部位全层穿透。

3．唇部贯通伤有时皮肤侧创口小，但口腔侧被前牙刺伤而出现大而深的创口。如果伴有牙折，还可能有牙碎片进入创口。

【治疗原则】

1．贯通伤的治疗原则是尽量关闭创口和消灭创面。

2．唇部损伤应注意仔细检查口腔侧，并注意是否有牙片进入组织内。

【一般治疗】

1．清创缝合。清创术包括冲洗伤口、清理伤口和关闭伤口3个基本步骤。①冲洗伤口：防止伤口的感染主要靠高压冲洗，污染严重的伤口可以用清洁剂清洗，然后用大量生理盐水彻底冲洗。动物咬伤也应该用清洁剂和生理盐水冲洗，去除动物的涎液和其他污染物。②清理伤口：冲洗后的伤口内仍可能残留沙砾、金属物、牙碎片、玻璃、草木或各种有机物质，必须仔细检查。定位准确的深部金属异物最好同时取出。面部伤口的扩创组织切除只限于坏死和沾染尘土的部分。不规则或斜面的皮肤创缘可以切除，形成整齐的创缘，以减少愈合瘢痕。清理伤口过程中，应注意完善止血。③关闭伤口：应准确复位移位的组织。

2．由于唇部有红缘、唇弓、人中嵴、人中窝、口轮匝肌等特殊结构，清创缝合应在阻滞麻醉下完成，贯通伤的组织应分层缝合，先缝合黏膜创口，重新消毒后再缝合创口和皮肤，以减少感染机会。同时应注意清除异物，避免异物存留。

3．唇部缝合特殊结构处理。缝合皮肤时，特别要注意唇缘轮廓线的正确衔接。上唇组织缺失小于1/4，可以直接拉拢缝合。如果组织缺损超过1/4，应采用交叉唇瓣或扇形瓣修复。如组织缺损过多，先拉拢缝合关闭创口，再进行后期修复。

4．术后应用抗菌药物预防感染。阿莫西林是广谱抗菌药，可选用。甲硝唑或替硝唑可抗厌氧菌，常与青霉素类药物联合使用。

5．动物咬伤及时注射狂犬病疫苗。

（三）药物处方

处方①：阿莫西林胶囊，口服，成人每日1～4g，分3～4次给药。

【注意事项】

1．青霉素过敏者禁用。

2．传染性单核细胞增多症患者慎用或禁用。

3．不宜与避孕药同服。

4．不良反应发生率为5%～6%，常见有胃肠道反应、皮疹等。

处方②：甲硝唑，口服，0.2～0.4g，每日2～4次。

【注意事项】

1．偶尔可致严重不良反应，如严重过敏反应及神经精神症状，临床应注意观察。

2．可抑制酒精代谢，故用药期间应戒酒。

3．不良反应：消化道反应常见，如恶心呕吐、厌食、腹痛等；过敏反应，如荨麻疹、皮肤瘙痒等；神经系统症状，如眩晕、共济失调、多发性神经炎等；可引起二重感染，如假膜性肠炎。

处方③：替硝唑，口服，每日2g，分1～2次给药。

【注意事项】

1．孕妇及哺乳期妇女禁用。

2．有血液病史及器质性神经系统疾病者禁用。

3．服药期间禁酒。

4．不良反应：同甲硝唑。

（寇玉倩）

十、舌撕裂伤

（一）病情概述

撕裂或撕脱伤为生活或工作意外中较大力量使组织撕裂甚至撕脱。穿透性外伤如严重刺伤等可能导致舌撕裂伤，往往伴随其他颌面部结构损伤，出血严重，可能由于误吸或舌头和口底的水肿而窒息。牙齿严重磨耗后的锐利牙体边缘或充填物脱落后锋利的边缘可能导致单独舌损伤，呈线性出血性裂口，可以用纱布加压，严重创伤应在手术室中全麻或局麻下处理。

（二）诊断与治疗

【诊断要点】

1．单独舌损伤通常通过显而易见的检查做出诊断。

2．严重创伤，在评估下颌骨、舌和牙齿的损伤之前，应先全身检查，有效控制出血和检查有无重大血管或神经损伤。

【鉴别诊断】

舌裂也称裂纹舌，表现为舌背上多条深浅不一的沟纹，深沟不易清洁，往往伴随唾液分泌减少。可根据有无外伤史和裂纹部位及特征进行鉴别诊断。

【治疗原则】

1．*非手术治疗*　锐利牙尖或填充物引起的浅表舌裂伤可通过调磨使其平滑，单一线性裂口会自行愈合。

2．*手术治疗*　根据舌撕裂伤程度决定是否进行整复，通常需要患者配合或用麻醉药和镇静药。需要修复的舌裂伤包括：舌撕脱或部分截断，伤口持续性出血，自行对位困难，伤口长度超过2cm或舌尖撕裂。

【一般治疗】

1．*非手术治疗*　调磨锋利牙尖，可用指腹感受是否仍有锐利边缘。

2．*手术治疗*　舌部活动度大，难以稳定。患者伸舌，助手可以用干燥纱布捏住舌头，也可麻醉后舌尖缝线牵引和稳定。难以配合者需要辅以一氧化二氮镇静或全麻下进行。

3. 冲洗创口　①颌面部皮肤清洁：用纱布保护创口，盐水洗净创口周围皮肤，如有油污，可用有机溶剂。注意冲洗液勿流入伤口内，以免进一步污染创口。②1%利多卡因或阿替卡因肾上腺素注射液浸润麻醉，舌前2/3的裂伤可采用下牙槽神经阻滞麻醉。③适量生理盐水或2%过氧化氢冲洗，纱布用活力碘润湿反复擦洗创面，尽可能将肉眼可见的异物或游离碎片完全清除。

4. 整理创口　口周皮肤消毒、铺巾后进一步清创。修剪去除已坏死的组织，原则上还是尽可能保留受损的舌体组织。较深部位的异物可用影像学辅助定位，利用外科器械去除。

5. 止血　血管钳结扎止血。如渗血过多，应对创面实施加压包扎，同时应补充血容量。

6. 缝合　用3-0或4-0可吸收缝线将创缘两侧对位，纵向缝合，保证舌体长度，避免影响舌的功能。进针距创缘＞5mm，进针要深避免水肿后缝线撕脱或伤口撕裂。

7. 术后医嘱　术后几天进食软质食物，餐后漱口。除非伤口轻微，所有伤口均应在2天内进行检查。舌头血供丰富，抗感染及愈合能力强，通常不需要抗生素治疗。如果伤口被污染或患者全身状况不佳（如糖尿病控制不佳或免疫功能低下等），则需要全身使用抗生素。

（三）药物处方

全身用药

处方①：注射用阿莫西林，肌内或静脉滴注。成人每次0.5～1.0g，每日3～4次；儿童每次50～100mg/（kg·d），分3～4次给药。

【注意事项】

1. 现配现用，与含有蛋白质的静脉注射液配伍禁忌。
2. 对青霉素过敏者禁用。
3. 哺乳期妇女，有哮喘、血管神经性水肿、湿疹、荨麻疹等过敏性疾病史及肾功能障碍者均应慎用。
4. 大剂量应用时，应注意检测电解质。

5. 不良反应主要为腹泻、恶心、呕吐、皮疹等，偶有嗜酸性粒细胞增多和白细胞降低。

处方②：头孢替唑钠，静脉滴注。成人日用量为0.5～4.0g，分1～2次给药。儿童用量为20～80mg/（kg·d），分1～2次给药。

【注意事项】

1. 对青霉素类过敏、严重肾功能不全、进食困难须肠外营养、年老体弱患者慎用。

2. 不能长时间用药，避免耐药现象。

3. 用药前需要皮试，头孢类过敏者禁用本药。

4. 不良反应：①出现头晕、耳鸣、出汗等症状时，立即停药。②可产生过敏反应，导致皮疹、荨麻疹、皮肤瘙痒，严重者可发生过敏性休克。③可产生严重肾功能损害，导致排尿困难、尿量减少，较罕见，应定期检查肾功能。④血常规改变，中性粒细胞和白细胞减少、嗜酸性粒细胞增多、血小板减少等。⑤肝功能异常，转氨酶升高、碱性磷酸酶增加。⑥用药后出现恶心、呕吐或厌食、腹痛、腹泻等胃肠道不适。⑦导致哮喘、咳嗽、呼吸困难、胸部X线异常。⑧长期应用可引起菌群失调。⑨导致维生素K和B族维生素缺乏。

处方③：奥硝唑氯化钠注射液，每日100ml（含奥硝唑0.5g），静脉滴注。

【注意事项】

1. 本药属于硝基咪唑类抗生素，有药物过敏史者禁用；妊娠期及哺乳期妇女慎用。

2. 禁用于造血功能异常、癫痫、慢性酒精中毒、器官硬化症患者。

3. 本药经肝代谢，肝功能不全患者须延长给药间隔，避免药物蓄积。

4. 不良反应同奥硝唑：①消化系统症状，如胃肠道不适、胃痛、恶心等；②神经系统症状，如头痛头晕、共济失调、肢体麻木、痉挛和神经错乱等；③荨麻疹、皮疹、瘙痒等过敏性反应；④局部刺感、疼痛等；⑤白细胞计数降低等。

（叶青松　苟廷伟　欧阳雪晴　贺　燕）

第四章 口腔科前沿技术

一、牙科材料

（一）发展历程

用于修补缺损的牙齿或替代缺损、缺失的牙列，使其恢复解剖形态、功能和美观等医疗中所使用的各种材料称为牙科修复材料。随着近年来生活水平的提高和口腔保健意识的增强，人们越来越重视牙齿的功能和美观度，推动了牙科材料的迅速发展。

古埃及人、古巴比伦人、古代中国人都曾经用黄金、宝石、象牙甚至木材等材料雕刻成牙的形状植入颌骨以完成修复。中世纪的欧洲将军掉牙后，会杀死奴隶把他们的牙齿种在自己的颌骨上。而早在4000年前，中国就已经有缺牙者使用动物牙、贝壳、金属材料等替代缺失牙的记载。公元1世纪罗马的Celsus在拔除龋齿之前，曾用棉绒、铅和其他物质充填大的龋洞，以防在拔牙过程中牙破碎，这可能是最早的龋洞充填材料。16世纪的欧洲，贵族们已经开始用人牙为原料，经过雕琢制作义齿。著名的滑铁卢战役中，参战士兵的尸体成了优质健康牙齿的来源，被猎牙者收集卖给牙医，此种牙齿被称为“滑铁卢牙齿”。我国从宋代开始，街市中就有专门镶牙的店铺。陆游的《岁晚幽兴》四首中的其二诗里，有“染须种齿笑人痴”的诗句，大意是“近来听说有补种掉落牙齿作为职业的人”。虽然牙科材料的应用很早，但在公元1500年前一直处于缓慢的发展之中。直至17世纪初材料科学技术取得重大进展，推动了牙科修复材料前进的脚步。进入18世纪后，口腔材料发展迅猛，一大批新型牙科修复材料相继问世。20世纪后，科学家们开始对各种市售的材料进行精制和改进，为提高相应的性能进行化学合成和物理改性，建立规范的标准同时还开发了许多新的材料。

牙科修复材料在口腔医学的发展中有着重要的地位。牙科修复材料的发展，会给口腔医学带来质的飞跃和无尽的可能。牙科修复材料的进步为口腔医学带来福祉，不断革新的制造技术提高人类的生活质量，这是所有研发人员的使命。

（二）种植体材料

一般出现牙列缺失或蛀牙情况比较严重时，通过种植牙齿的方式能够恢复咀嚼功能，改善生活质量。人工种植牙材料应无毒、无致敏、无致癌和致畸性，具备良好的生物相容性，耐磨性、耐腐蚀性、抗菌性和优异的力学性能。随着材料学的发展与进步，人工种植牙材料种类明显增多。现在常用的种植体材料主要可分为金属及其合金、陶瓷、高分子聚合物等。其中金属、合金、陶瓷等属于无机牙科材料，高分子聚合物属于有机牙科材料。上述材料力学性能和成骨性能不同，为了达到更好的植牙效果，具体使用时为多种材料复合使用。

1. 金属材料

（1）钛及其合金：钛是一种重要的惰性金属，具有耐腐的特性，是目前主流的商用种植体材料。钛的生物相容性好、硬度高，因此在口腔科中得到广泛的应用。钛及其合金均为惰性金属，刺激骨细胞增殖效果较差，主要是通过借助牙槽骨的机械锁合提供固拉力。钛的生物相容性较好是由于其表面的氧化膜与金属基地结合紧密而牢固，从而限制了金属离子的释放。牙科使用钛及钛合金断裂强度较低、耐磨性较差，经长时间使用后可能会出现金属颗粒磨损，影响使用寿命。因此，将表面处理用于钛及其合金中，促进人工种植体与骨的结合作用，阻滞周围牙槽骨吸收，达到保护牙槽骨的效果。

（2）钽及多孔钽：钽是一种质地坚硬、灰色有光泽的惰性金属，具有极高的抗腐蚀性，对盐酸、浓硝酸及王水都很稳定，植入生物体内保持良好的性能。钽的熔点约为3000℃，硬度高达6.5莫氏硬度，有着较好的延展性、热传导和电传导性能。多孔钽又称骨小梁样金属，是一种具有三维十二面体结构的开放孔隙的生物材料。其孔径为500μm左右，弹性模量在人的皮质骨和松质骨之间，仅为钛合金的3%左右。与钛合金比较而言，多孔钽具有耐腐蚀性强、孔隙率高、剪切力和摩擦系数高，且其特殊的弹性模量与皮质骨相似，屏蔽效应能被有效降低，更加利于保持种植体周围骨密度和减少植入体周围的远期骨丧失。钽的氧化物分别是TaO_2和Ta_2O_5，Ta_2O_5稳定性更强，在较复杂的口腔环境中惰性存在，不会同其他物质发生化学反应而广泛使用。钽及多孔钽由于昂贵的价格，致使其在牙科材料的临床应用中受到限制，为降低成本，目前所使用的材料多为钽-钛、钽-钛-锡、钽-钛-锆和钽-钛-铌-锆等合金。

除了目前常用的钛及其合金和钽及多孔钽外，金属植入材料还包括金和不锈钢等。金由于造价高、美观性差等因素，近年来作为植入材料使用的较少。虽然不锈钢这种合金更坚固、容易加工、价格便宜，但其抗腐蚀性能不如钛和钽，因此没有作为牙科种植材料被使用。

2. 陶瓷材料　陶瓷材料生物相容性好、耐摩擦、耐腐蚀、色泽稳定，与金属材料相比具有较好的美观性，主要分为3类：长石质瓷、玻璃陶瓷、多晶陶瓷。氧化铝和氧化锆属于多晶陶瓷。

（1）长石质瓷：口腔长石瓷所用的长石为天然钠长石（$Na_2O \cdot Al_2O_3 \cdot 6SiO_2$）和钾长石（$K_2O \cdot Al_2O_3 \cdot 6SiO_2$）的混合物。长石瓷的基本成分是长石、石英石和白陶土。长石瓷具有良好的生物性能，可作为烤瓷粉材料及制成成品牙及牙面。长石基陶瓷与牙釉质力学性能较为接近，但是其弯曲强度仅有50～80MPa，故须与强度高的合金或陶瓷配合使用。

（2）多晶陶瓷：主要为氧化铝和氧化锆。多孔氧化铝是最早用于种植的第一个陶瓷材料，其具有和牙冠相同的颜色和骨整合性能，但是其机械性能并不好。氧化锆的力学性能远高于氧化铝，临床使用中已逐渐取代氧化铝材料。氧化锆种植体抑菌效果明显，且在轻型链球菌、人牙菌斑、链球菌等常见口腔细菌中，充分展现其抑菌药效，甚至比钛合金种植体的抑菌效果好。氧化锆在低温潮湿条件下会发生四方相-单斜相转变，导致体积膨胀，引起微裂纹和宏观裂纹的产生。氧化锆具有一定的使用寿命，超过使用年限后需要再次手术进行翻修。

（3）玻璃陶瓷：是由晶相和玻璃相组成，晶相占75%以上，残余玻璃相占15%以下，主晶相的组成及微观结构对玻璃陶瓷强度和透明度有重大影响。为得到高强度的微晶玻璃牙科材料，主晶相的微观结构由短棒状微晶构成，微晶均匀散布，三维交错排列成互锁结构。

氮化硅是一种非氧化物生物陶瓷修复材料，具有更好的化学稳定性、更高的机械强度和断裂韧性，同时具有长期稳定的生物安全性。氮化硅陶瓷能够降低细菌的黏附和增殖，减轻种植体周围炎症。同时，氮化硅种植体中的硅和氮元素可以刺激骨髓间充质干细胞的成骨向分化，加速骨生长。对于多孔的氮化硅陶瓷，骨细胞能够向其孔内生长，有助于种植体与周围骨组织的结合。氮化硅的密度与牙釉质相近，具有部分阻射性。因此在牙科锥体束CT扫描时不会像钛和氧化锆会出现放射状伪影，影响医师对病情的准确判断。目前氮化硅陶瓷已经成功应用于骨科修复手术和牙科材料修复领域上，已取得初步的进展。

羟基磷灰石是一种玻璃陶瓷种植体，虽然在体内不会被吸收，化学稳定性和功能状态良好，但是力学性能较差也没作为主流牙科材料使用。二硅酸锂是玻璃陶瓷中应用最广泛的一种，具有半透明性和颜色的可调性的玻璃陶瓷。其黏接强度不高，同时由于玻璃相的存在，韧性和强度也不如全陶瓷，因此在使用时会添加氧化锆晶体等组成复合材料。

3. *高分子复合材料* 虽然陶瓷具良好的机械性能和生物相容性而被用于临床植入物，但是脆性和低延展性限制其在牙科材料中的应用。科学界对高分子作为连续相-氧化硅或锆作为增强相的复合材料有大量研究，并有相当多的临床应用，近年来有大量工作将无机相纳米化得到纳米复合材料。由于有机高分子和无机氧化物填料的热力学不相容性，在应力下产生的界面断裂使材料的使用寿命降低，很难满足作为臼齿的功能。高分子聚合物作为模量和力学性能可调、熔体加工性能优异的材料，它不像金属种植体在临床治疗中已经广泛应用了，也不像陶瓷种植体已经商业化，作为植入体材料需要进行更多的研究。为了消除无机-有机材料的热力学不相容性，我们团队创立了一个新概念：将有机高分子与无机增强化合物在分子层面用共价键结合，得到能兼顾并调控有机材料的韧性和无机材料的刚性的新型共价键分子杂化牙科材料。当然此类材料还在继续深入研发过程中。

PEEK（聚醚醚酮）是一种含有半晶线性多环结构的热塑性塑料，由于高性能工程塑料，被提议作为生物材料中金属的替代品。PEEK耐腐蚀、抗老化、耐辐照、耐磨、耐腐蚀、耐水解、耐高温、高压下仍可保持优异性能。PEEK比金属和陶瓷的杨氏模量更接近人骨的模量，与骨骼之间可以实现更好的力学匹配。PEEK也表现出优异的加工性，注射、成形是常用的制造方法，也可用于3D打印。聚甲基丙烯酸甲酯又称亚克力或有机玻璃，具有高透明度、低价格、易于机械加工等优点。使用结构致密的聚甲基丙烯酸甲酯作为植入物，组织不能够向其内部生长，组织虽然能够向多孔聚甲基丙烯酸甲酯的孔隙中生长，但是机械强度会因此改变，所以在临床中也较少使用。

4. *碳素材料*　碳素是以碳元素的同素异形体、以碳元素为主的非金属固体材料，包含石墨、金刚石无定形碳等。碳素材料化学稳定性好，质量轻、耐腐蚀、耐高温、膨胀系数低、多孔性、润滑性、耐冲击和可加工等优点，尤其是弹性模量与骨的模量比较接近，生物机械适应性比金属和陶瓷好。玻璃碳牙根是通过惰性介质中热解树脂后在真空中加工制得，这种材料表面粗糙有利于组织的附着生长。但是碳素材料为深灰色不具有牙齿美观性，同时其脆性也不利于加工，因此在牙科材料中使用较少。

（三）补牙材料

牙体楔状缺损是临床上较为常见的一种牙科疾病。此病的发生原因十分复杂，与刷牙习惯、牙颈部结构、酸性物质的侵蚀等因素有关。牙体楔状缺损影响进食，严重时可导致牙本质暴露、牙髓炎等，严重影响人们生活质量。目前临床上常用的补牙材料有玻璃离子、复合树脂、汞合金等。为了达到美观修复的效果，刺激了多种新型复合材料的发展。

1. *汞合金*　作为永久性口腔充填修复材料，汞合金已有千余年的历史。汞合金由于价格低廉、固化速度快、耐磨损、能承受较大咀嚼力、服役寿命长，而且可在潮湿口腔环境使用，已经在临床上安全使用了50多年。最常见的是银汞合金对牙髓有刺激作用，对黏膜及皮肤可能有一定的毒性作用等，且银和汞进入体内很难代谢，同时会造成环境污染，在临床上的使用已逐步减少。目前已经有很多国家明令禁止牙科医师对孕妇、儿童或肾功能障碍这类人群使用银汞合金和其他含汞的材料作为牙科填补材料。

2. 玻璃离子水门汀　玻璃离子填充材料的主要成分是硅酸铝玻璃粉和聚合物黏合剂。玻璃离子的颜色接近牙齿天然的颜色，光洁度更高，符合大众传统审美。材料中含有阴离子能与牙釉质中的钙螯合，持续释放的氟离子有良好的边缘封闭和较强的黏结力，有效地预防继发龋洞。玻璃离子材料的黏结性和生物安全性方面远胜于汞合金，而且操作简便、固化时间短，较多用于儿童补牙。通过改变高分子黏合剂的成分，能够改善玻璃离子的硬度、耐磨性和机械强度。

3. 高分子复合树脂和有机－无机复合材料　复合树脂是继汞合金后出现的一类牙科材料，包含化学固化和光固化树脂。复合树脂色彩可调，固化后半透明度更接近天然牙。

化学固化复合树脂在聚合时产热，增加了聚合速度，一般室温下3～5分钟固化，有效操作时间短，不易控制。由于含有易氧化变色的叔胺，长期使用易导致树脂变色老化；耐磨性及机械强度较差，同时对牙髓有刺激作用，易引发牙髓病变；因为聚合引起的体积收缩，固位及边缘封闭亦不佳，易发生边缘微渗漏及继发龋。目前临床上常用于暂冠的制作，已很少用于窝洞的充填修复。光固化树脂含有不饱和双键或环氧基等活性官能团，能在紫外光或可见光照射下引发聚合反应，进行交联固化生成高分子聚合物。可见光通过光敏剂固化复合树脂性能好、成本低、色泽美观持久，广泛应用于临床。光固化树脂相对于化学固化复合树脂更稳定、可塑性好，临床操作简便，操作时间可控，深受欢迎。由于紫外线对人的眼睛及皮肤有很大伤害，紫外光固化复合树脂在临床使用上基本已被淘汰。上一部分描述的高分子纳米复合和杂化材料也完全可能达到补牙目的。

（四）发展前景

回溯牙科修复材料的发展历程，每种材料在单独使用时都有各自的优缺点。为了保留优点的同时改善这缺点，许多新型复合材料和加工技术随之产生。如补牙材料中铸造玻璃陶瓷、银汞合金、光固化复合树脂及玻璃离子水门汀都是常用的复合材料；而新兴的夹层技术将玻璃离子水门汀作为基底材料，复合树脂充填牙体缺损，将玻璃离子水门汀作为牙本质的替代物，利用其与牙本质的良好黏结性固定材料，将良好黏结性和高的机械强度的复合树脂作为牙釉质的替代物，同时达到持久性、稳定性、抗磨损的效果。

作为主体支撑的种植体材料通常拥有良好的机械性能，生物活性和抗菌性能需要通过表面修饰和材料复合获得。由于单一类型的材料不可能同时实现相对低模量、高机械强度和高韧性，目前最有希望的候选材料是聚合物复合体。未来可以开发新型聚合物，通过提高界面相容性使应力从聚合物基体有效地向强化相转移，通过调控强化相含量以抑制脆性的增加。此外，若在聚合物的主链和侧链引入磺酸基可以同时具有良好的力学和抗菌性能。表面修饰是目前应用最广泛的一种有效方法，在种植体材料的生产和研究中用于优化商业化种植体系统和新材料的开发中。此方法技术成熟、高效快捷，通过简单的微波辅助涂布，可同时为材料提供多种性能。

纳米复合材料、杂化材料、干细胞工程可能成为将来牙科修复医学的重要方向。但是将实验室创造的成果转化为临床治疗的过程中可能会遇到许多障碍，如患者的骨的弹性模量因人而异；不同患者身体素质的不同也可能表现出对特定植入物的不同反应；随着时间的推移，种植体在这种不断变化的环境中发挥作用也是一个十分重要的问题。这些问题既关键又棘手，全面解决还需要材料科学家和牙科医师的共同努力。

（李若馨　危　岩）

二、3D打印牙齿

（一）发展历程

随着人们饮食结构和用牙习惯的改变，牙齿健康问题的日益增多，市场对义齿修复的需求急剧增长，牙齿修复过程中的义齿制作是至关重要的。另外，义齿修复中的快速个性化的义齿制备也具有重要意义。陶瓷是一种美观度极高的牙齿修复材料，由于不含金属内冠，陶瓷义齿的颜色通透性更好，是与天然牙外观最相似的牙冠修复材料，并且不会引起牙龈变色，陶瓷材料因其生物相容性、化学稳定性、机械强度和美学特性而广泛用于牙科领域，以修复、替换受损或缺失的牙齿，深受牙科医师和患者的推崇。

随着医疗技术不断发展，精准化、舒适化、即刻化及数字化将会是未来口腔种植材料的发展趋势。3D打印技术的出现加速了人工牙的发展，其个性化、精准度高等特点为人工牙提供了更多的可能。利用3D打印技术可以实现即刻种植、个性化种植及骨修复牙根等多个发展趋势。

3D打印技术引入牙科制造后，能一定程度弥补传统工艺的不足，提高制作效率和品质。基于骨结合理论并率先应用纯钛制作了牙种植体，到今天骨结合理论依然在使用当中，但是大多数种植体牙柱以锥体或柱体为主，这种结构与人牙结构相差较大，2010年则利用铸造工艺技术制作纯钛仿生牙并即刻种植，验证了仿生牙与病牙置换的可行性。随着3D打印技术在口腔种植领域的应用，对于口腔临床会带来颠覆性的发展。牙种植技术和3D打印技术的结合将会给种植体个性化提供更多的可能。

目前市面上包括文献中，有各式3D打印设备及方法，如熔融挤出式、激光烧结式、光固化等。在口腔医学领域中常用的材料为金属、高分子、陶瓷和生物活性材料这几大类。而根据材料类型基本可以将3D打印方式分为金属打印、陶瓷打印、高分子材料打印、树脂打印等。

金属在口腔领域应用地很广泛，目前有钴铬合金、钛合金、纯钛等材料。传统铸造工艺耗时长、性能不达标、寿命短、精准度差等。陶瓷打印一般采用二氧化锆作为材料进行打印，目前技术已经较为成熟。高分子材料在3D打印领域也已经相对成熟，塑料具有相对较好的塑性、流动性与快速冷却黏接性及其迅速固化的性能，也可作为口腔材料。

（二）需要的仪器设备材料

随着3D打印技术的日益进步，口腔医疗已经形成智能自动化，从而实现口腔种植的创新。口腔数字化产业包括：①前端，数字化的牙科影像设备、智能化的牙齿治疗系统；②中端，CAD/CAM软件、数据传输、数据的存储和管理；③末端，3D打印、生产流程。

目前可用于3D打印制造金属牙齿的主要方式有：选择性激光烧结（selective Laser Sintering，SLS），选区激光熔化（selective laser melting，SLM），电子束选区熔化（electron beam selective Melting，EBSM），激光熔覆沉积快速成形（laser melted rapidly solidified forming，LMRSF），激光粉末床融合（Laser powder bed fusion，LPBF）等技术。而这些技术所用的材料是金属粉末，也是金属零件打印过程中最关键的环节，粉末的制造是3D打印的根基。3D打印金属粉末种类多样。目前，已经成熟的3D打印金属粉末包括钛、钛合金、铬、铬镍铁合金、铝钛合金等。但是金属3D打印金属粉末在保证粒径的同时，具备一定的可塑性也是基本保障，确保球形大小均匀，保障粉末的流动性等要求。

金属3D打印设备有哈尔滨FORWEDO公司生产的3D打印机LM120、威布三维®SLM150、160、280金属3D打印机、3D systems公司的ProX 100 DMP 3D金属打印机、Rapid Shape D30型号的3D打印机、Sysma MySint100、EOS M100、3D Systems DMP Dental 100 3D打印机、Mlab cusing 200R 3D打印机等。

陶瓷是一种美观度极高的牙齿修复材料，由于不含金属内冠，陶瓷义齿的颜色通透性更好，是与天然牙外观最相似的牙冠修复材料，并且不会引起牙龈变色，陶瓷材料因其生物相容性、化学稳定性、机械强度和美学特性而广泛用于牙科领域，以修复、替换受损或缺失的牙齿，深受牙科医师和患者的推崇。陶瓷3D打印牙常用氧化铝（Al_2O_3）光敏陶瓷3D打印浆料、二氧化硅（SiO_2）陶瓷3D打印浆料、氧化锆（ZrO_2）陶瓷3D打印浆料、3Y-TZP牙科粉末、羟基磷灰石（HA）、磷酸三钙（TCP）、直写氧化锆光敏浆料、羟基磷灰石＋PLA生物打印浆料、PDMS生物硅胶浆料等作为打印材料。

陶瓷3D打印所设备有SIGMAX R19 3D打印机、下沉式DLP光固化3D打印机、3D喷墨打印机（包括热压注模、凝胶注模）、纳米喷涂机（驰飞超声波喷涂）、Adventure-3D-WR-Printer SLA-下沉陶瓷3D打印机、光固化SLA陶瓷下沉式高精度科研3D打印机、精细生物直写3D打印设备、德国博世公司的全自动化的陶瓷注塑成型陶瓷3D打印机、黑格科技的Ultra Craft Chair Side DLP光固化成型3D打印机、UNIZ的NBEE超高速齿科3D打印机、浙江迅实科技旗下的SprintRay Pro数字化齿科桌面3D打印机、RAYSHAPE公司的Shape 1＋Dental 3D打印机等。

（三）制备过程

3D打印金属牙齿首先需要扫描患者牙齿图像，导入CT图像，其次进行模型数据处理、设计、质量控制、切片处理、3D打印、后期处理、制作铸口、熔模铸造、烧铸、金属铸造、剥离、称重、抛光、上不透明层等最后完成制备。如利用金属烧结制作牙齿过程在打印时，刮刀在成形缸基板上铺一层金属粉末，激光束将按零件各层截面轮廓选择性地熔化粉末，加工出当前层。一层烧结完成后，升降系统下降一个截面层的高度，铺粉辊在已成形好的截面层上再铺一层金属粉末，烧结下一层，如此层层加工，直到整个模型烧结完毕。整个成形过程在抽成真空或充满保护气的加工室中进行，以避免金属在高温下与其他气体发生反应。

全瓷牙是一种高科技的美容修复牙齿的方法，通过计算机辅助设计、激光扫描、再由计算机程序控制研磨制作而成的。使用3D打印机制作二氧化硅人造牙齿，首先是计算机辅助设计制作陶瓷牙齿模型，如使用CATIA进行牙齿建模。通过单体丙烯酰胺、交联剂N、N’-亚甲基双丙烯酰胺、柠檬酸铵、3Y-TZP牙粉等制备打印油墨，使用SIGMAX R19 3D打印机3D喷墨打印方式进行氧化锆牙的打印，将打印的成品进行脱粘并烧结。烧结样品的力学性能完全可以达到ISO13356：2015（E）标准，说明3D喷墨打印氧化锆牙是可行的。

3D打印全瓷牙具有完美密合的边缘、无牙龈炎症现象、对X线无任何阻挡等特点，生物相容性优于各种金属内冠，在临床上可得到持久的修复效果。基于3D打印的氧化锆基陶瓷义齿相对于金属义齿保持了陶瓷本身高硬度、高耐磨性，同时还解决了传统陶瓷义齿难加工的缺点。通过3D打印快速成形技术，利用增材制造的方法，将患者的个性化义齿陶瓷胚直接打印出来，缩短了加工周期，提高了精准高度。

陶瓷正畸托槽的3D打印牙制备方法则是根据采集的牙齿数据建立正畸托槽三维模型，再将各个牙齿所对应的正畸托槽三维模型合并为整体后输出为STL格式并导入至切片软件中，以对正畸托槽三维模型进行层切，再将层切数据导入到面曝光3D打印机中，利用光机的面曝光方式逐层固化，最终打印出陶瓷正畸托槽。这种方法的优点是可以根据不同的牙齿对陶瓷正畸托槽进行个性化定制，设计出不同的托槽底部黏结面微结构，并保证陶瓷正畸托槽与牙齿的匹配度，以实现更完美的矫正效果。另外，该方法对牙齿细节处理得更加完美，精度更高，同时缩短了制造周期，降低了制备成本，应用范围更广。

3D打印牙根种植体（包括基台部和牙根部）的一种制备方法是将基台部设于牙根部上，基台部与牙根部一体成形，而且基台部和牙根部由氧化锆陶瓷浆料与羟基磷酸钙浆料制备得到。这种一体成形的结构设计能够有效避免传统两段式连接的微渗漏问题，而且成形表面无须喷砂处理，能避免了涂层脱落带来的隐患。并且能够依据患者牙齿的真实形状制备，在植入过程中能满足不同个体的牙根的需求。相比于传统的钛金属及其合金种植体，具备陶瓷种植体良好的机械性能、生物特性及与牙齿相近的颜色等优点，可以避免金属离子析出腐蚀物，污染口腔。这种设计的制作方法也很简单，制备过程只需进行浆料制备-3D打印－高温烧结脱脂即可完成。

（四）3D打印牙产品

目前中国境内已经上市的牙种植体品牌包括华西医科大学口

腔种植科技中心的CDICTM牙种植体、河北医大口腔种植科技中心的HBIC牙种植体、北京莱顿生物材料有限公司的BLB等几个品种。进口的牙种植体品牌主要有日本齿科钛技术研究所的JIAD（KOM）TM纯钛人工牙种植体、德国贺利氏古范齿科有限公司的IQ: NECT-System纯钛人工牙种植体系统、瑞典Nobel Biocare AB公司的Branemark System纯钛人工牙种植体、瑞士施特劳曼研究所的ITITM种植系统、德美国Lifecore生命中心生物医学股份有限公司的Lifecore Stage-I单段RBM牙种植体等多个品种。

（五）发展趋势

在牙科制造领域，3D打印技术的发展趋势包括材料多样性、生物活性的提高和标准化制程的建立。这种多样性的材料选择，如金属、陶瓷和高分子材料的广泛应用，为牙科医师和牙科实验室提供了更多的选择，以满足不同患者的需求。金属材料，如纯钛和钴铬合金，具有良好的生物相容性和机械性能，适用于种植体和义齿支架的制造。而陶瓷材料则以其美学效果和生物相容性优势，在牙科修复中备受欢迎，特别是氧化锆的应用。同时，高分子材料如聚醚醚酮（PEEK）和PMMA也在3D打印牙齿领域找到了一席之地，通过改进和改性，它们提供了更好的耐磨性和强度，以满足义齿制造的需求。

随着3D打印技术在牙科制造中的应用不断增加，生物活性材料的发展变得尤为重要。对材料的不断改进，如金属种植体的热处理和合金选择，以及陶瓷材料的演进，有助于提高生物相容性和功能性。高分子材料的改进使其更适合3D打印牙齿，提供了更高的耐磨性。除了材料的不断创新，制程的标准化也是一个关键趋势。为确保产品质量和生物相容性，制定相应的标准和协议至关重要，同时需要在不同材料和打印机之间建立更严格的标准，以确保制程的可重复性和质量一致性。总而言之，3D打印技术在牙科制造中持续发展，为患者提供了高度个性化和精确的修复和种植体。这些趋势将进一步推动牙科领域的创新，以满足不断增长的需求。

（胡　堃）

三、口腔干细胞与口腔组织器官再生

（一）口腔干细胞的类型、来源和特点

口腔是人体内最丰富的干细胞来源。口腔干细胞存在于牙髓、脱落的乳牙、牙周膜、牙根尖乳头、牙囊、牙龈上皮组织和牙龈结缔组织中。从类型上，口腔干细胞可分为间充质干细胞、成体干细胞和组织干细胞。间充质干细胞是一种源自中胚层未分化的多功能干细胞，可以从胚胎早期阶段或出生后组织（成体干细胞）中分离。它被认为是成体干细胞的潜在来源，并具有非凡的可塑性。根据来源，还可将口腔干细胞分为牙源性干细胞和非牙源性干细胞。以下介绍与口腔组织器官再生相关的几种重要的口腔干细胞。

（1）牙髓干细胞（dental pulp stem cell，DPSC）：指的是存在于牙髓组织中，具有较强的自我更新和多向分化潜能的未分化细胞，2000年由Gronthos等首次发现和命名。牙髓干细胞起源于神经嵴细胞，具有多向分化潜能。在不同的微环境下，牙髓干细胞可表现出特定的分化特征，且通过改变微环境的条件可增强或抑制其分化能力。牙髓干细胞具有向成牙本质细胞分化的潜能，能形成牙本质样结构。在不同诱导剂的作用下，牙髓干细胞可以分化为成牙本质细胞、脂肪细胞和神经样细胞等多种细胞。第三磨牙（智齿）是体外研究牙髓干细胞的常用来源。牙髓干细胞已经用在空的根管腔内再生血管化的牙髓-牙本质样复合体。在一项临床研究中，将经粒细胞集落刺激因子（G-CSF）预处理的牙髓干细胞植入5例不可逆牙髓炎患者创伤恒切牙的空根管中，观察牙髓组织的血管化和神经重建。结果表明再生组织可以传递感觉信号并恢复血管供应。事实上，近年来的研究已经证明在体外和体内人牙髓干细胞可以形成骨组织。实验动物研究中显示合成支架上的牙髓干细胞可用于治疗骨缺损。这些研究表明牙髓干细胞可用于修复人类牙本质和骨缺损的临床应用中。

（2）脱落乳牙干细胞（stem cells from human exfoliated deciduous teeth，SHED）：也是源于神经嵴的干细胞，它的来源是人类脱落的

乳牙牙髓。脱落乳牙干细胞通常表现出与牙髓干细胞的相似性，但具有比牙髓干细胞更强的增殖和克隆形成力。它具有分化为脂肪细胞、神经细胞和成牙本质细胞等多种细胞的潜能。研究已证实裸鼠皮下移植脱落乳牙干细胞可通过体内破骨细胞抑制作用促进骨修复，还可通过与牙片复合移植，生成牙髓样组织，尤其生成前期牙本质和丰富的血管。

（3）根尖牙乳头干细胞（stem cells from the apical papilla，SCAP）：具有多向分化潜能，是牙根部成牙本质细胞的重要来源，在牙根部牙本质的发育中发挥重要作用。牙根未完全发育的年轻患牙因牙髓和根尖周炎症造成牙根发育停滞，在实施根尖诱导成形术后，根尖周组织中的根尖牙乳头干细胞等能够作为干细胞来源促进牙根的延长和管腔的缩窄促进牙根发育。探寻促进根尖牙乳头干细胞成骨和成牙本质方向分化的理想诱导微环境，对实现再生牙髓-牙本质复合体用于治疗牙髓及根尖周病的年轻恒牙具有重要意义。

（4）牙周膜干细胞（periodontal ligament stem cell，PDLSC）：牙周膜来源于牙囊，起源于神经嵴细胞，是一种特殊的结缔组织。牙周膜围绕在牙齿周围，位于牙槽骨和牙本质之间。2004年，Byoung-Moo等首先从牙周膜组织中分离培养并鉴定出了具有多向分化潜能的成体干细胞并命名为PDLSCs，并发现其具有向成骨细胞和脂肪细胞分化的能力。牙周膜干细胞是治疗牙周病的主要种子细胞来源，具有一些特殊的性质。在体外，牙周膜干细胞分化为成骨细胞、成牙骨质细胞和脂肪细胞。而在体内，移植到小鼠体内后，它们可以产生类似于骨样组织、牙骨质样组织和软骨的结构。从拔牙后牙槽窝内残留的牙周组织和牙周炎患牙培养出的牙周膜干细胞同样被证明是牙周组织工程的理想种子细胞。此外，牙周膜干细胞还具有低免疫原性的特性，主要组织相容性复合体Ⅱ型抗原表达呈阴性，有异体移植的潜能。

（5）牙囊干细胞（dental follicle stem cell，DFSC）：牙囊是牙齿发育期间包绕成釉器和牙乳头的疏松结缔组织，来源于外胚间充质，是牙骨质、牙周膜及牙槽骨的起源组织，含有干细胞和能发育为牙周组织的前体细胞亚群。牙囊干细胞具有多向分化能力，可分化为牙周膜细胞、成牙骨质细胞及成骨细胞，继而形成牙周膜、牙骨质和牙槽骨，促进牙周组织结构和功能的修复。然而，体内试验表明收集这些含有大量牙囊干细胞的组织可能并不容易，因为其体积有限且需要这些组织来支持牙骨质、牙周膜和牙槽骨的再生。

（二）口腔干细胞的制备及储存

成功获得活细胞是口腔干细胞分离和制备的最关键步骤。口腔干细胞通常通过单细胞机械法和酶消化法制备或从生长组织中选择性地提取。生长组织里的干细胞可以从提取的牙髓中迁移到培养皿的表面。在牙髓干细胞分离和鉴定的早期研究中，Gronthos 用Ⅰ型胶原酶和中性蛋白酶消化牙髓组织，从细胞外基质中释放细胞，然后将其通过70μm的细胞筛网。此后单细胞就可以接种于培养瓶，进行常规的培养和扩增。20年后，这种技术方法仍然基本上保持不变。由于这个制备方法从开始到结束仅需要24～48小时，所需时间短、步骤简单，因此在大部分牙源性干细胞的保存中被广泛采用。目前文献中普遍报道的一种替代方法“组织生长法”是一种较为简单但耗时更长的方案。这个方法先将牙髓组织浸渍，然后置于含有适当营养物的平衡盐溶液中的培养容器中，以保持干细胞的干性。细胞从组织中迁移出来，并在塑料培养皿表面培养菌落。通过以上两种培养方法，经过两轮或三轮传代培养后，干细胞可以在培养皿中存活的细胞群体中大量富集。

分离出的活细胞或牙髓组织需要冷冻保存。防冻剂通常为二甲基亚砜（DMSO），可抑制冰晶的生长。而冰晶的存在可能会破坏细胞膜，从而降低细胞整体存活率。将细胞悬浮在含有生长因子和防冻剂的冻存介质中，然后转移到由高密度聚丙烯制成的专用冻存管中，再将样本冷冻并置于充满液氮的低温储存罐中。冷冻需要缓慢或分阶段进行，然后在液氮中使样品保持在−195.8℃以下长期储存。目前已有大量的文献报道了牙组织的低温保存技术。最初的研究只是简单证明牙髓干细胞可以冷冻，后来发展到低温冷冻的全牙髓组织和分离的牙髓干细胞及脱落乳牙干细胞，以及冷冻过程的技术改进。Lizier等开发了一种用于在冷冻前从牙髓组织中大量按比例增加提取的干细胞数量的方案。其中将同一片牙髓组织从培养板转移到培养板，在数天内依次接种。细胞在整个过程中保持干性，表明如果操作仔细，牙齿干细胞和牙髓组织对处理和移植相对耐受。无论是在实验性细胞培养中，还是细胞库，以每分钟-1℃的速度逐步分阶段冷冻都是一项标准操作。数字冷冻机允许逐渐和可控地降低温度，冷冻后的细胞被转移到一个含有液氮的杜瓦瓶中长期储存。虽然玻璃化冷冻对于胚胎干细胞可达到最佳恢复效果，但有研究表明这种超快冷冻技术对于口腔干细胞却不是最佳的方式。此外，在冷冻过程中施加磁场已被证明可提高冷冻细胞的存活率。冷冻会导致冰晶的形成，并且会发生快速脱水、过度渗透及晶体对细胞膜的物理破坏。使用磁冷冻技术施加的磁场可以降低使用具有细胞毒性的二甲基亚砜的浓度，从而在解冻时获得更高的细胞回收率。

（三）口腔干细胞再生牙齿及其他组织

口腔干细胞是一类具有自我更新、自我复制能力的多潜能细胞。在一定条件下，它可以分化成多种功能细胞。目前的研究结果已证实，口腔干细胞在适当的条件下可以分化成多种细胞、组织和器官，是再生医学的种子细胞。本章主要介绍口腔干细胞在牙组织再生、颌面骨组织再生方面的研究。

1. 牙组织再生

（1）干细胞与牙髓-牙本质复合体再生：牙髓位于由牙本质围绕的牙髓腔中，借助狭窄的根尖孔与根尖周组织相连，能够不断形成牙本质。具有为牙体组织提供营养、感觉及免疫防御等功能。传统的临床牙髓治疗采用生物相容性材料填充根管，没有任何牙本质和牙髓组织的再生。鉴于牙髓活力丧失对牙齿预后的影响，研究者们致力在牙髓治疗中再生牙髓-牙本质复合体。近年来，干细胞治疗的最新进展为牙本质和牙髓的再生铺平了道路。在再生牙髓-牙本质复合体过程中必须获得一种具有高度增殖能力和定向分化为牙髓细胞并能移植到根管系统中形成牙髓-牙本质复合体组织的细胞。因此，种子细胞的选择是牙髓-牙本质复合体再生要考虑的首要问题。与其他非牙源性干细胞相比，牙源性干细胞是一类相对理想的种子细胞。牙源性干细胞来源广泛且具有较强的自我更新和多向分化能力，主要包括牙髓干细胞、脱落乳牙干细胞、根尖牙乳头干细胞和牙囊干细胞。

牙髓干细胞具有较高的形成克隆和钙化结节能力，可以在经过处理的牙本质表面分化成牙本质样细胞。动物实验中应用牙源性干细胞结合生物支架材料进行异位或原位移植，均可实现牙髓-牙本质样组织的再生。将牙髓干细胞体外培养后与羟基磷灰石-磷酸三钙支架共培养后植入到免疫缺陷小鼠背部皮下，6周后能观察到牙髓-牙本质复合体样的结构。

脱落乳牙干细胞具有比牙髓干细胞更强的增殖和克隆形成能力。脱落乳牙干细胞经羟基磷灰石-磷酸三钙支架共培养进行的体内试验表明形成了牙本质样结构。有学者将脱落乳牙干细胞与重组Ⅰ型人胶原蛋白支架或多肽水凝胶共培养7天后注射入根管内，然后植入裸鼠皮下。4周后组织学显示脱落乳牙干细胞与两种支架均能够在根管内形成牙髓牙本质组织，且伴有大量血管和纤维结缔组织。这表明脱落乳牙干细胞可作为牙髓再生的种子细胞来源。

根尖牙乳头干细胞是牙髓、牙本质的前体组织。其增殖能力、端粒酶活性及细胞迁移能力均强于来自成熟牙髓组织的牙髓干细胞。将根尖牙乳头干细胞和牙髓干细胞分别接种于聚乳酸羟基乙酸共聚物支架上，然后置于一端以矿物三氧化物凝聚体（MTA）封闭而一端敞开的长6～7mm的牙根片段内。植入裸鼠背部皮下3个月后显示，根尖牙乳头干细胞组有牙髓样组织及连续的牙本质样结构生成，而牙髓干细胞组形成的牙本质样结构较薄且不连续。同时证明了仅有一端血液供应的空根管腔内可再生出含血管的牙髓-牙本质样组织。有学者将三维无支架根尖牙乳头干细胞聚合体与经过EDTA梯度处理的牙本质基质片段结合，并植入裸鼠皮下。6周后组织学显示牙本质壁表面有厚度一致且均匀的新生牙本质形成，且有一层均匀排列于新生牙本质表面极化的成牙本质细胞，管腔内可见牙髓样组织。免疫组化结果显示实验组成牙本质细胞对牙本质涎磷蛋白、骨涎蛋白、碱性磷酸酶和形成的牙髓-牙本质对线粒体表达均为阳性。这说明新形成的成牙本质细胞仍然具有成牙本质的能力，而对人线粒体表达为阳性则说明复合体再生的牙髓-牙本质复合体均为人来源的组织细胞。以上研究提示，根尖牙乳头干细胞是实现牙髓-牙本质再生较理想的种子细胞来源。

牙囊细胞在牙本质基质作用下能表达成牙本质细胞分化相关蛋白。利用牙囊细胞和牙本质基质支架复合并移植入免疫缺陷的小鼠皮下1个月，结果显示在支架表面形成了完整的牙本质结构，即包括牙本质小管的成熟牙本质、前期牙本质层、球形矿化小节和分泌丰富细胞外基质的成牙本质细胞层等牙本质的特异性结构。进而利用牙囊细胞构建细胞膜片进行体内移植，可以成功再生牙髓-牙本质复合体样结构，该结构包含有丰富的神经血管等组织。利用新生大鼠牙囊细胞与发育期及成体牙本基质支架复合进行体外培养并经大鼠体内移植均再生出完整的牙本质结构。

种子细胞是牙髓-牙本质复合体再生必须解决的首要问题，正确选择合适的种子细胞是牙髓-牙本质复合体再生的关键。应用牙源性干细胞通过组织工程技术实现真正意义的牙髓再生具有广阔的发展前景，然而理想的牙髓-牙本质复合体再生仍未实现。如何使再生的牙髓牙本质复合体中不仅含有血管，而且还有来自根尖的神经纤维，尚须深入研究。

（2）干细胞与牙周组织再生：牙周组织再生指伴有穿通纤维的牙骨质及牙槽骨的再生，包括形成新的牙骨质、功能性牙周膜及牙槽骨。三者空间排列复杂有序，需要成骨细胞、成牙骨质细胞和成纤维细胞等多种细胞共同参与，其中牙周膜干细胞是新组织再生的基础。但在牙周病损区，由于长期的炎性破坏，残余的内源性牙周膜干细胞自身修复能力非常有限，以致牙周组织很难达到有效的组织再生和功能重建。因此，将种子细胞移植至牙周病损区以促进牙周组织再生成为当前的研究热点。

目前牙周组织工程种子细胞的选择主要包括牙源性间充质干细胞和非牙源性间充质干细胞两大类。牙源性间充质干细胞的种子细胞包括牙周膜干细胞和牙囊细胞。已有多项研究发现在体内移植单层或多层牙周膜干细胞可形成黏固剂-牙周膜复合体，在大鼠、犬和猪的缺损实验中再生牙周组织。免疫缺陷的大鼠经牙周膜干细胞细胞膜片修复后，牙本质表面出现一薄层骨样组织和新的纤维结构。表明牙周膜干细胞细胞膜片移植可用于牙周再生。

牙周膜干细胞不仅能分化为成牙骨质细胞样细胞和成骨细胞样细胞，形成牙骨质样和骨样组织，而且还可以分化为成纤维细胞，形成类似天然牙周模样的结缔组织。形成的组织形态、空间排列上类似于天然牙周膜-牙骨质复合体的结构。

牙囊细胞具有成骨细胞、成牙骨质细胞的特性。体外培养的人牙囊细胞具有分泌合成矿化组织的能力。将牙囊细胞接种在支架材料上，移植在免疫缺陷小鼠皮下6周，均生成牙周膜和牙骨质样的复合结构。此外，依据上皮-间充质相互作用原理经HERS细胞诱导的牙囊细胞细胞膜片具有分化形成牙周组织结构的能力。

骨髓间充质干细胞和脂肪干细胞这两类非牙源性间充质干细胞同样可以作为种子细胞促进牙周组织再生。把人的牙周膜细胞和骨髓间充质干细胞共培养7天之后，骨髓间充质干细胞即具有牙周膜细胞的生物学特性。同样有学者发现牙周膜成纤维细胞通过旁分泌机制可以透导骨髓间充质干细胞向其分化。如果将脂肪干细胞移植到鼠牙周缺损的部位，8周后观察到牙周韧带样组织及牙槽骨样组织形成。但是使用脂肪干细胞作为种子细胞，恢复正常的牙周组织与其他部位的骨组织不同。如何利用合适的蛋白因子和基因工程对脂肪干细胞进行修饰，进而控制其分化为牙周细胞，实现牙周组织的再生，仍有待研究。

（3）干细胞与牙釉质再生：牙釉质是牙冠表层坚硬、透明的组织，保护牙齿内部的牙本质和牙髓组织。成熟的牙釉质中没有活细胞，当它受损伤时不能像其他的组织一样，通过细胞分裂进行修复和再生。成釉细胞的再生是牙釉质再生的关键，要想构建组织工程牙髓，就必须首先实现成釉细胞的再生。利用小鼠胚胎的牙源性上皮细胞和诱导多能干细胞进行培养，发现约95%的诱导多能干细胞分化成了成釉细胞。这些细胞中含有作为牙釉质成分的成釉蛋白。这一通过诱导成釉细胞发生方法使得利用成釉细胞进行釉质再生成为可能。

恒牙由于创伤、牙周病、龋齿等原因出现缺损甚至缺失，种植牙、填充材料、固定桥修复和可摘活动性义齿等传统的修复方法具有无生物功能、舒适度差等缺点，影响治疗效果。随着组织工程和干细胞技术的发展，再生医学已经成为一种修复或替代损伤组织和器官的更有前景的治疗策略。牙齿再生的研究主要分为全牙再生和部分牙再生。再生牙也仅仅在实验动物身上取得很好的成果，未来临床转化肯定还会面临更多的困难。部分牙再生的研究领先于全牙再生，目前的突破性进展是再生牙根，在再生牙根上进行冠修复以修复牙缺失，是避免牙冠成形困难的策略。

2. 颌面骨组织再生　口腔颌面部是由骨、软骨、软组织、神经及血管组成的复合体。肿瘤术后、外伤、牙周病、先天畸形是导致口腔颌面部缺损的主要原因，严重影响人的身心健康。如何有效保存和功能性修复口腔颌面部骨和牙等硬组织一直是临床治疗的重点和难题。目前传统的颌面骨修复治疗方法主要是自体组织和人工材料移植，尚不能达到完全修复的效果。为了克服传统修复手术的缺陷，越来越多的医疗科研工作者开始探索更为先进和有效的颌面部骨组织修复治疗策略。

近年来，有研究将骨髓间充质干细胞移植到羊和微型猪颌面骨缺损模型中进行治疗。发现干细胞可使颌骨损伤加快修复，甚至达到完全修复的程度，表明干细胞在颌面骨修复中具有极大的临床应用潜力。利用组织工程技术处理颌面部骨缺损是口腔医学领域的一大优势。从口腔中获得的牙源性干细胞与骨髓间充质干细胞具有相似的特性，是其良好的替代品。牙源性干细胞与支架和生长因子表现出良好的相互作用而具有很高的可塑性。而且对于口腔科医师来说获得这些细胞更加容易，牙源性干细胞获得的手术是微创的，在道德和伦理上没有争议。

牙髓干细胞已被证明可用于制造非常大体积的矿化基质，这表明可将其应用于基于牙齿再生的治疗中。这些细胞的候选标志物包括间充质和骨髓干细胞标志物，如STRO-1、CD146、CD29、CD44、CD73、CD90、CD105、CD166、CD271，其中不包括OCT4。最早可以完全修复人类下颌骨缺损的研究是一种生物复合物，该复合物来源于从患者第三磨牙中提取的牙髓干细胞，种植在基于胶原蛋白的支架上。经临床和X线诊断，自体牙髓干细胞种植3个月后，患者牙槽骨垂直修复达到最佳效果，牙周组织广泛修复；种植12个月后，骨再生明显。

将来利用患者的自体细胞修复颌面部的软硬组织缺损，既能避免免疫排斥反应，又能获得足够的组织量，还能避免供区手术并发症的发生。随着基因技术的发展，还可以在干细胞体外扩增时对其进行基因修饰，使患者的干细胞更适于组织工程的需要。因此，可以肯定的是，利用干细胞进行组织器官的原位修复或体外重建具有十分诱人的吸引力和极其重要的应用前景。

（四）口腔干细胞库

近年来，随着干细胞及其应用的快速发展，口腔干细胞库也成为热门开发的商业服务。通过牙齿收集干细胞以实现潜在的未来治疗再生医学是一组可能涉及使用干细胞的临床治疗的生物医学方法。它着眼于替换或再生人体细胞或组织以恢复正常功能的过程。尽管收集骨髓和胎盘脐带血的干细胞库已经运作了几十年，但专门研究从牙齿中分离的干细胞的库相对较新。特别是在中国、印度、英国及北美地区，口腔干细胞库的数量正在扩大。虽然来自脐带、骨髓、血液、胎盘的干细胞已经被研究和应用于治疗癌症、认知能力下降和器官置换等治疗方法，但是使用这些干细胞存在一定的伦理挑战。而从乳牙和恒牙的牙髓中收集的口腔干细胞没有伦理道德的问题，功能也非常强大，可以储存起来以备将来使用。

口腔干细胞采集的步骤包括：①牙齿的收集。适合用于提取保存干细胞的牙齿包括无病变且至少有1/3牙根剩余的乳切牙和乳尖牙；除了乳牙，还有拔除的第三磨牙，为矫正牙齿而拔除的恒牙；而脱落的牙齿应该有活性的红色牙髓。需要注意的是，如乳磨牙、牙髓受损的蛀牙、顶端有脓肿，肿瘤或囊肿的牙齿及因外伤或牙周状况导致的Ⅲ级或Ⅳ级松动的牙齿都不适于干细胞的提取保存。拔牙后，牙科医师会检查牙齿，以确认是否存在健康的牙髓组织，然后收集起来。该过程需要将样本维持在低温阶段。需要注意的是，干细胞的存活率取决于时间和温度，因此需要进行必要的护理。从收集到到达加工储存设施的最长时间跨度不应超过40小时。②干细胞分离。收到样本后，储存公司将执行下一步操作。首先，使用不含钙和镁离子的杜氏磷酸盐缓冲液清洗牙齿3次，清洁牙齿表面。其次，用Ⅰ型胶原酶和分散酶在37℃下进行组织消化1小时，将分离的细胞通过70μm过滤器以获得单细胞悬浮液，然后在间充质干细胞培养基中培养细胞。通过改变间充质干细胞培养基，可以获得不同的细胞系。通常情况下，孤立的菌落在24小时后可见。

口腔干细胞库提供的服务包括分离出口腔干细胞，将有活力的干细胞加以保存，并验证口腔干细胞的生存能力和无污染或检测干细胞标志物的存在。另外，还可以为有需要的人群保留一些原始牙髓材料。尽管已经证明全牙储存用于干细胞的未来回收在技术上是可能实现的，也有研究表明用于回收干细胞的冷冻牙髓组织与新鲜牙髓相比体外和体内功能均得以维持，但干细胞回收的效率却有可能下降，故全牙储存并未被商业干细胞库普遍使用。

（五）口腔干细胞未来发展趋势

口腔干细胞的发现和研究进展为口腔医学开辟了一个充满机遇的新世界。如果将干细胞治疗应用到现代口腔科中，根管和牙周治疗可能将取得巨大进展，从而使它们具有微创、更省时和更好的效果。口腔干细胞具有再生牙周膜、牙髓等牙齿组织及包括骨骼和神经在内的非牙齿组织的潜力。口腔干细胞可以有效治疗蛀牙、敏感、坏死牙和骨质流失等牙齿问题。根管治疗包括去除受感染的牙髓并用使牙齿死亡的异物代替它。如果使用口腔干细胞，就可以修复牙髓并保留牙齿。牙周病或牙龈疾病是一种严重的感染，当牙周组织丧失时，可能对颌骨有损害。通常牙周组织的损失是不可逆的，但使用各种牙科干细胞可能会促使牙周病的愈合，同时再生牙周组织。这些口腔干细胞还具有治疗大量非牙齿疾病的潜力。它们产生肌肉、骨骼、神经和结缔组织的能力可以治疗脊柱裂、阿尔茨海默病、脊髓损伤、脑损伤、肝病等。

尽管相关的研究正在迅速发展，并且口腔干细胞治疗呈现出许多明显的优势，但该行业仍然面临巨大的挑战。与任何新技术一样，这些治疗的长期效果还未可知，在它进入现代口腔科之前需要进行更多的研究和临床测试。另一个较大的障碍是正在进行的使用胚胎干细胞的伦理辩论。尽管面临这些挑战，研究人员对这些治疗方法的潜力仍然持乐观态度。因此，口腔干细胞治疗具有光明的未来，它可以改变许多疾病和病症的治疗方式，同时改善许多人的生活。

（刘英辉　于海佳　王佃亮）

参考文献

1. 王佃亮，叶青松．五官科医师诊疗与处方［M］．北京：化学工业出版社，2023．
2. 王佃亮．全科医师临床处方［M］．北京：中国医药科技出版社，2021．
3. 王佃亮，唐志辉，危岩．口腔科医师处方［M］．北京：中国协和医科大学出版社，2019．
4. 王佃亮．当代全科医师处方［M］．北京：人民军医出版社，2016．
5. 王佃亮．当代急诊科医师处方［M］．北京：人民卫生出版社，2016．
6. 王佃亮．神奇的干细胞［M］．北京：人民卫生出版社，2022．
7. 金岩，范志朋．口腔颌面部发育生物学与再生医学［M］．2版．北京：人民卫生出版社，2020．
8. 刘治．从症治浅析急性多发性龈脓肿的可能病因［J］．中国民康医学，2009，21（20）：2578-2579．
9. 姚峥杰，杨迪诚，李伟，等．人工种植牙材料及表面处理的研究进展［J］．中国材料进展，2021，40：141-146．
10. 陈青．光固化复合树脂和玻璃离子水门汀用于楔状缺损充填术疗效的Meta分析［D］．重庆：重庆医科大学，2017．
11. 鞠昊，朱红华，段涛，等．CBCT的基本原理及在口腔各科的应用进展CBCT的基本原理及在口腔各科的应用进展［J］．医学影像学杂志，2015（5）：907-909，942．
12. 姜春荣，石岩，韩领杰，等．CBCT重建下3D打印技术治疗青少年牙齿畸形的效果及对GI、SBI值的影响［J］．现代医学与健康研究（电子版），2020，4（20）：15-17．
13. 李若馨，胡仁健，伍明瑞，等．牙科修复材料概述［J］．当代化工研究，2023，17：11-16．
14. CADENARO M，JOSIC U，MARAVIĆ T，et al．Progress in dental adhesive materials［J］．Journal of Dental Research，2023，102：254-262．
15. XUNYUAN JIANG，YITONG YAO，WEIMING TANG，et al．Design of dental implants at materials level：An overview［J］．Journal of

Biomedical Materials Research, 2020, 108: 1634-1661.

16. WEI Y, JIN D, WEI G, et al. Novel organic-inorganic chemical hybrid fillers for dental composite materials [J]. Journal of Applied Polymer Science, 1998, 70: 1689-1699.
17. AFD A, DJLDM B, FZB C. The use of selective laser melting in the fabrication of maxillary and mandibular metal base complete dentures for a patient with Ehlers-Danlos syndrome: A clinical report-ScienceDirect [J]. The Journal of Prosthetic Dentistry, 2020, 124 (5): 509-513.
18. VIDERŠČAK D, SCHAUPERL Z, ŠOLIĆ S, et al. Additively manufactured commercial Co-Cr dental alloys: Comparison of microstructure and mechanical properties [J]. Materials, 2021, 14 (23): 7350.
19. HYUN-SUK CHA, JI-MAN PARK, TAE-HYUNG KIM, et al. Wear resistance of 3D-printed denture tooth resin opposing zirconia and metal antagonists [J]. The Journal of Prosthetic Dentistry, 2020, 3, 387-394.
20. JHEON A. H, OBEROI S, SOLEM R. C, et al. Moving towards precision orthodontics: An evolving paradigm shift in the planning and delivery of customized orthodontic therapy [J]. Orthodtics & Craniofacial Research, 2017, 20: 106-113.
21. CHRISTIAN MANDRYCKY, ZONGJIE WANG, KEEKYOUNG KIM, et al. 3D bioprinting for engineering complex tis-sues [J]. Biotechnology Advances, 2016, 34 (4): 422-434.
22. THAKARE, AKSHAY RAMESH, SACHHI PATIL, et al. Comparative evaluate on of internal and marginal fit of interim crowns fabricated by CAD/CAM milling and two different 3D printing systems-An in vitro study [J]. Materials Today: Proceedings, 2022, 55 (A1-A3): 1-8.
23. GRONTHOS S, MANKANI M, BRAHIM J, et al. Postnatal human dental pulp stem cells (DPSCs) in vitro and in vivo [J]. Proceedings of the National Academy of Sciences of the United States of America, 2000, 97: 13625-13630.
24. SEO BM, MIURA M, GRONTHOS S, et al. Investigation of multipotent postnatal stem cells from human periodontal ligament [J]. Lancet, 2004, 364: 149-155.

25. SONOYAMA W，LIU Y，FANG D，et al. Mesenchymal stem cell-mediated functional tooth regeneration in swine［J］. Plos One，2006，1：e79.
26. GRONTHOS S，ARTHUR A，BARTOLD PM，et al. A method to isolate and culture expand human dental pulp stem cells. Methods［J］. Molecular Biology，2011，698：107-121.
27. ALARCÓN-APABLAZA J，PRIETO R，ROJAS M，et al. Potential of oral cavity stem cells for bone regeneration：A scoping review［J］. Cells，2023，12：1392.
28. ZEITLIN BD. Banking on teeth - Stem cells and the dental office［J］. Biomedical Journal，2020，43：124-133.
29. SHANG F，YU Y，LIU S，et al. Advancing application of mesenchymal stem cell-based bone tissue regeneration［J］. Bioactive Materials，2021，6：666-683.
30. ZHANG W，YELICK PC. Tooth repair and regeneration：Potential of dental stem cells［J］. Trends in Molecular Medicine，2021，27：501-511.
31. MORSCZECK C. Dental stem cells for tooth regeneration：How far have we come and where next?［J］. Expert Opinion on Biological Therapy，2023，23：527-537.

附录A　牙刷的选择与刷牙方法（视频）

刷牙是控制牙菌斑的基本方法。刷牙的目的在于清除牙面和牙间隙的菌斑，软垢与食物残屑，减少口腔细菌和其他有害物质，减少牙菌斑的堆积，防止牙石的形成。

（一）牙刷的选择

选择牙刷的基本原则：①刷头小；②刷毛硬度为中毛和软毛；③刷柄易把握；④适合儿童生长发育的不同时期的阶段牙刷。

具体地说：①一般人可选择中毛或软毛，刷毛末端充分磨圆的牙刷，这样的牙刷在保证清洁力的同时，对牙齿、牙龈更加柔和，在刷牙过程中不易造成伤害。②对于不能掌握正确刷牙方法的人特别是喜欢采用横刷法的人，可适当选择更高效和特殊设计的牙刷，如交叉刷毛的牙刷或合适的电动牙刷。③对于不能养成良好刷牙习惯的人，可配合使用计时器，牙菌斑染色剂等工具或推荐使用带有智能向导的电动牙刷。④对于舌苔多的人可选择带有舌苔清洁器的牙刷，能帮助清除舌苔，可减轻和预防口臭。

（二）刷牙的方法

刷牙的方法很多，每一种都有其特点。以下是两种主要的刷牙方法。

1. 水平颤动拂刷法　是改良的Bass刷牙法（图1），是一种有效清洁龈沟内和牙面牙菌斑的刷牙方法。水平颤动主要是去除牙颈部及龈沟内的牙菌斑，拂刷主要是清除唇（颊）舌（腭）面的牙菌斑。

具体操作方法如下。

（1）将刷头放置于牙颈部，刷毛指向牙根方向（上颌牙向上，下颌牙向下）。刷毛与牙长轴大约成45°，轻微加压使刷毛部分进入牙龈沟内，部分置于牙龈上。

（2）从后牙颊侧以2～3颗牙为一组开始刷牙，用短距离水平颤动的轻柔动作在同一部位数次往返，然后将牙刷向牙冠方向转动，拂刷颊面，刷完第一个部位之后，将牙刷移至下一组2～3颗牙的位置重新放置，注意与前一部位保持有重叠的区域，继续刷下一部分，按顺序刷完上下牙齿的唇（颊）面。

（3）用以上方法刷后牙舌（腭）侧。

（4）刷上前牙舌面时，将刷头竖放在牙面上，使前部刷毛接触龈缘，自上而下拂刷，刷下前牙舌面时，自下而上拂刷。

（5）刷咬合面时，刷毛指向咬合面，稍用力做前后短距离来回刷。

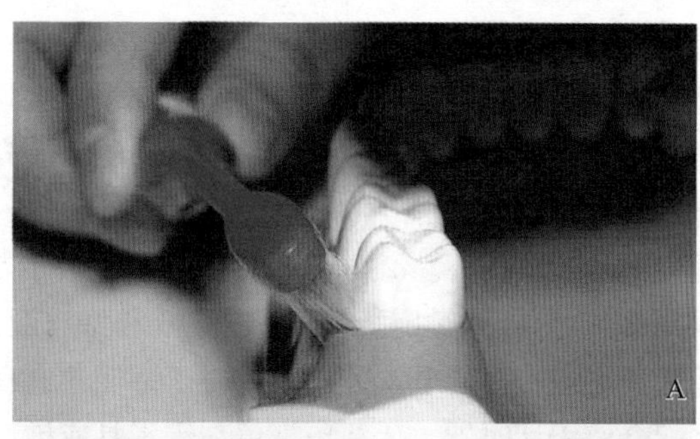

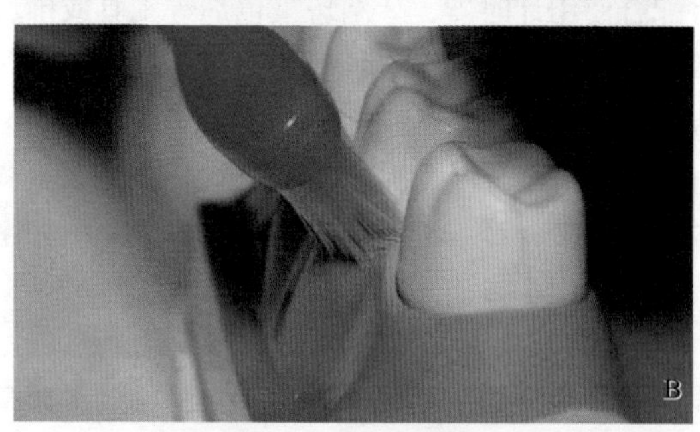

图1　刷牙的方法

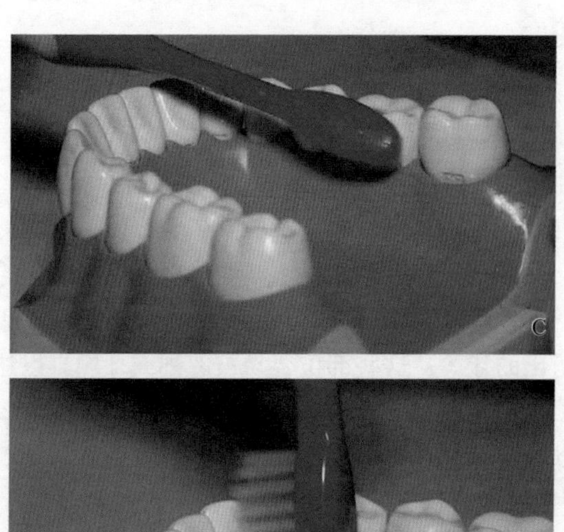

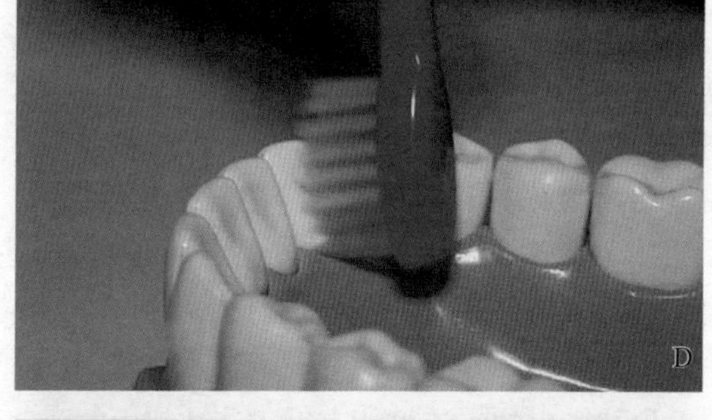

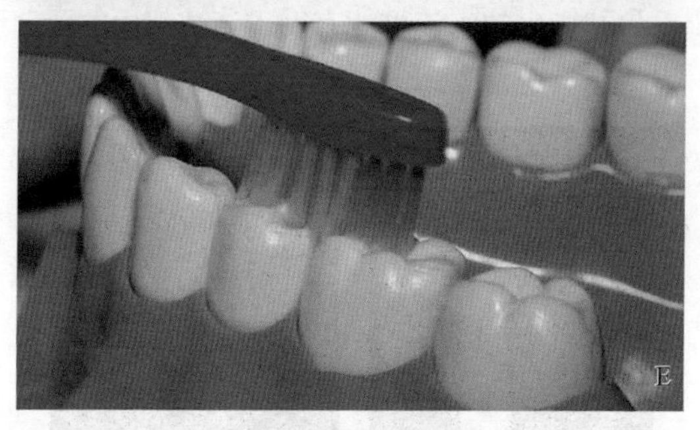

图1　（续）

2. *圆弧刷牙法*　又称Fones刷牙法。这种方法最易为年幼儿童学习、理解和掌握。

具体操作方法：在闭口的情况下，牙刷进入颊间隙，刷毛轻度接触上颌最后磨牙的牙龈区，用较快，较宽的圆弧动作，很少的压力从上颌牙龈拖拉至下颌牙龈，前牙切缘对切缘接触做连续的圆弧形颤动，舌侧面与腭侧面需往返颤动，由上颌牙弓至下颌牙弓。

（三）注意事项

1. 为保证刷牙时不遗漏某些部位，建议按照一定的顺序刷牙，做到面面刷到。

2. 普通人群每次刷牙时间应至少为2分钟。

3. 每日至少刷牙2次，晚上睡前刷牙更重要。

4. 刷牙时有些部位常被忽视，如上颌最后一颗牙的远中面和邻牙无牙区的牙面、上颌牙的腭面和下颌牙的舌面、排列不齐的牙、异位萌出的牙等，这些部位容易被忽视或牙刷难以达到。在刷牙时都应给予特殊的关照，需要补充一些刷牙动作或需要用牙线或牙间刷加以补充。

（四）电动牙刷

最早的电动牙刷发明于1939年，采用往复运动技术。现代的电动牙刷有震动式和旋转式（图2）。旋转式依靠机械摩擦去除牙齿表面的牙菌斑，震动式除了机械摩擦外，还会在刷毛的尖端产生水流帮助清洁。研究显示两种电动牙刷清洁牙菌斑的能力是相似的，但震动式在刷毛尖端产生的水流可能有助于清洁邻面的牙菌斑。

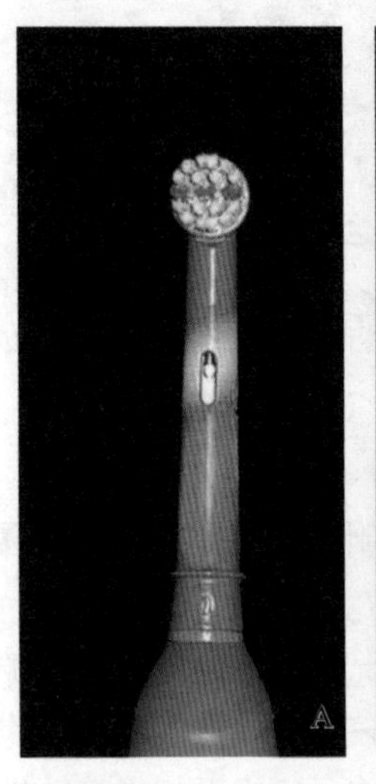

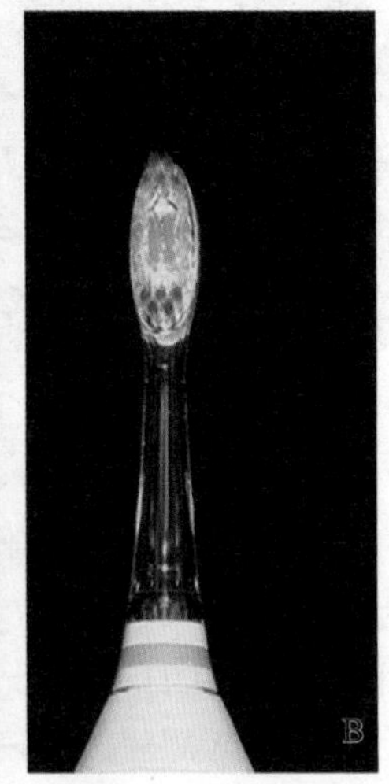

图2　电动牙刷

注：A.旋转式；B.震动式。

以往的研究显示相比于手动牙刷，电动牙刷可以在短期内稍微提高清除牙菌斑的效果。最近的循证医学综述显示，相比于手动牙刷，电动牙刷清除牙菌斑的效果提高了11%，降低牙龈出血的效果提高了6%，且这些效果都维持了3个月以上。尽管目前还缺少长期效果的观察，但短期的研究显示电动牙刷在清除牙菌斑和控制牙龈炎症方面还是稍有优势的。

患者对于电动牙刷的接受度也较好。一项研究显示在被介绍使用电动牙刷的患者中，88.9%的人能够继续使用，当然也有一些人在5～6个月的新奇期过了之后就不再使用电动牙刷了。电动牙刷有助于提高以下几类人群的口腔健康水平：①青少年和儿童。②有躯体或精神障碍的儿童。③住院患者，包括需要护理人员每日清洁口腔的老年人。④戴有正畸装置的患者。对于类风湿关节炎患者，能够良好使用手动牙刷的儿童，以及慢性牙周炎患者，电动牙刷并没有显示出明显的优势。

（罗　旭　贾鹏程）

附录B　牙线的选择与使用方法（视频）

牙与牙之间的间隙称为邻间隙或牙间隙。牙间隙最易滞留牙菌斑和软垢，刷牙时牙刷毛难以进入邻间隙或不能完全深入牙间隙，如果在每日刷牙的同时，能够配合使用牙线或牙间刷等帮助清洁牙间隙，可更有效地清除牙菌斑。

（一）牙线的选择

牙线由多股细尼龙丝组成，进入牙齿之间会变得扁平，正常牙齿之间的间隙足以使牙线通过，长期使用不会使牙缝变大。

研究表明，使用牙线可以更好地清洁牙间隙内的食物残渣和邻面牙菌斑，值得提倡使用。牙线有各种类型，有蜡的，无蜡的，从圆到扁平到海绵样，有不同大小，以及芳香剂与颜色。不论其种类，研究显示不同种类的牙线可能清洁效果没有明显差异。各人的偏爱决定最终选用哪种牙线。

（二）牙线的使用方法

1．使用牙线时，一般取20～30cm，牙线两端缠于两手中指上，用示指和拇指将线紧绷，两手间距1.0～1.5cm。

2．将此段牙线轻轻从咬合面通过两牙之间的接触点，如接触点较紧不易通过时，可做拉锯式运动通过接触点。

3．将牙线紧贴一侧牙齿的颈部呈C形包绕牙面，牙线从龈沟向咬合面方向移动，刮除牙面上的软垢，重复3～4次。

4．完成一面后将牙线紧贴包绕另一侧的牙齿邻面做上下的刮

除动作。换一节干净的牙线，对其余的牙齿重复此动作，逐步将全口牙齿的邻面刮净，并用清水漱口。（图3）

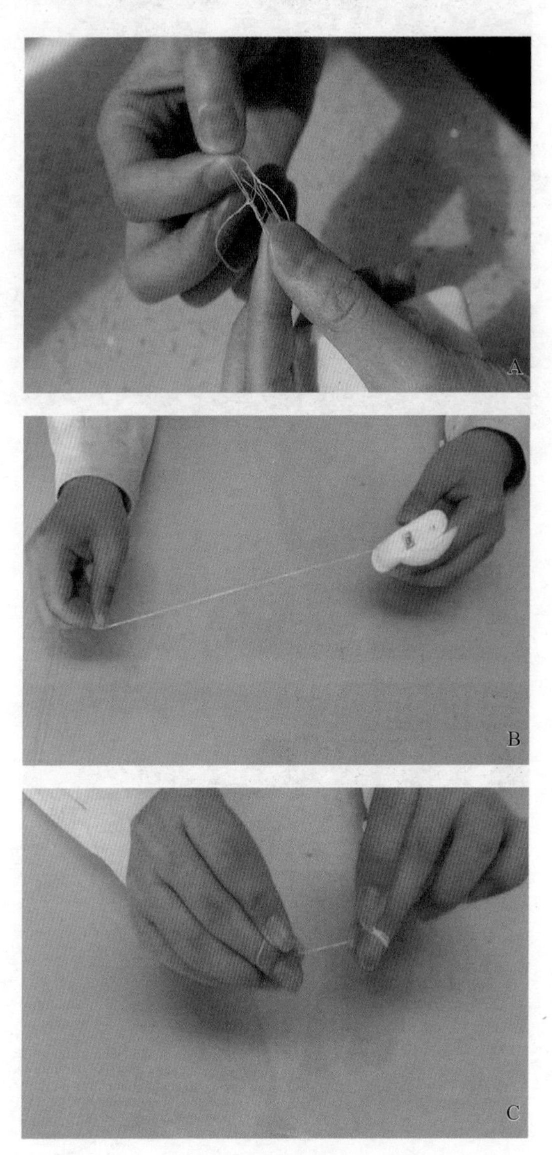

图3　牙线的使用方法

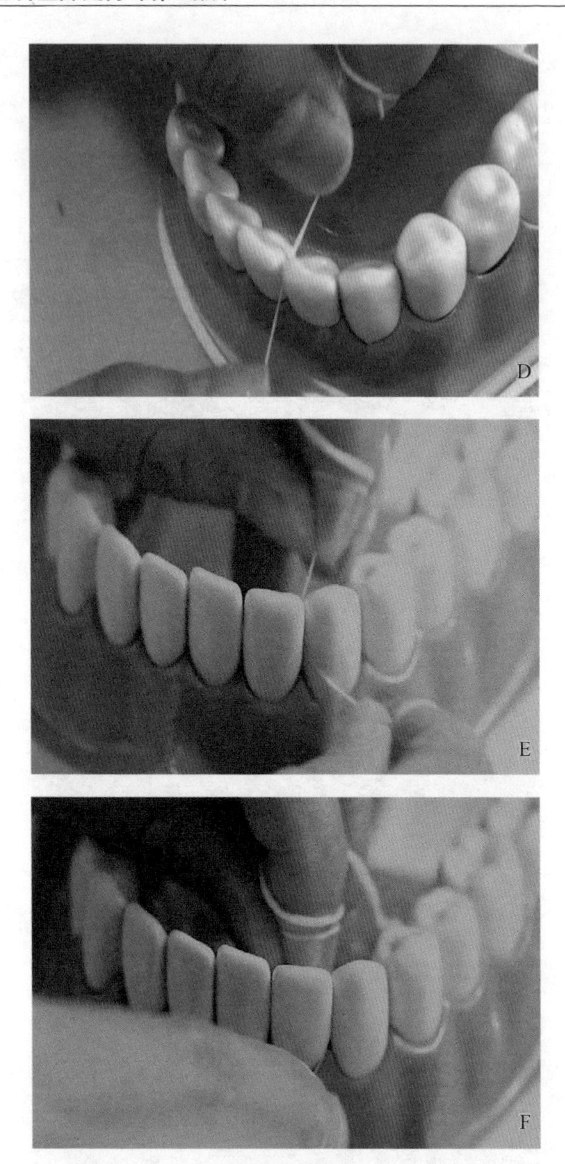

图3 （续）

（三）注意事项

1．牙线最好每日能使用1次，特别是晚饭后。

2．只要有牙间隙，无论是儿童还是老年人，都应该使用牙线，儿童可以由家长帮助使用。

3．当牙间隙较大时，用牙线比较困难或效果不好，此时可以使用牙间隙刷。

（罗　旭）

附录C　牙间隙刷的选择与使用方法（视频）

当牙龈退缩比较严重时，牙根面暴露和后牙根分叉区暴露，此时刷牙及使用牙线去除牙菌斑可能比较困难，或者效果不好，此时就应该使用牙间隙刷。

（一）牙间隙刷的选择

牙间隙刷形状类似小型的试管刷，为单束毛刷，有多种大小不同的形态及型号（图 4，图5）。一般会有手柄，以便于握持使用。用于清除邻面牙菌斑、根分叉区、矫正器，固定修复体、种植牙、牙周夹板、缺隙保持器及其他常规牙刷、牙线难以达到的部位。根

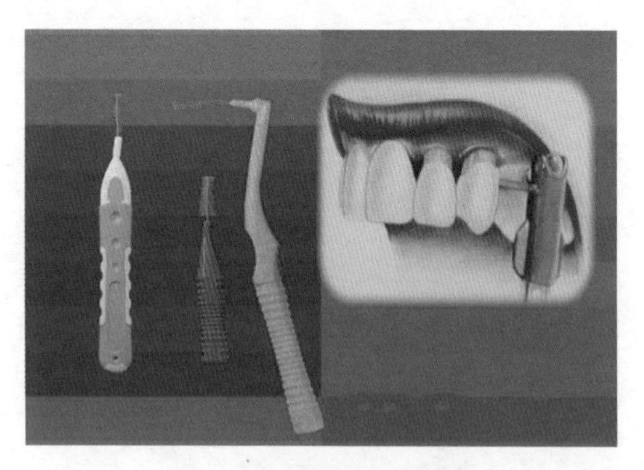

图4　不同类型的牙间隙刷

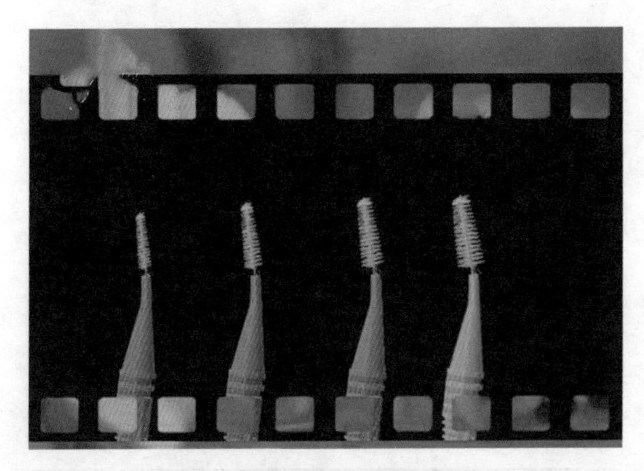

图5　不同大小的牙间隙刷

据牙间隙的大小，选用合适型号的牙间隙刷。

（二）牙间隙刷的使用方法

1．将牙间隙刷的刷头伸入牙间隙处或根分叉区，在前牙区可以从口外向口内方向伸入牙间隙。

2．后牙区清洁时可以小张口放松，利用牙间隙刷的刷柄撑开嘴角，从牙齿外侧面进入牙间隙，也可以从口内向口外方向深入牙间隙，做水平拉锯式的移动来清除菌斑。

3．使用牙膏与否均可，每个牙间隙刷4～6次，刷完后使用清水漱口及清洁牙间隙刷，一般在刷牙后使用。（图6）

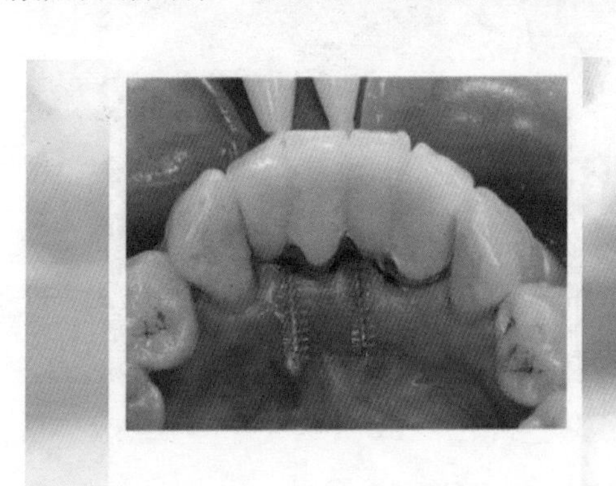

A

图6　牙间隙刷的使用方法

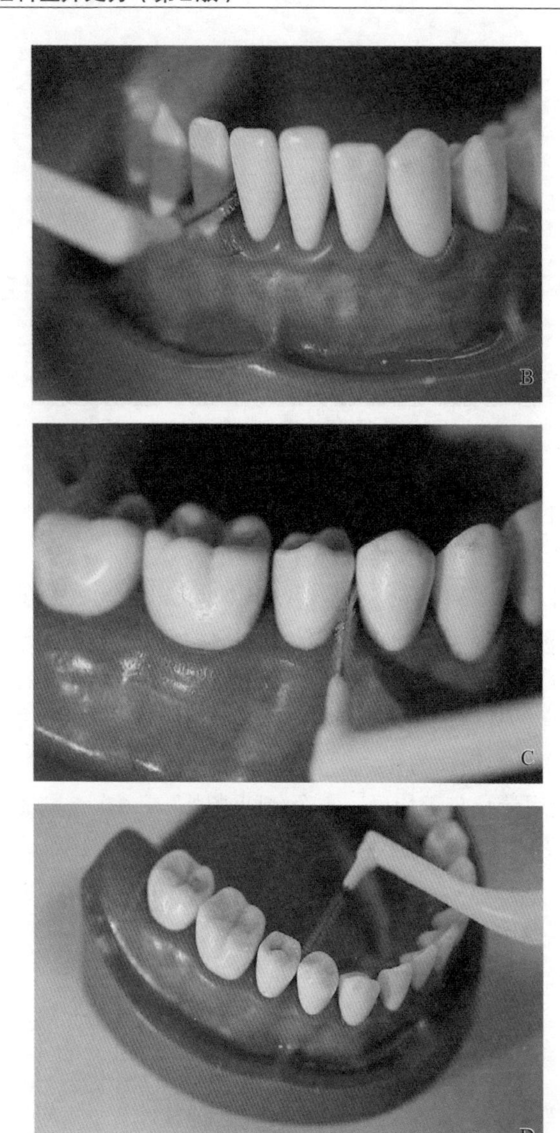

图6 （续）

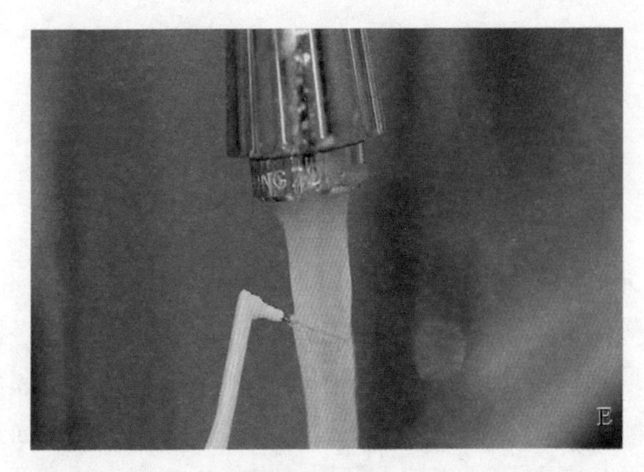

图6 （续）

（罗　旭）

附录D　牙签的使用方法

木质牙签可以单独使用，或配合手柄使用（图7）。单独使用时容易从颊侧进入，但主要局限于前牙和前磨牙，配合手柄后可以较为方便地到达各个区域。牙签配合手柄使用，其清除邻面牙菌斑和降低牙龈出血的效果与牙线相近。有些木质牙签的截面是三角形的，这种形状在前牙唇侧较为好用。橡胶牙签多为圆锥形，固定在手柄上或位于牙刷末端，可以重复使用，圆锥形可以适应所有牙的邻面。塑料牙签与之类似，使用方法也一样。

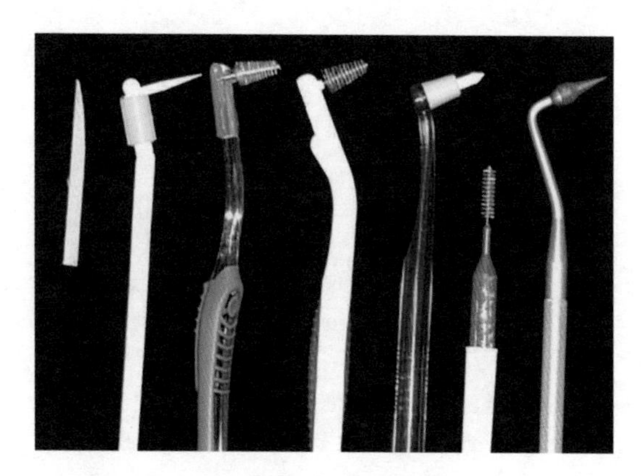

图7　牙齿清洁器具

注：左一为木质牙签；左二为带手柄的牙签。

与牙线和牙间隙刷相比，牙签更为常见也更容易获得，如果将之固定在手柄上，牙签几乎可以在牙齿的各个面上使用。如要固定在手柄上，需要将牙签折成5～6mm的一节，用牙签的尖端沿着牙龈的边缘清洁牙菌斑，然后从颊侧和舌侧分别进入牙齿的邻面进行清洁（图8）。固定在手柄上的牙签可以有效地清除牙龈边缘的牙菌斑，而且可以深入牙周袋内和根分叉处，还可以用来让患者自查牙龈边缘的清洁情况。

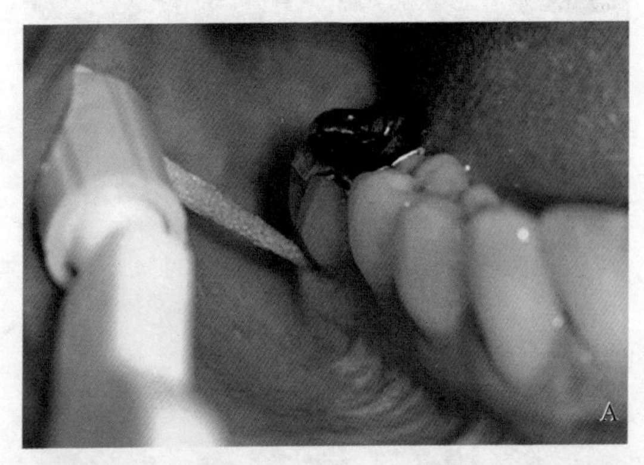

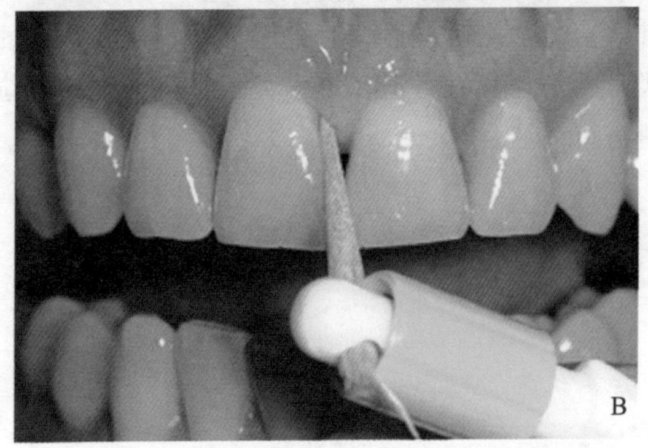

图8　牙签的使用方法

较软的三角形木质牙签或塑料牙签可以放在牙齿之间的三角间隙里，底部贴紧牙龈，两侧与牙齿的邻面或根面相贴（图9），牙签反复进出间隙数次以清洁邻面牙菌斑。这类牙签的缺点是在后牙及舌侧使用时不太方便。

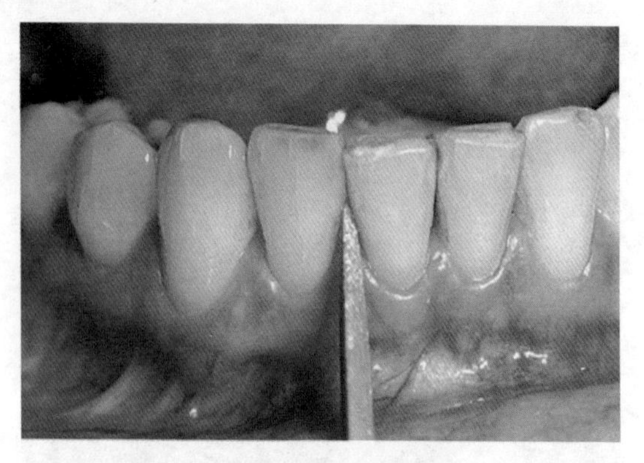

图9　三角形牙签的使用方法

橡胶牙签可以放在牙间隙中，贴紧牙龈，做环状运动来清除牙菌斑，这类牙签可以用在牙间隙或者牙齿的其他缺损部位，也能较好地从舌侧进行清洁。

附录E　冲牙器的使用方法

1．龈上冲牙器　家庭用冲牙器是一种通过喷嘴向牙面喷射水流的装置，通常是通过一个内置的泵来产生水压（图10）。冲牙器对于非附着性的牙菌斑和食物残渣的去除效率要高于刷牙和漱口，非常有助于清除正畸装置及固定修复体周围难以触及的区域。如将冲牙器作为刷牙的辅助方式，将有助于减少牙菌斑和牙石的堆积，从而减轻牙龈炎症。

冲牙器可以帮助破坏龈下牙菌斑，并向牙周袋内输送抗菌药物。与使用清水冲洗和氯己定漱口水含漱相比，每日使用稀释的氯己定溶液进行龈上冲洗，连续使用6个月后，牙龈炎症有较为明显的缓解。单纯使用清水冲洗也可以减少牙龈炎症，但效果不如使用稀释的氯己定冲洗好。

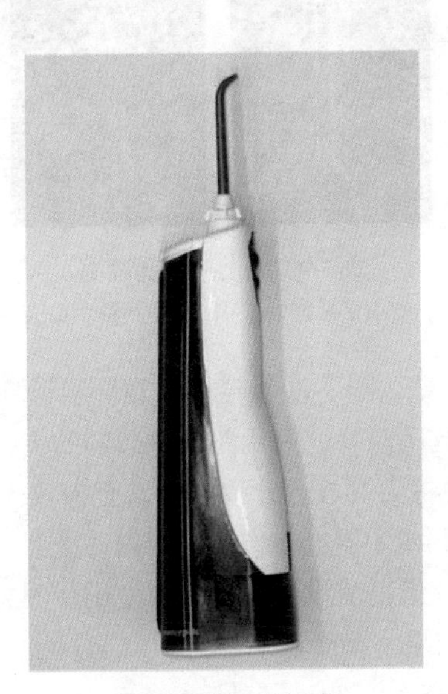

图10　家用冲牙器

常见的家用冲牙器的尖端是弯曲大概90°的喷嘴（图11），尖端连接在产生水流的水泵上。将水流对准牙齿的邻面冲过，停留10～15秒，然后沿着龈缘冲洗至下一个牙齿邻面，不断重复。应注意的是，冲洗应既从颊侧，也从舌侧进行。有牙龈炎症的患者，应先使用低压进行冲洗，随着牙龈炎症的好转逐渐增大压力。以往有报道有患者使用最高压力冲洗也不会对牙龈产生损伤，一切应以患者主观舒适程度为准。

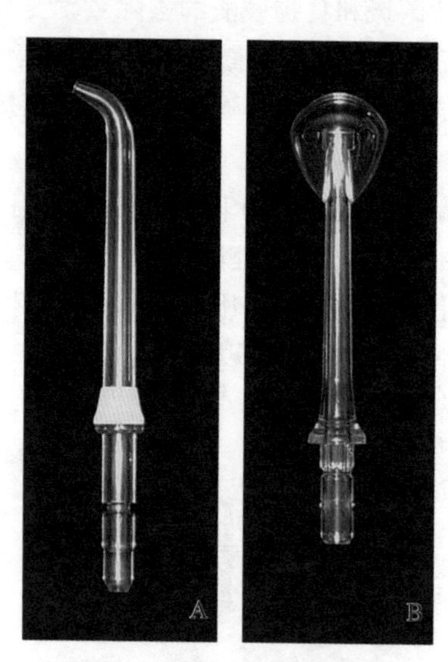

图11　龈上冲牙器喷嘴

注：A.用于牙龈冲洗；B.用于冲洗舌头表面。

2. *龈下冲牙器*　龈下冲牙器可以在牙科诊室或患者家中进行使用，用于使用抗菌药物。家用龈下冲牙器的尖端通常是软橡胶质的（图12），需要将尖端放入牙周袋内，至少放入3mm深。在牙科诊室内使用的龈下冲牙器也称作牙周袋内冲洗器，在进行完刮治和根面平整后使用，但目前没有证据表明使用牙周袋内冲洗器会促进愈合或增强治疗效果。

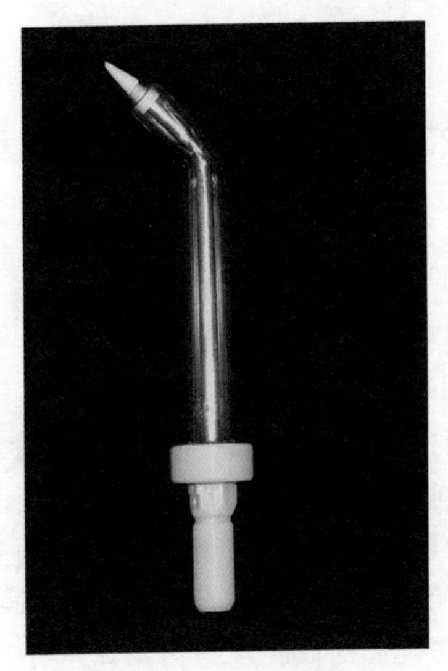

图12　龈下冲牙器

注：尖端为软橡胶。

龈下冲牙器可以配合稀释过的氯己定溶液进行每日冲洗或刮治后冲洗，稀释液的浓度通常为原本浓度的1/3。龈下冲洗已经被证明可以破坏一半的龈下牙菌斑，并且可以达到牙周袋一半的深度，最深可达龈下7mm，比牙刷和牙线更深入。这些都表明每日进行龈下冲洗是有益的，特别是对于较难清洁的根分叉区域和较深的牙周袋。

软橡胶质的尖端可以降低水流的压力，在体外试验中可以深入到牙周袋深度的70%，在实际使用中如果有可能的话最好至少深入3mm，而且每个位置都应该冲几秒。

需要注意的是，有报道发现进行龈下冲洗后可能出现一过性的菌血症，当然刷牙后和进行洁治刮治后一部分人也会出现一过性的菌血症。但因此那些需要在牙周治疗前预防性使用抗生素的患者，以及已经存在全身炎症反应的患者，就不建议使用龈下冲牙器了，对于这类患者建议使用龈上冲牙器来辅助刷牙和使用其他牙间隙清洁工具。

附录F 漱口水的使用方法

自从认识到很多口腔疾病的本质是感染性疾病，能否通过化学的方法进行疾病控制和预防就引起了很多人的兴趣，并且在这方面也取得了很大的进展。美国牙医协会（ADA）已经开始接受治疗口腔疾病药物的许可申请，但要通过审批，申请药物必须在有安慰剂对照的至少为期6个月的临床试验中被证明有效。目前ADA接受的两种治疗牙龈炎症的药物是处方药氯己定漱口水和非处方药精油漱口水。

1. *处方药氯己定漱口水* 氯己定溶液是目前被证明的抗菌效果最好的针对牙龈炎症的口腔用药物。有几项研究证实每日使用2次10ml浓度为0.2%的氯己定漱口水含漱，几乎可以完全抑制牙菌斑、牙石的生长和牙龈炎症。有几项为期数月的实验显示，使用氯己定漱口水后牙菌斑减少了45%～61%，牙龈炎症减轻了27%～67%。目前市面上的氯己定漱口水的浓度通常是0.12%，其与高浓度的产品的效果是一样的。

氯己定局部的可逆不良反应有牙齿表面、舌面、树脂修复体表面的着色，暂时性的味觉异常。氯己定在人体罕见全身性的不良反应，也没有致畸性，几乎不会产生耐药性。有些氯己定漱口水中含有12%的酒精，有些医师和患者可能会担心这是否会增加患口腔癌的风险，但流行病学的研究显示使用含酒精的漱口水并不会增加这一风险。目前也有不含酒精的制剂，其牙菌斑控制效果与含酒精的制剂相同。

2. *非处方药精油漱口水* 精油漱口水含有麝香草酚、桉油精、薄荷醇和水杨酸甲酯（冬青油）。这种制剂经过了长期的临床评估，显示出可以减少20%～35%牙菌斑，减少25%～35%牙龈炎症。这种漱口水自19世纪就开始使用，已经被证明每日使用是安全的，并且也有很多患者使用它来预防龋齿。这种漱口水也含有酒精（依据不同制剂最高含量可达24%），因此很多患者不愿意使用。

附录G　牙齿种植及其适应证和禁忌证

牙齿种植指的是一种以植入颌面部骨组织内起支持固位作用的下部结构为基础来支持、固位上部牙冠（图13）、固定桥或活动义齿的缺牙修复方式。它包括下部骨组织内的起支持作用的种植体（dental implant，牙根部分）和上部承担咀嚼、美观和发音作用的修复体（dental prosthesis，implant-supported）两部分。它采用生物相容性好的材料（如钛及钛合金、氧化锆等）制成种植体（一般为模拟天然牙根的柱状或根形），经手术方法植入组织（通常是颌面部骨），从骨组织获得牢固的固位支持，通过特殊的装置和方式连接支持上部的修复体。钛及钛合金或氧化锆植体与骨组织之间形成的骨结合（osseointegration），是牙种植体支持上部修复结构在口腔内可以负荷数十年而不脱落的生物学基础。种植牙可以获得与天然牙功能、结构及美观效果十分相似的修复效果，已经成为继可摘义齿

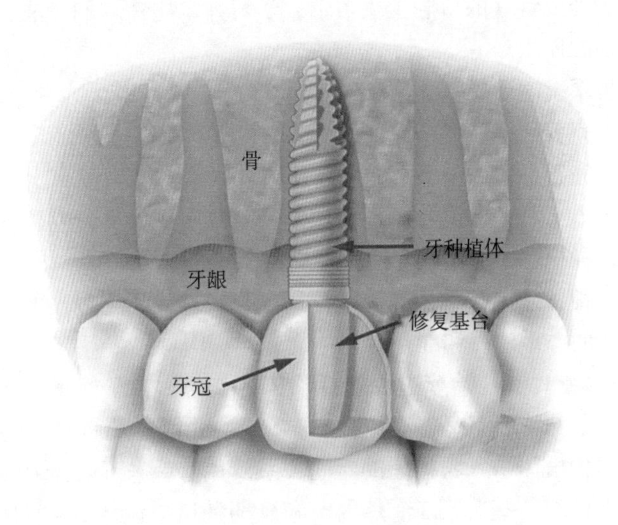

图13　种植牙示意图

和固定义齿之后，越来越多缺牙患者的首选修复方式。

（一）牙种植体系统

种植系统通常根据种植体的材质、形状结构、表面结构及连接方式进行分类。口腔种植学的临床实践使得当代口腔种植体材料及种植体形态趋向单一化。螺纹柱状、根形种植体已成为世界范围内被广泛接受的种植体形态。骨-种植体界面的生物化学、生物力学研究进一步深入，尤其是表面形态的研究不断进展，对种植体的表面处理也从单纯增加种植体的接触面积，发展到提高种植体表面的生物化学性能，显著扩大了种植治疗的适应证，提高了种植治疗的成功率和可预期性。种植体与其上方的修复体通过一定的结构相连接，主要分为外连接和内连接两种。

（二）种植体支持式牙修复体

主要包括牙列缺损修复中采用的各类种植体支持的冠、桥修复，牙列缺失修复中采用的各类种植体支持的固定和活动修复。种植体与修复体的连接方式主要采用螺丝固位和粘接固位两种方式。

（三）牙齿种植治疗

1. *术前准备*

（1）养成良好的口腔卫生习惯，学习并掌握Bass刷牙法、牙线和间隙刷的使用。

（2）系统的牙周基础治疗。

（3）完善种植前临床检查，影像学检查和血液检查。

（4）完善种植术前手术的风险评估。

（5）人工种植牙对年龄没有限制，建议在颌面部骨生长发育完成之后，种植手术时避开女性月经周期。

（6）种植牙治疗费用高，治疗周期也较长，实施过程也相对复杂，患者的心理建设和准备。

2. *治疗过程*　治疗过程包括临床检查与影像学检查、诊断与治疗设计、外科手术、义齿制作与修复及种植体及修复体的维护等。根据种植体植入与拔牙的时间关系，种植手术可以分为即刻种植、延迟即刻（拔牙后3个月内）和延期种植（拔牙后3个月及更长）。根据修复体负重与种植体植入的时间关系，种植修复可以分为即刻负重、早期负重和延期负重。随着口腔种植学的发展，治疗的周期正在明显缩短，种植体植入即刻戴上种植假牙，甚至拔牙即刻戴上种植假牙在成为可能。

3. 术后注意事项

（1）术后咬紧创口的棉纱约30分钟后吐出，尽量少吐口水。

（2）术后2小时即可适量进食饮水，宜稀、温凉，食物不要过热、过硬。避免手术区咀嚼食物。

（3）术后24小时内不要刷牙，餐后可用漱口液漱口。术后患者有低热（体温不超过38℃）或感觉局部疼痛，可服用布洛芬缓释胶囊。

（4）术后24小时冷敷手术区对应的面颊部，如面颊部有肿胀或瘀斑，建议24小时后热敷。

（5）术后注意休息，避免剧烈运动。术后不吸烟饮酒。

（6）术后根据创伤大小，酌情使用抗生素。

（7）常规术后7～10天拆线，及时拆线可以预防局部感染。

4. 机械清洁　种植牙和天然牙类似，需要认真清洁，坚持正确的刷牙方法，同时需要使用牙线和牙间隙刷清洁牙种植体的近远中面。应定期进行口腔洁治，去除平时刷牙无法清除的牙石和牙菌斑，从而维持种植牙和余留牙的长期清洁和稳定。

5. 定期复诊　在定期的复诊中口腔科医师能够及时观察种植牙的使用情况，以及口腔的整体健康状况，及时采取相应的维护措施，保证种植牙和整个牙周的处于健康状态。

6. 种植牙的成功率　种植修复的成功率与多方面因素有关，包括患者的全身与局部条件、严格规范的手术操作、种植系统的选择、修复的设计与修复体的制作、维护等。国内的报道显示，规范的口腔种植治疗可以达到10年95%以上的成功率或存留率。

7. 并发症　一般分为生物学和机械并发症两类。生物学并发症包括外科手术相关的出血、神经损伤、上颌窦穿孔、邻牙损伤及术后感染、种植体周围炎和脱落等。机械并发症主要包括种植体及修复体相关的螺丝、基台、种植体折断、修复体损坏等。

（四）适应证

随着各类口腔种植植骨技术、植骨材料的应用，种植系统的不断完善，影像技术和数字化技术的发展，目前单牙缺失、多牙缺失（图14）及无牙颌患者（图15）理论上均可接受种植修复治疗。

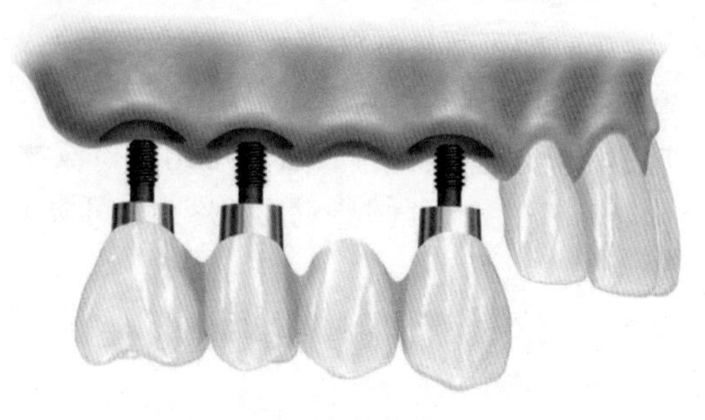

图14 种植牙修复的多牙缺失

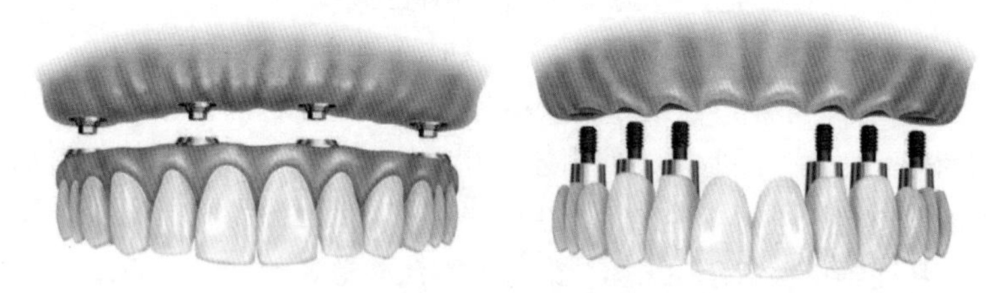

图15 种植牙修复无牙颌

（五）禁忌证

影响种植体骨结合的全身和局部因素均属于牙种植治疗的禁忌证：全身健康状况不良者；严重的内分泌代谢障碍，如未受控制的糖尿病；血液系统疾病，如红细胞或白细胞性血液病、凝血机制障碍等；心血管系统疾病，不能耐受手术者；长期服用特殊药物影响凝血或组织愈合能力者；严重的系统性免疫性疾病；过度嗜好烟酒、神经及精神疾病者；妊娠期患者；受口腔颌面部局部条件限制的患者。

（毋育伟）

附录H 拔牙注意事项

临床上，滞留乳牙、不能保留的残根残冠、重度牙周炎、阻生牙、埋伏牙、错位牙、外伤牙、多生牙、正畸减数牙等均有拔除的可能，拔牙和其他手术类似，会造成软硬组织不同程度的损伤，引起术后肿胀、出血、疼痛、感染、神经损伤等局部反应及不同程度的全身反应，甚至会诱发严重的全身并发症危及生命。为了降低并发症的发生概率，减轻拔牙后反应程度，医师除了要在术前准确评估患者的局部和全身状况，严格把控拔牙术前适应证，科学规范地实施拔牙操作外，为帮助患者减轻心里紧张和术后不适，还要给患者科普以下拔牙术前术后的注意事项。

1. 拔牙前应进食，空腹拔牙容易出现晕厥、低血糖反应。

2. 女性拔牙应避开生理期，否则会引起代偿性出血，有拔牙后出血不止的风险。妊娠期女性，对于引起极大痛苦实在必须拔除的牙，尽量在孕中期（4 ～ 6个月）进行。

3. 高血压、糖尿病、心脏病、造血系统疾病、甲状腺功能亢进、肾脏疾病、肝炎等全身系统性疾病患者应该在全身疾病控制良好的前提下拔牙，必要时术前术后使用抗生素控制感染。

4. 服用双膦酸盐药物、曾进行放疗的患者应谨慎对待，仔细评估能否拔牙，否则会引起拔牙后骨坏死等并发症。

5. 急性炎症，如急性蜂窝织炎、复杂的阻生牙、腐败坏死性牙龈炎等，拔牙可能引起炎症扩散，应首先控制炎症，不可在急性期拔牙。

6. 拔牙后伤口部位放置的棉卷需咬紧，30 ～ 40分钟吐出，不要用手或其他物品触摸拔牙伤口，以免伤口出血不止或感染。

7. 拔牙后24小时不要漱口、刷牙，24小时后如不出血可以轻柔刷牙，但不要刷伤口部位，以免拔牙窝血凝块脱落会引起出血和感染。

8. 拔牙2小时后可以进食或饮水，但要注意食物的温度，不可过烫，建议吃温凉的半流质食物。

9. 拔牙后当天或第2天有少许渗血或口水内有淡红色都是正常的，如出血量很大且难以止住应及时去医院检查处理。有全身性疾病的出血，在积极处理局部伤口的同时，还需要结合全身的处理，必要时需要输液、输血。

10. 拔牙后为了促进伤口愈合，要注意休息，少讲话，不要过度疲劳。避免使用拔牙侧咀嚼，不可使用舌舔伤口，不可吸吮伤口。

11. 拔牙后可能出现低热，不必过度担心，但如果出现高热，及时到医院就诊排除感染等风险。

12. 拔牙后几天创口疼痛为正常现象，轻度疼痛可不服用镇痛药，创口较大的下颌阻生牙发生疼痛的概率较大，可服用镇痛药进行缓解。术后反应性疼痛注意与干槽症鉴别，正常的反应性疼痛一般3～5天可逐渐缓解，伤口无腐臭。如拔牙3～5天疼痛加重或剧烈的放射痛，拔牙窝有腐臭味，应及时到医院检查，排除干槽症等情况。

13. 拔牙3天内尽量避免吸烟、饮酒、进食辛辣刺激食物。

14. 如果拔牙处感觉有硬片、块状硬物存留，可能是拔牙时残留的牙碎片，或自身的牙槽骨结构，须到医院检查处理。

15. 如拔牙后伤口有缝线，一般1周左右到医院拆线。如使用的缝线为可吸收线，则不用拆线，2～4周会自行吸收。

16. 拔牙可引起术后肿胀，一般开始于术后12小时，3～5天逐渐消退。为了减轻术后肿胀，拔牙后24小时内可进行冷敷。

（金婵媛）

附录I　口腔预防保健措施

牙齿萌出后，口腔内的细菌黏附至牙面上，与唾液中的黏蛋白一起在牙面上形成牙菌斑。细菌在牙菌斑内发酵碳水化合物生成各种有机酸，这些酸的产生造成牙面脱矿，时间一长，脱矿处的牙面凹陷成洞，形成了龋齿，俗称“虫牙”或“蛀牙”。凹凸不平的牙面，比如合面窝沟点隙，若窝沟点隙未完全融合，更易形成牙菌斑和龋洞。尤其是对儿童来说，由于其饮食多为含糖较高的黏性食物，口腔卫生习惯较差，龋病的发生率非常高。龋病的发生不仅会导致儿童咀嚼功能下降，营养物质的吸收和消化减弱；同时会影响恒牙的发育和萌出，导致牙齿排列不整齐、咬合不良等问题。此外，儿童龋病还会影响发音和语言学习，给儿童的社交和心理造成不良影响。因此，对于口腔科医师来说，预防儿童龋病的发生往往比治疗儿童龋病更加重要。

窝沟封闭和涂氟是临床上预防儿童龋齿最有效的方法。

（一）窝沟封闭

窝沟封闭是一种预防龋齿的方法，其原理是将封闭材料涂布于牙齿咬合面、颊舌面的窝沟点隙，形成一层保护膜，阻止致龋菌及酸性代谢产物对牙体的侵蚀，从而达到预防窝沟龋的目的。

1. 适应证　在选择是否进行窝沟封闭时，需要考虑以下因素：①牙冠萌出，未发生龋损的乳牙及年轻恒磨牙（一般是萌出后4年之内，乳磨牙在3～4岁，第一恒磨牙在6～7岁，第二恒磨牙在11～13岁）。②牙齿的窝沟点隙深，特别是有可以插入或卡住探针的窝沟。③对侧同名牙患龋或有患龋倾向者。

但存在以下几种情况时，不建议做窝沟封闭：①已经患龋或是龋齿已经充填治疗过的牙齿。②牙齿尚未完全萌出，部分牙面被牙龈覆盖。③牙齿表面无深的窝沟点隙，自洁作用好。④患者不能配合正常操作程序。

2. 操作方法

（1）清洁：对牙面进行彻底清洗，主要是使用橡皮杯和锥形小毛刷，蘸取适量清洁剂用低速手机清洁窝沟，除去滞留的食物残液及细菌。

（2）酸蚀：使用30%磷酸凝胶或酸蚀液直接涂抹在牙齿表面，或用小毛刷蘸取酸蚀剂涂于窝沟点隙处，酸蚀范围可达牙尖斜面2/3。酸蚀时间为恒牙30秒，乳牙60秒。酸蚀后的牙面、牙菌斑、表面下有机膜及釉质表面的部分矿物晶体会被去除，酸蚀后，一般应使用流动的清水冲洗酸蚀部位20秒以上，以免残余的酸蚀剂破坏其他牙体组织。

（3）冲洗和干燥：冲洗吸唾液后，立即用干棉卷放置于需封闭牙齿的颊侧和舌侧隔湿将牙齿与口腔环境隔离开来，上颌只放在颊侧即可，腭侧因无软组织影响故无隔湿的必要性，下颌一般颊侧和舌侧均须放置棉球隔湿，用三用气枪吹干。酸蚀牙面干燥后应呈白雾状，如无本现象应重新酸蚀、冲洗、干燥。

（4）涂布封闭剂：将封闭剂涂布在酸蚀后的牙面上，使其渗入窝沟点隙。

（5）固化：在光固化灯头距牙尖1mm处开启电源，光照20～40秒，不同牙面要分别照射20～40秒。取出放置在患者口内的隔湿棉球，可嘱咐患者漱口。

（6）调𬌗：在不影响咬合的情况下尽可能有一定厚度，若涂层太薄会导致缺乏足够的抗压强度，容易被咬碎；过厚时易造成咬合高点；若咬合较高，用咬合纸置于封闭牙位上，嘱患者轻轻咬合，检查咬合高点，调改合适即可。

3. 注意事项

（1）术中：①清洁牙面时勿用含氟或含油清洁剂；清洁、酸蚀后要冲洗干净，以防阻塞窝沟点隙，影响窝沟封闭质量。②酸蚀剂冲洗后应立即做好隔湿，防止被唾液污染。若唾液污染牙面后应重新酸蚀。③封闭剂的涂布面积应大于酸蚀面积。

（2）术后：①窝沟封闭后，应避免进食硬物，以免封闭材料脱落。②窝沟封闭后应定期到医院复查，观察封闭剂的保留情况。若有问题，应及时处理。③平时注意口腔卫生，定期刷牙漱口，保持口腔清洁。

窝沟封闭是一种有效的预防龋齿方法，对于保护儿童牙齿健康具有重要意义。但需要注意的是，在进行窝沟封闭时须选择合适的适应证，并由专业医师进行操作。同时，在日常生活中保持良好的口腔卫生习惯也是预防龋齿的关键。

（二）涂氟

牙齿涂氟就是用含氟物质，对每一颗牙齿表面进行氟化处理，是预防龋齿非常有效的手段。其原理：①氟可抑制细菌向牙面黏附，抑制细菌代谢及生长。②氟与牙齿釉面结构中的羟基磷灰石结合，降低釉质表面的溶解度，可增强牙面对酸的抵抗力。因此，防龋涂氟就如同给牙齿穿上一层防护衣，可以有效保护牙齿，预防龋坏。

1. 适应证　涂氟适用于牙齿发育期的儿童，特别是3～6岁儿童。最好从3～4岁开始，每6个月涂1次，直至6岁为止。

2. 操作方法

（1）清洁牙面：涂氟前需要清洁牙面，以去除食物残渣和细菌。

（2）涂布氟化物：将适量的氟化物涂布在清洁后的牙面上，使其在牙齿表面形成一层保护膜。

（3）检查：检查涂氟后的牙齿表面是否光滑、密合，有无气泡。

3. 注意事项

（1）涂氟后30分钟至1小时，不要喝水、进食及漱口。

（2）涂氟后至少4小时不要使用牙刷或牙线。

（3）当天不要咀嚼硬物，不要食用黏性较大或过热的食物，不要咀嚼口香糖。

窝沟封闭主要针对的是磨牙的咬合面、颊舌面及窝沟点隙等部位。它使用高分子物质将窝沟填平，从而避免食物残渣和细菌的堆积与侵蚀，保护牙齿不受损害。涂氟则是用含氟的物质对牙齿表面进行氟化处理，从而使牙齿变得坚硬、不容易被酸腐蚀，可以抑制细菌生长，进而预防蛀牙。涂氟适用于各个年龄段的人群，特别是对于儿童和老年人来说更为适用。涂氟操作简单方便快捷，一般只需要几分钟即可完成，且成本较低，一般家庭可以承受。但是，涂氟后部分患者可能会出现不适症状，如恶心呕吐等，同时需要定期复查，适当补充。

窝沟封闭和涂氟都是预防龋齿的有效方法，但它们在操作、适用范围和优缺点上有所不同。在日常口腔预防保健中根据患者自身情况，医师综合评估后选择适宜的保健手段。

（赵忠芳）